"Al doctor Samadi le apasiona ayudar, pero sobre todo le apasiona ayudar a otros hombres. Y no somos personas fáciles. Yo también soy médico, pero al tener cáncer de próstata me convertí en paciente. Por ende, entiendo la salud masculina tanto desde la perspectiva del proveedor de servicios médicos como del paciente. El doctor Samadi ha creado una obra fácil de procesar para que nos familiaricemos con algunas de las principales prioridades en torno a la salud masculina y el tratamiento de problemas de salud comunes entre los hombres. Es un recurso excelente que cualquier especialista en salud masculina debería tener en su biblioteca."

—Dr. Drew Pinsky,
internista y especialista en adicciones

"El doctor Samadi es un especialista con credenciales impecables que, con un estilo claro y comprensible, ofrece recomendaciones prácticas para hombres que quieren mejorar su salud. En las estadísticas, los hombres suelen estar por debajo de las mujeres en cuestiones de salud y expectativa de vida, pero, por fortuna, el doctor Samadi ha decidido arremeter con fuerza para equilibrar las cosas."

—Dinesh D'Souza,
autor y cineasta

"Como mujer y especialista en temas de salud, me impresiona el mensaje que les transmite este libro a los hombres. Este texto les permitirá hacerse cargo de su salud, reducir el riesgo de desarrollar cáncer y otros problemas urológicos, manejar cuestiones de desempeño sexual y llevar vidas más longevas y felices. La historia personal del doctor Samadi es fascinante, y su experiencia en instituciones de clase mundial, como los hospitales Memorial Sloan Kettering en Nueva York y Henri Mondor en París, es impresionante."

—Dra. Betsy McCaughey, exvicegobernadora del estado de Nueva York y fundadora del Comité para Reducir las Muertes por Enfermedades Infecciosas

"Pocas personas saben de medicina como el doctor Samadi, el experto 'por excelencia' en temas de salud masculina. Este libro es una lectura obligada para todos los hombres y las mujeres que los aman."

—Christopher Ruddy,
CEO de Newsmax Media

"En cuestiones de salud, lo que nos distingue a los hombres es que nuestra expectativa de vida es menor que la de las mujeres. El libro del doctor Samadi, *Hablemos de hombres*, satisface la necesidad urgente de mejorar la salud de los hombres al combinar ciencia con simplicidad, evidencias tangibles con pragmatismo y detalles con sentido común. Es una lectura obligada para hombres de cualquier edad. Este extraordinario libro brinda un enfoque exhaustivo que no sólo explica qué hacer cuando nos enfermamos, sino también cómo mejorar nuestra salud y permanecer sanos."

—Dr. Ridwan Shabsigh, expresidente de la International Society of Men's Health y editor del *Journal of Men's Health*

Hablemos de hombres

Este libro no tiene el objetivo de reemplazar los consejos profesionales de su médico. El uso de la información contenida en él es responsabilidad del lector. El autor se deslinda de cualquier responsabilidad derivada del uso de la información contenida en este libro. Consulte a su médico para recibir apoyo profesional antes de iniciar cualquier dieta, régimen de ejercicio o régimen de cuidado de la salud.

El autor no ha recibido ningún tipo de compensación para promover algún producto o empresa a través de esta obra. Las menciones a productos y empresas se hacen con fines meramente informativos

Las ilustraciones, gráficas, tablas, obras artísticas y recetas se reproducen con permiso de sus respectivos autores.

www.prostatecancer911.com
www.roboticoncology.com

Diseño de portada: Alan Barnett, www.alanbarnett.com
Fotografía de portada: Cortesía de MD News
Diseño editorial: Alan Barnett, www.alanbarnett.com
Ilustraciones: Gail Bean, www.gailbeanfineart.com
Editora: Christina Roth, www.christinarotheditorial.com
Traducción: Ariadna Molinari

ISBN 978-1-7352969-5-1 (rústica)
ISBN 978-1-7352969-6-8 (pasta dura)
ISBN 978-1-7352969-7-5 (libro electrónico)

HABLEMOS DE HOMBRES

Todo lo que necesitas saber para mejorar tu salud física y sexual

Dr. David Samadi

A los miles de hombres a quienes he tratado y a sus familias,
quienes continuamente me inspiran a abogar por atención sanitaria
de mayor calidad para los hombres del mundo entero.

ÍNDICE

PRÓLOGO

Conocí al doctor Samadi en persona en 2012. Para entonces, ya tenía una larga e ilustre carrera en algunos de los mejores hospitales neoyorquinos y era famoso por su extraordinaria técnica robótica para hacer prostatectomías radicales con excelentes resultados. Pacientes del mundo entero, desde Australia hasta Zimbabue, buscaban atenderse con él. La mayoría sabía de su fama, pero no porque tuviera una amplia presencia en redes sociales ni por anuncios publicitarios ostentosos, sino por las clásicas recomendaciones de boca en boca de pacientes estadounidenses y de otras partes del mundo que estaban muy satisfechos con su trabajo. Asimismo, sus publicaciones en revistas arbitradas reforzaban su reputación entre sus colegas, lo que devenía en incontables invitaciones a convenciones urológicas internacionales donde impartía cátedra sobre el perfeccionamiento de las prostatectomías robóticas radicales con los mejores resultados funcionales jamás publicados, sobre todo en materia de preservación del funcionamiento sexual y la continencia urinaria. En ese momento, tener la oportunidad de colaborar con él se convirtió en mi principal objetivo.

Sabía dónde vivía y estaba dispuesto a hacer hasta lo imposible para que trasladara su consultorio a nuestro hospital, incluyendo atraerlo con la posibilidad de trabajar más cerca de casa. Por fortuna, nuestro hospital, el St. Francis Hospital, en Roslyn, Nueva York, es una gema y es famoso en la zona metropolitana por ser uno de los hospitales más seguros y, en general, mejor equipados para recibir y proveer atención médica. En el transcurso de los siguientes seis años, di seguimiento a su carrera y sintonicé sus apariciones en televisión nacional, en donde opinaba sobre temas de salud masculina con su elocuencia, sagacidad y gentileza habituales.

En 2019 logré mi objetivo y no podía estar más satisfecho. Actualmente, David es el Director de Oncología Urológica y Salud Masculina del hospital. Estar en contacto directo y diario con él no ha hecho más que reforzar mi estima por el hombre que se mantiene a la vanguardia de su profesión. David encarna los postulados del famoso médico Maimónides, quien defendía la ciencia médica en el contexto de la bondad humana, de la humildad y de la atención a los detalles.

Además, tiene el insuperable impulso de hacer lo mejor por sus pacientes y el deseo franco de difundir su conocimiento y técnicas a un público amplísimo que médicos menos diestros que él apenas soñamos con alcanzar.

La creación de este extraordinario manual es la encarnación de dicho compromiso con ayudar a un público más amplio. Durante la lectura de este tratado, no dejan de asombrarme la forma en que organiza su pensamiento, la facilidad con la que explica conceptos que en ocasiones son bastante complejos y los consejos tan brillantes que, de tomarlos, nos ayudarán a llevar una vida más enérgica, saludable y larga.

Me enorgullece que el doctor David Samadi sea mi amigo, pero me enorgullece aún más que sea mi colega y un referente clave para la salud masculina. Sus contribuciones a la salud y el bienestar de la comunidad son inconmensurables.

Dr. Gary R. Gecelter, miembro del Colegio Estadounidense
de Cirujanos y del Colegio Estadounidense de Gastroenterología
Presidente, Departamento de Cirugía
St. Francis Hospital, Roslyn, Nueva York
Agosto, 2020

PREFACIO

Como urólogo, tengo la oportunidad única de no sólo atender problemas relacionados con el tracto urinario y el sistema reproductor de los hombres, sino de coordinar también los cuidados de muchos otros problemas de salud que veo a diario en mi consulta. Pero este concepto lo discutiré más adelante. Por ahora, quiero compartirte la historia de cómo llegué a la urología, una subespecialidad con la que te familiarizarás bastante a lo largo de este libro.

Todo empieza con el lugar en el que nací: Irán. Irán es una de las civilizaciones más antiguas del mundo, que a lo largo de casi toda su historia se conoció como Persia. Al principio, sus fronteras experimentaron muchos cambios, primero porque las tribus nómadas que vivían ahí se desplazaban con frecuencia, y luego por las constantes invasiones y ocupaciones por parte de árabes, turcos, mongoles, británicos y rusos, entre otros, que ansiaban apoderarse de esa región, bastante rústica, que tenía una ubicación estratégica en Medio Oriente.

Soy judío, y nací y crecí en la comunidad judía persa de Teherán, Irán. De niño, asistí a una escuela occidentalizada que pertenecía a los salesianos de Don Bosco, fui capitán del equipo de fútbol soccer, asistía al templo los días sagrados y los viernes disfrutaba las cenas del Sabbat con mis padres, hermanos, tíos y primos. La vida era agradable, y por eso siempre creí que pasaría el resto de mis días en Irán.

No obstante, la vida suele cambiar de forma abrupta nuestros planes más premeditados. Mi visión del futuro daría un giro dramático a causa de la inestabilidad política en mi país de origen. En 1979, la revolución islámica cambió por completo el mundo que yo conocía y fue un momento definitorio e inesperado que a la larga me llevaría a Estados Unidos. A los quince años, me vi obligado a huir del país que amaba en compañía de Dan, mi hermano menor; dejamos atrás a nuestros padres y a nuestra hermanita, Hedieh. Durante los siguientes ocho años, mi hermano y yo vivimos entre desconocidos en Bélgica, Londres y finalmente Estados Unidos, a cuyas costas llegamos en 1984. Esa época fue una especie de prueba que nos obligó a mi hermano y a mí a madurar muy de prisa, a pesar de la soledad y el dolor de estar lejos de nuestra amada familia. Por fin, en 1990, mis padres y mi hermana menor lograron mudarse a Estados Unidos, un país del que ahora somos ciudadanos y al que amamos y valoramos profundamente porque es nuestro hogar. Dan es un exitoso otorrinolaringólogo, y Hedieh es una dentista muy socorrida. Mis padres viven felices y sanos en Long Island, donde disfrutan recibir las visitas frecuentes de sus hijos y nietos.

Se dice que las adversidades definen nuestro carácter y nuestros valores. Aunque pasé por muchas penurias y periodos difíciles, estoy eternamente agradecido porque atizaron en mí el fuego de la motivación y mis deseos de triunfar y ayudar de cualquier forma posible a personas que lo necesitaran. Sé que mis padres sacrificaron muchas cosas por Dan y por mí, así que ambos siempre quisimos honrarlos y que estuvieran orgullosos de nosotros. Mi querida madre influyó especialmente con su insistencia en que nos educáramos, lo que a la larga desempeñaría un papel crucial porque nos abriría las puertas en el mundo profesional. Jamás podré retribuirles ni a ella ni a mi amado padre todo el amor y la orientación que me dieron en mi infancia. Gracias a los valores que me inculcaron en la infancia, mis experiencias personales —y todo lo que he aprendido— influyen directamente en mi desempeño como médico en el consultorio y como cirujano en el quirófano. La seguridad de mis pacientes y el resultado de sus tratamientos siempre han sido mi principal prioridad, y siempre protegeré a mis pacientes y sus familias. Me involucro de corazón en el bienestar emocional de cada individuo al que trato, como también en el de su pareja y familiares. La relación entre paciente y médico debe basarse en la confianza y la empatía; por ende, cuando mis pacientes sienten que les estoy brindando los mejores tratamientos médicos posibles para su afección, he dado un gran paso para ganarme su confianza en mi capacidad para ayudarles a estar bien. Eso, por sí solo, es una parte indispensable de cualquier servicio de salud. Cuando la gente me busca para cubrir sus necesidades médicas, se vuelve parte de mi familia, y me aseguro de que lo sepa.

Cuando Dan y yo llegamos a Roslyn, Nueva York, en 1984, fuimos muy felices. Aunque seguíamos amando muchísimo nuestro país de origen y cada día extrañábamos más a nuestra familia, la posibilidad de vivir en este hermoso país de libertades es un regalo que siempre atesoraré. Afirmo con orgullo que soy prueba viviente del sueño americano. En los primeros años que pasamos en esta gran nación, Dan y yo sobresalimos en el bachillerato y empezamos a soñar con ser médicos; a ambos nos aceptaron en escuelas de medicina, a mí en la Stony Brook School of Medicine y a mi hermano en la Universidad de Nueva York.

Tras graduarme de Stony Brook, en 1994, comenzó mi formación profesional como urólogo, con una residencia quirúrgica de seis años en el Montefiore

Medical Center de Nueva York y sus dos hospitales afiliados, el Albert Einstein College of Medicine y el Jacobi Medical Center. El programa de Montefiore incluía una rotación de seis meses sobre cirugía urológica en el Memorial Sloan Kettering Cancer Center, donde recibí una beca de especialización en oncología urológica. Durante mi estancia en el Sloan Kettering, recibí una segunda beca para especializarme en prostatectomía radical robótica en el hospital Henri Mondor de París. Mi mentor, el doctor Claude Abbou, que era uno de los pioneros en el campo, me enseñó todo sobre cirugía laparoscópica. Ahí fue donde vislumbré por primera vez mi futuro, cuando en 2001 llegó a París un sistema quirúrgico robótico Da Vinci, y el doctor Abbou me pidió que lo asistiera en una de las primeras once prostatectomías laparoscópicas robóticas del mundo.

En 2002 volví a Nueva York y entré a trabajar al Columbia-Presbyterian Hospital, donde pasé cinco años encabezando la unidad de cirugía laparoscópica del departamento de urología. En esa época, le mostré al departamento el novedosísimo sistema quirúrgico robótico Da Vinci. En mayo de 2007, mi equipo se transfirió al Mount Sinai Medical Center, donde me nombraron jefe de robótica y cirugía mínimamente invasiva. Para 2013, ya era director de urología y jefe de cirugía del Lenox Hill Hospital, y me incluyeron en las prestigiosas listas de los mejores médicos del país compiladas por Castle Connolly Medical y la *New York Magazine*. Actualmente, soy Director de Salud Masculina y Oncología Urológica del St. Francis Hospital, en Roslyn, Nueva York.

En el transcurso de mi carrera médica, he tenido la buena suerte de poder compartir mi conocimiento sobre salud masculina y urología con otras personas. Además, he escrito varios artículos y dado conferencias al respecto, tanto en Estados Unidos como fuera del país.

Quizá la parte más inusual e inesperada es que, además de ser cirujano, he tenido la buena suerte de convertirme en colaborador y consultor médico de noticiarios televisivos. Tanto en las diversas invitaciones a *Fox & Friends* y a Newsmax, como en mis apariciones regulares en *Sunday Housecall*, programa del que soy anfitrión, he podido compartir con el público mi conocimiento y experiencia sobre una amplia gama de temas de salud. Quizá mis habilidades histriónicas sean limitadas, pero por fortuna el papel que me ha tocado desempeñar es el de un urólogo que ansía generar conciencia sobre el cáncer de próstata.

Me han preguntado varias veces por qué decidí dedicarme a la urología. Desde que tengo uso de razón, sabía que quería ayudar a la gente, y ¿qué mejor forma de hacerlo que estudiando medicina? Para obtener el grado de médico general se requieren muchos años de estudio diligente y determinación, cualidades que nunca me han faltado. Los desvelos, las decisiones difíciles que hay que tomar a diario y el trabajo arduo valen totalmente la pena cuando ves a la gente recobrar la salud y mejorar su calidad de vida.

Mi verdadero amor por la urología deriva de mi ambición incesante de mejorar la salud de los hombres, sobre todo si se trata de combatir el cáncer de próstata. Cuando era estudiante de medicina, un día me asignaron observar una cirugía cardiaca; sin embargo, la cancelaron de último minuto, así que terminé viendo por primera vez una cirugía oncológica de próstata. Me tocó estar de pie junto al cirujano, y verlo trabajar en un área tan pequeña del cuerpo me resultó fascinante. De inmediato supe que mi vocación médica era la urología, para contribuir a la salud prostática de los hombres, y jamás me he arrepentido de haber tomado este camino.

A la fecha, he tenido una larga carrera ayudando a miles de hombres y a sus familias a enfrentar diversos problemas urológicos, aunque mi subespecialidad es la oncología médica, la cual consiste en el diagnóstico y tratamiento de cáncer de próstata. Y forjar vínculos permanentes con estos hombres y sus parejas ha sido un auténtico privilegio, pues son más que mis pacientes; son parte de mi clan familiar.

Mi objetivo con este libro es llegar a muchos más hombres, a hombres como tú que quieren mejorar su salud y, por ende, su calidad de vida. Me emociona ser tu guía en este viaje hacia una mejor salud, tanto para ti, como para tus seres queridos y otras personas a quienes tu viaje inspirará.

Dr. David Samadi
Nueva York

AGRADECIMIENTOS

Escribir un libro tiene cosas en común con la práctica médica, pues rara vez se hace sin la intervención de otras personas, cada una de las cuales desempeña un papel particular. Para obtener los mejores resultados posibles, se requiere un esfuerzo de equipo. He descubierto que, al armar un libro, influyen en él las experiencias que tienes al interactuar con tus mentores, colegas, pacientes, amigos y familiares cercanos.

Quiero empezar por agradecer de corazón a mi familia inmediata, que ha hecho el sacrificio de tolerar mis desvelos y me ha apoyado e impulsado en la persecución de mis sueños. En especial le agradezco a mi hermosa y comprensiva esposa, Sahar, cuyo amor y apoyo incondicionales mantienen la familia y el hogar en orden. También quiero agradecerles a mis hermosos hijos, Jasmine y Alex, a quienes amo más de lo que pueden imaginar. Son las mejores bendiciones que me ha dado la vida.

A mis padres jamás podré agradecerles lo suficiente las oportunidades que me dieron y la diferencia que han marcado en mi vida. Nunca olvidaré su amor y su apoyo, así como los sacrificios que hicieron por mis hermanos y por mí. También deseo expresar mi amor y gratitud a mi hermano Daniel y a mi hermana Hedieh, con quienes siempre tendré un vínculo inquebrantable.

Asimismo, estoy profundamente agradecido con los admirables mentores con cuya guía he tenido la fortuna de contar a lo largo de mi vida profesional. El trabajo incansable, la energía inagotable y el apoyo incesante de profesores y colegas médicos me permitieron seguir persiguiendo la meta de ayudar a otros a mejorar su salud y el sueño de ser médico.

Por último, quiero reconocer el excelente trabajo del personal de mi oficina y de mi equipo quirúrgico de primerísimo nivel, quienes me han acompañado todos estos años en el cuidado de nuestros pacientes. Nada de esto habría sido posible sin ustedes.

INTRODUCCIÓN

Empecemos con las buenas noticias: los hombres tienen una expectativa de vida mucho mayor que en otras épocas. A principios del siglo XX, la mayoría de la gente tenía suerte si llegaba a los cincuenta años. Gracias a los inmensos avances en tecnología médica moderna, fármacos que extienden la vida, métodos diagnósticos mejorados y campañas de salud pública, el mundo entero se ha beneficiado de una mayor longevidad.

Ahora, ¿estás listo para las noticias no tan buenas? Aunque ahora los hombres viven más, ¿también viven mejor? ¿Están más sanos? Es una pregunta que me he hecho varias veces en el transcurso de mi carrera médica. Todos conocemos a un hombre necio que se niega a ir al doctor, ¿verdad? Y quizá esa sea una de las razones por las cuales los hombres tienen una expectativa de vida menor que las mujeres. En 2018, según datos del Centro Nacional de Estadísticas Sanitarias de Estados Unidos, la expectativa total al momento del nacimiento era de 78.7 años para la población en general; la de las mujeres era un poco mayor, de 81.2 años, mientras que la de los hombres apenas incrementó de 76.1 en 2016 a 76.2 en 2018.[1] Dicho de otro modo, entre la gente que vive en Estados Unidos, las mujeres pueden esperar vivir cinco años más que los hombres.

Que la expectativa de vida de los hombres sea menor que la de las mujeres es común en el resto del mundo. Según las Estadísticas Sanitarias Mundiales de 2016, la expectativa de vida de los hombres era menor que la de las mujeres en todos los países. En promedio, la expectativa de vida de los hombres al momento del nacimiento era seis años menor que la de las mujeres.[2]

La sociedad en general considera que los hombres son fuertes y viriles, que siempre tienen el control, que son enérgicos y resistentes. Y esa descripción es precisa en muchos casos. Pero en muchos otros no lo es. Sin importar la causa, los hombres tienen mayores índices de mortalidad que las mujeres. Ciertas enfermedades crónicas, como cardiopatías, hipertensión, diabetes y cáncer, afectan a hombres y mujeres por igual en cuanto a índices de morbilidad y mortalidad. Pero, más allá de las enfermedades, es más probable que los hombres tengan estilos de vida que, a la larga, provoquen problemas de salud, como fumar, consumir demasiado alcohol, consumir drogas ilegales, llevar una vida sedentaria, tener sobrepeso u obesidad, tener malos hábitos alimenticios e incurrir en otros comportamientos de alto riesgo.

¿Qué les está faltando a los hombres que explique esta disparidad entre su salud y la de las mujeres? ¿Es posible que los hombres vayan con menos frecuencia al médico cuando están sufriendo a nivel físico y mental, y que eso se traduzca en peores resultados? Si ese es el caso, ¿cuál es la causa de fondo?

Comparar la forma en que hombres y mujeres abordan el cuidado de su salud es como comparar manzanas con naranjas. Las mujeres suelen tener un enfoque más pragmático y hacen múltiples preguntas detalladas. Lo veo a diario en el consultorio. Si el paciente va solo, la consulta es mucho más breve que si lo acompaña su esposa o novia, quien por lo regular trae consigo una larga lista de preguntas, cosa que agradezco. Por ejemplo, mi especialidad es cuidar a hombres con cáncer de próstata, que es el ejemplo perfecto de una enfermedad que no sólo afecta a los hombres, sino también a las mujeres que comparten la vida con ellos. Los hombres sólo traen su próstata a la consulta, mientras que sus parejas llegan con la libreta llena de preguntas.

Las mujeres afrontan el cuidado de la salud de la forma adecuada y se cuidan antes de que surjan los problemas. De hecho, las investigaciones científicas revelan que las mujeres acostumbran buscar atención médica con mucha más frecuencia que los hombres.[3] Y creo que los varones deberíamos seguir su ejemplo.

Tal vez las mujeres son más proactivas porque forjan relaciones con sus médicos y médicas, a quienes visitan con frecuencia durante sus años reproductivos, y acostumbran hacerse estudios —como el Papanicolaou— desde jóvenes. Los estudios de rutina suelen incomodar a los hombres, quienes por lo regular se resisten a hacerse análisis invasivos, como exámenes rectales digitales. Quizá también se deba a que temen recibir malas noticias y diagnósticos ominosos. Según una encuesta realizada por internet en 2016, más de 20% de los hombres dijeron que uno de los obstáculos para agendar su examen anual era el miedo a descubrir que tenían un problema de salud.[4] Y por eso quiero insistirles en que lo peor que pueden hacer es esperar hasta que los síntomas empeoren.

Como urólogo y hombre que atiende principalmente a pacientes del sexo masculino, entiendo a los hombres desde una perspectiva única. Durante los diecisiete años que llevo practicando urología, he tenido la oportunidad de conversar con miles de pacientes y sus parejas, y he visto y atendido a incontables hombres que durante años han descuidado su salud.

El mejor momento para empezar a practicar buenos hábitos de salud es la juventud.

Pero, por alguna razón, los hombres acostumbran ignorar ese mensaje. Las malas elecciones alimenticias, la falta de ejercicio, el abuso del tabaco, los desvelos frecuentes y el exceso de consumo de alcohol ponen su salud en riesgo. En general, los hombres dejan al final de la lista de pendientes el cuidado de su salud; mientras puedan seguir trabajando y sean productivos, pasan por alto los riesgos que trae consigo su descuido.

Los hombres que viven creyendo que "no hay que arreglar lo que no está roto" están en un predicamento; es posible que después de los cuarenta o cincuenta se les diagnostique alguna enfermedad "silenciosa" —como cardiopatías, cáncer de próstata, afecciones renales— que podría restarle varios años a su vida. O quizá se frustren o angustien al tener problemas en la cama y terminen recibiendo un diagnóstico de disfunción eréctil o niveles bajos de testosterona. De hecho, una de las principales razones por las cuales los hombres vienen a mi consultorio es porque las cosas allá abajo no funcionan como deberían.

Aunque muchos médicos afirman dedicarse al cuidado de la salud, la realidad es que la mayoría nos dedicamos al cuidado de la *enfermedad*, sobre todo cuando se trata de pacientes del sexo masculino. Dicho de otro modo, en su mayoría, nuestros pacientes vienen a vernos porque están enfermos o tienen algún problema de salud; por desgracia, es muy inusual que una conversación en el consultorio se trate únicamente de cómo mantenerse sano.

Mi bagaje educativo incluye estancias de especialización en urología en el Memorial Sloan Kettering Cancer Center y de prostatectomía robótica en el Hospital Henri Mondor de Francia. Como experto en oncología urológica y cirujano robótico, a lo largo de mi carrera he recibido a muchos hombres que esperan tanto para ir al médico que el cáncer de próstata ya se extendió, lo que dificulta su manejo. Si hubieran hecho cosas para cuidar su salud a lo largo de su vida, es probable que el resultado del tratamiento hubiera sido distinto.

Por eso quise escribir este libro. Los hombres que recibo a diario quieren y merecen cuidados sanitarios de excelente calidad. Aunque me especializo en urología, hay problemas de índole médica en otras partes del cuerpo que afectan el funcionamiento del sistema urinario masculino. Ciertos problemas específicos de los hombres —como disfunción eréctil, eyaculación precoz, disminución de los niveles de testosterona y cánceres de próstata o testículo— se asocian con factores de riesgo cardiovasculares, además de que pueden predecir otras afecciones médicas, como diabetes, hipertensión, hiperlipidemia (elevación de los niveles de colesterol) y angina de pecho. Aunque estos problemas masculinos no contribuyen de forma significativa a los índices de mortalidad de los hombres, sí afectan la calidad de vida de quienes los padecen.

Y en este sentido, los médicos también podemos aprender de la visión femenina del cuidado de la salud para concebir nuevas formas de cuidar la salud de los hombres. Si adoptamos un enfoque más proactivo, los hombres a los que atendamos recibirán mucho más de lo que inviertan en su salud. ¿Acaso no debería ser siempre esa nuestra meta?

Con cada paciente que recibo, mi meta es valorar su salud en general, de pies a cabeza. Aunque soy urólogo certificado y especialista en el diagnóstico y tratamiento de condiciones urológicas, quiero que los hombres presten atención a todo su cuerpo y que entiendan cómo sanar y mantenerse sanos. Los hombres que se cuidan a sí mismos se sienten mejor, se ven mejor y mejoran muchísimo su salud sexual. Cuando en la cama todo va bien, no hay necesidad de descuidar la salud para buscarse problemas.

En este libro, tu pareja y tú descubrirán que la posibilidad de que tu salud alcance el máximo de mejoría posible es real. Eres quien mejor conoce tu cuerpo y tienes la llave para liberar todo su potencial si haces cambios saludables a tu estilo de vida. Te acompañaré paso a paso en este viaje para que te conviertas en el hombre sano que estás destinado a ser. Además de ayudar a los hombres a que igualen a las mujeres en términos de expectativa de vida, también les mostraré cómo hacer que esos años extra estén llenos de vitalidad, que es, a fin de cuentas, lo más importante. Más energía, mejor calidad de sueño, menos estrés, una vida sexual activa y satisfactoria… ¿Qué más pueden pedir, amigos?

El libro se divide en cuatro partes, y esto es lo que encontrarás en cada una:

La primera parte explora a detalle el estado de la salud de los hombres. ¿Por qué hombres y mujeres abordan los cuidados de la salud de formas distintas? ¿Qué diferencias hay entre géneros? ¿Cuáles son los principales riesgos a la salud que enfrentan los hombres y qué enfermedades son propias de su sexo?

La segunda parte explora a profundidad los problemas urinarios específicos de los hombres: alteraciones en la próstata, el pene, los testículos, la vejiga y los riñones; otras enfermedades que afectan al pene, así como los factores que interfieren en el funcionamiento sexual de los hombres y las formas de superarlos para volver a tener una vida sexual satisfactoria.

La tercera parte presenta los hábitos que todos los hombres deben adoptar como parte de un estilo de vida saludable: alimentación saludable, ejercicio regular, disminución del estrés, sueño de mejor calidad y abstención de consumo de sustancias ilícitas. En esta sección también complementaremos las prácticas de la medicina occidental con contribuciones de la medicina oriental, como hierbas y suplementos.

La cuarta parte compila una serie de recetas que contienen nutrientes específicamente benéficos para los hombres, incluyendo su información nutricional respectiva. Sin importar si eres un chef *gourmet* o un novato en la cocina, aquí encontrarás opciones sencillas, deliciosas y nutritivas para cada comida y colación. Además, incluí un plan alimenticio de dos semanas que te ayudará a incorporar buenos hábitos alimenticios a tu vida diaria.

Como dice el dicho: la salud es primero. O, como quien dice, tu salud está en tus manos. Tú decides cómo cuidarte; sólo recuerda que, si priorizas o no tu salud y bienestar a lo largo de tu vida, el resultado se reflejará tarde o temprano.

¿Estás listo para llevar una vida próspera y tener una salud mental, física y emocional extraordinaria? Agarra tu equipaje y pongamos manos a la obra.

PRIMERA PARTE

El estado de la salud masculina

CAPÍTULO 1

Salvemos vidas, un hombre a la vez

Esto lo hago por ustedes, compañeros hombres. Como urólogo, disfruto mucho tratarlos y ayudarlos a cuidar su salud. ¡Literalmente me dedico a salvarles la vida! Mi principal prioridad es que todos los hombres gocen de la mejor salud posible en todas las fases de su vida. Cuando los hombres adoptan buenos hábitos de vida y los practican desde la adolescencia, la inversión a largo plazo en su salud les dará dividendos muy significativos en cuanto a su calidad de vida.

Y las mujeres de su vida también se beneficiarán mucho con lo que discutiré en este capítulo. Hablo de sus esposas, novias, madres, hermanas, hijas y todas las mujeres que los aman y quieren lo mejor para ustedes. Según las estadísticas, las mujeres toman alrededor de 80% de las decisiones médicas en su hogar.[1] Por eso necesito reclutar un ejército de mujeres que impulsen a los hombres a vivir más sanamente por el simple hecho de que son mejores defensoras de la salud de su familia y están muy conscientes de la importancia de priorizar la salud. Las mujeres no sólo se entusiasman velando por su propio bienestar, sino también por el de los hombres que las rodean, sean sus padres, hijos o cónyuges.

Antes de ahondar demasiado en los temas del capítulo, veamos a grandes rasgos las diferencias entre hombres y mujeres para que te familiarices más con este contexto. ¿Recuerdas el libro *Los hombres son de Marte, las mujeres son de Venus* del doctor John Gray? Este sagaz *best seller* de 1992 tocó fibras sensibles al abordar conflictos comunes entre hombres y mujeres, y explicar cómo cada uno reacciona de forma distinta ante ellos. A partir de estas diferencias entre hombres y mujeres, a veces hasta parece que venimos de planetas distintos.

¿Alguna vez has ido de compras con tu esposa o novia? Quizá tú sólo quieres unos pantalones nuevos y sabes en qué tienda quieres comprarlos y en qué parte de la tienda suelen estar. Debe ser pan comido, ¿cierto? No cuando vas de compras con una mujer. La forma en que las mujeres hacen compras es uno de los ejemplos de cómo tomamos decisiones de forma distinta. El que creíste que sería un viaje breve podría terminar siendo mucho más largo y costoso de lo esperado. Y el siguiente gráfico lo ilustra a la perfección:

Ir al centro comercial a comprar una camiseta

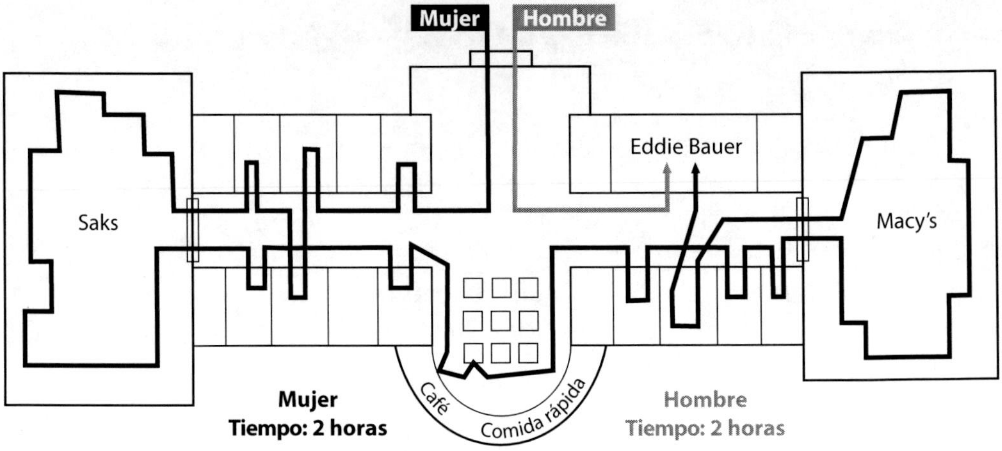

Quiero aclarar que siento un profundo respeto por las mujeres y que valoro muchísimo su inteligencia, sagacidad y sensibilidad, y creo que los hombres podemos aprender muchas cosas de sus cualidades. El punto con esta ilustración es demostrar que las mujeres exploran todas las opciones antes de tomar una decisión, además de que comparan y contrastan lo que les va bien y lo que no para decidir qué comprar y qué devolver a su lugar en la tienda. Este mismo método instintivo es el que usan para tomar decisiones en materia de salud, incluyendo quién debe ser el médico de cabecera de la familia y en qué farmacia adquirir los medicamentos. Es probable que tu esposa sea quien tiene guardadas las cartillas de vacunación de los miembros de la familia y sepa cuándo les toca hacerse sus siguientes estudios de rutina y visitar al médico. Gracias a que son detallistas y muy organizadas, son capaces de hacerse cargo de las necesidades médicas de la familia. Y eso implica mejor salud y bienestar, así como una mayor longevidad, para todos.

Lo que las mujeres deben saber sobre la salud masculina

La salud de los hombres (o la falta de ella) es un verdadero problema. A diario recibo hombres que llevan mucho tiempo descuidando su salud, incluyendo hombres de más de cuarenta, cincuenta o sesenta que no habían ido al médico desde que eran niños. Muchos ni siquiera recuerdan el nombre de su médico familiar cuando tienen que llenar formularios hospitalarios. De hecho, si no fuera por lo pragmática e insistente que es mi esposa, seguramente hasta yo sería un mal paciente.

El descuido no sólo pone en riesgo la salud de los hombres, sino que, cuando se enferman o padecen algún problema de salud, las mujeres de su vida también lo sufren. Cuidar a alguien que requiere atención adicional automáticamente implica mayor estrés, ansiedad y hasta gastos financieros para esas mujeres, además de que les resta tiempo para dedicarle a su propia salud. Pero juntos podemos revertir esta tendencia. Cuando los hombres empiezan a hacer cambios para mejorar su salud en colaboración con las mujeres que gustosamente los apoyan, la diferencia es tremenda, tanto para los pacientes como para nosotros, los médicos.

Entonces, ¿por qué los hombres tienen esta tendencia a dejar su salud de lado? ¿Por qué evitan hacerse revisiones regulares y otras cosas que se requieren para estar sanos?

Una buena razón por la cual los hombres descuidan su salud es porque su vida es muy atareada: hay que pagar cuentas, poner comida en la mesa, y tienen poco tiempo para dedicarse a sí mismos. Por ende, ir al médico se vuelve un desperdicio de tiempo, sobre todo si es para hacerse estudios de rutina. ¿Quién quiere pasar toda la tarde en una sala de espera, hojeando viejas revistas y viendo canales de ventas por televisión?

Mis años de experiencia respaldan la afirmación de que los hombres pasan menos tiempo en el consultorio médico que las mujeres, pero no porque los primeros estén más sanos ni tengan menos inquietudes médicas que las segundas, sino porque ellos así lo deciden. Los hombres suelen entrar y salir de la sala de revisión en cuestión de minutos. Le comparten pocos detalles al médico y suelen contestar a las preguntas con un *sí* o un *no*. También hacen menos preguntas y sólo quieren los datos duros, sin entrar en detalles. Por lo regular piensan que, entre menos tiempo pasen sentados en un consultorio, mejor.

Otro factor importante es que los hombres están acostumbrados a resolver problemas. ¿Cuántas veces se ha frustrado tu esposa o tu pareja porque se pierden en la ciudad y te niegas a pedirle direcciones a algún transeúnte? ¿O porque te niegas a ir al médico a pesar de que no te sientes bien? La mayoría de la gente diría que estas frustraciones son consecuencia de la excesiva sensibilidad de las mujeres, en comparación con la mente lógica de los hombres. Sin embargo, desde el punto de vista lógico, si un hombre no se siente bien, ¿por qué no consulta a un médico para averiguar cuál es el problema? Porque prefiere afrontar el problema solo antes que tomarse la molestia de visitar a un médico que intentará explicarle los pormenores de sus problemas de salud.

¿Recuerdas que en la escuela siempre había niños que no podían permanecer en paz ni sentados en su pupitre? Eran niños que querían indagar, experimentar, buscar soluciones por cuenta propia. Y el hecho de que ahora sean hombres no significa que ese niñito inquieto haya desaparecido. A los hombres les gusta descifrar por sí solos los problemas, así que ir al médico puede resultar una humillación y hacerlos sentir que son unos perdedores.

Y eso nos lleva a otra razón por la cual los hombres evitan ir al médico: les encanta ser los ganadores. Muchos hombres basan su valía en su éxito, y por eso muchos disfrutan ver deportes y admirar a los equipos ganadores. Tener problemas de salud es lo contrario a ser exitoso, y si un hombre que piensa así se siente obligado a ir al médico, dicha presión podría resultar contraproducente y provocar que el involucrado evada la confrontación médica aún más.

Por si eso fuera poco, a los hombres no les gusta que les digan qué hacer, pues suponen que por algo han llegado hasta donde están sin prestar atención a su salud ni consultar a un médico. Además, ¿qué pasaría si el doctor descubre que hay un problema? Es probable que el paciente se sienta vulnerable y obligado a cambiar. Y cambiar no es sencillo. Casi todos los hombres quieren proyectar la imagen de que son fuertes, con la esperanza de que el tiempo sane sus males. Pero esconder la cabeza en la arena y fingir que una complicación de salud no existe no la hará desaparecer ni ayudará a evitarla.

Y lo más probable es que la principal razón por la que los hombres evitan ir al médico es porque los hace sentir que no tienen el control. Por si no te has dado cuenta, a los hombres nos gusta tener el control, ya sea el control remoto de la tele o la decisión definitiva sobre el restaurante al que iremos a cenar. Y es que tener el control nos hace sentir confiados y validados.

A estas razones se suma una actitud común entre muchos hombres: "¿Ir al médico? Ni que estuviera enfermo". ¿Cuántos hombres conoces que han sufrido una lesión grave pero se niegan a ir al hospital? Muchos prefieren aguantarse el dolor y evitar el tratamiento, pues creen firmemente que pueden lidiar con el problema por sí solos. Y algunos tienen suerte y la herida sana por sí misma. Pero en otros casos la herida se infecta, y entonces es inevitable buscar ayuda médica, y la recuperación es más larga y compleja de lo que habría sido en un inicio. Pero ¿por qué dejarlo a la suerte si es imposible garantizar que siempre estará de tu lado?

Los hombres debemos tener en cuenta que, sin importar nuestra edad, no somos invencibles. Por ejemplo, tuve un paciente de poco más de veinte años que inicialmente fue al médico porque en ocasiones tenía sangre en la orina. El médico lo mandó a casa con el argumento de que era demasiado joven como para tener problemas serios asociados a ese síntoma. Seis meses después, el mismo joven siguió orinando con sangre, así que hizo una cita conmigo. Después de una revisión exhaustiva y de ciertas pruebas diagnósticas, la conclusión fue algo inesperado para todos: un gran tumor canceroso en la vejiga, algo muy inusual en una persona tan joven.

Nadie debe dar por sentadas la juventud ni la salud. No obstante, aunque a cualquier edad podemos presentar problemas de salud graves, hay más probabilidades de superarlos si los identificamos a tiempo.

El impacto de la pandemia de Covid-19 en los hombres

Sería irresponsable no mencionar el gigantesco impacto que ha tenido este coronavirus nuevo —descubierto en Wuhan, China, a finales de 2019— en la salud de los hombres. La enfermedad que la OMS denominó Covid-19 (acrónimo en inglés de *coronavirus disease 2019*) es provocada por el virus SARS-CoV-2. Mientras escribía este libro, una pandemia sin precedentes históricos se expandió por el mundo entero y provocó el cierre de muchos negocios y grandes crisis financieras, por no hablar de la inmensa cantidad de personas que perdieron la vida y la siguen perdiendo. En sus inicios, la Covid-19 representaba un gran peligro para todo el mundo, sobre todo para los ancianos. Sin embargo, es notable y preocupante cómo pasó factura en los hombres. No sólo eran más los hombres de cualquier edad que se contagiaban, sino que también era más probable que tuvieran complicaciones o perdieran la vida a causa de esta enfermedad.

No era la primera vez que una enfermedad infecciosa con potencial pandémico afectaba de forma desproporcionada a los hombres. En 2003, aunque hubo más mujeres que hombres infectados por el brote de SARS, la tasa de mortalidad entre hombres fue mucho mayor que entre mujeres. En 2012, el brote de MERS en Medio Oriente provocó una mortalidad de 32% entre hombres, en comparación con la de 28.5% entre mujeres.[2]

¿Por qué los hombres serían más vulnerables a desarrollar casos graves de una enfermedad infecciosa o a morir a causa de ella? Quizá obtengamos una respuesta más clara a medida que la Covid-19 se vaya volviendo endémica. Hasta entonces, he aquí algunas posibles explicaciones de por qué este virus ataca de forma más incisiva a hombres que a mujeres:

- Es mera especulación, pero, a pesar del exterior rudo de los hombres, nuestra respuesta inmune a las infecciones virales podría ser más débil que la de las mujeres. Al parecer, las mujeres tienen una respuesta inmune más fuerte, lo que disminuye su susceptibilidad a infecciones virales. Gracias a su configuración genética —las mujeres tienen dos cromosomas X, mientras que los hombres tienen un cromosoma X y uno Y—, es posible que la respuesta inmune de las mujeres sea más diversa y amplia.

- Los hombres, en particular los de sesenta y cinco años en adelante, o quienes vivían en geriátricos o centros de atención asistida, presentaron índices más elevados de mortalidad y enfermedad grave. Si esos mismos hombres tenían problemas de salud preexistentes y no controlados, como cardiopatías, diabetes, obesidad, enfermedad pulmonar crónica, asma, afecciones renales o hepáticas crónicas, o estaban inmunocomprometidos, el riesgo era aún más elevado. Fue un patrón similar al del brote de MERS; los hombres que se contagiaron de esa enfermedad y tenían comorbilidades crónicas (es decir, dos o más problemas de salud crónicos de forma simultánea) tendían a tener un sistema inmune debilitado y presentaron mayores tasas de mortalidad.[3]
- Aunque los índices de tabaquismo han disminuido, en Estados Unidos sigue habiendo más fumadores que fumadoras (15.6% frente a 12%).[4] Entre los fumadores hay mayores índices de neumonía y EPOC (enfermedad pulmonar obstructiva crónica), lo que incrementa la gravedad y las potenciales complicaciones de las enfermedades infecciosas.
- Recuerda que hay muchos hombres a los que simplemente no les gusta ir al médico.[5] Por lo tanto, retrasan el tratamiento, ignoran los síntomas o entran en negación cuando se enferman. Los hombres que esperan demasiado para recibir un diagnóstico y tratamiento apropiados por lo regular enfrentan peores pronósticos.
- Durante los primeros meses de la pandemia del coronavirus, algunos hombres mostraron un falso sentido de la seguridad, pues creían que la enfermedad "les hacía los mandados" o que no era tan peligrosa como se creía. Es posible que esos mismos hombres hayan ignorado las recomendaciones de seguridad, como el lavado frecuente de manos o el distanciamiento social para protegerse a sí mismos y a otros del contagio.
- Los hombres afrodescendientes enfrentaron desventajas adicionales, pues entre este sector de la población hubo mayores índices de contagio y muerte por Covid-19.[6] A la fecha, se considera que los factores culpables son varios: la pobreza, la segregación, el hacinamiento, el acceso limitado a servicios de salud y no buscar atención médica a tiempo. Hay que tomar en cuenta otro factor importante: realizar trabajos considerados esenciales puso a muchos de estos

hombres en la primera línea de fuego, por lo que estaban mucho más expuestos al virus. Entre estos trabajos están: choferes de autobús, cajeros y empleados de almacén de grandes tiendas, personal de salud en geriátricos, y personal de policía y seguridad pública.

Con o sin pandemia, debemos cuidar nuestra salud, para lo cual es indispensable adoptar hábitos saludables que nos hagan menos propensos a sufrir afecciones crónicas y fortalezcan nuestro sistema inmune.

Hablando del sistema inmune, es lógico querer reforzarlo para evitar enfermedades, pero aún hay mucho por aprender sobre las complejidades de este sistema tan complejo y sus conexiones con la respuesta inmune de nuestro cuerpo. Aún se requieren muchas investigaciones para demostrar si hay un vínculo entre los hábitos saludables y su capacidad para reforzar el sistema inmune.[7] Pero eso no significa que los hombres (ni nadie en realidad) podamos darnos el lujo de evitar los hábitos saludables, pues sabemos que es importante practicarlos. El primer paso que puedes dar para mantener fuerte tu sistema inmune es llevar un estilo de vida sano, y, por lo regular, eso se traduce en menos enfermedades, tanto agudas como crónicas, y una mejor salud. Pero ahondaré en este tema en otros capítulos del libro.

¿Cómo pueden contribuir las mujeres a mejorar la salud de los hombres?

La mayoría de los hombres que llegan a mi consultorio suelen venir acompañados de su esposa, hija o novia, por lo regular gracias a que ellas insistieron, los convencieron, los sobornaron o hasta les suplicaron que fueran al médico. Y mis colegas y yo se los agradecemos profundamente.

Como ya mencionamos, las mujeres adoptan una postura mucho más proactiva frente a su salud y bienestar. En general, se anticipan a los problemas médicos, y por eso es más probable que adopten medidas de prevención para recuperar su salud y conservarla. Por lo regular, llegan armadas y listas para disparar un arsenal de preguntas, y no se van hasta recibir todas las respuestas. Además, las mujeres suelen ser detallistas, así que esperan salir del consultorio conociendo todos los detalles.

Las mujeres entienden que una buena salud no es gratuita, sino que requiere responsabilizarse de uno mismo, a menos que genéticamente seas un alma única y bendecida. Y eso incluye ir a revisiones anuales, estar al corriente con las vacunas, ir al médico si se enferman y llevar un estilo de vida saludable.

A diferencia de la mayoría de los hombres, las mujeres rara vez titubean cuando es necesario buscar atención médica, ya sea por un dolorcito o un problema de salud sustancial. Los hombres, en cambio, sólo vienen a verme por cuenta propia cuando se trata de temas que les importan mucho, temas que, si no se resuelven, son capaces de convertir al más negacionista de la medicina en ávido creyente. ¿A qué temas me refiero? A cualquier problema relacionado con la próstata y el funcionamiento sexual. En esos casos, me convierto en su principal aliado para ayudarlos a resucitar su vida sexual o proteger y preservar la función de su próstata.

Esto nos lleva a un punto crucial: todos los hombres deben tener un urólogo, y las mujeres pueden contribuir recordándoselos. En un momento dado, la mayoría de los hombres enfrentará problemas de disfunción eréctil, dolor al orinar o algún otro padecimiento relacionado con su sistema reproductor y urinario. Créanme: cualquier hombre que no sea capaz de cumplir entre las sábanas o que se levante tres veces por noche para ir a orinar suplicará ir al urólogo.

Si eres mujer y estás leyendo esto, piensa que aquí es donde tú y yo podemos aprovechar la situación. Una vez que logres que ingrese al consultorio, no sólo podré lidiar con sus problemas urinarios o sexuales, sino también hablarle de otras afecciones que se suelen asociar con sus síntomas. Por ejemplo, la disfunción eréctil es común entre hombres con diabetes tipo 2, mientras que las arterias taponadas pueden ser indicio de cardiopatías. Aunque la diabetes y el corazón no sean nuestra especialidad médica, los urólogos podemos referirlos con colegas expertos en esos ámbitos para que les hagan una valoración exhaustiva. Si identificamos que es indispensable ahondar en otros ámbitos de su salud, podemos ayudar a los hombres de tu vida a recibir el cuidado y la atención médica que se merecen, aunque no lo reconozcan.

Cada vez es más aceptado que se use la visita al urólogo para evaluar cuestiones de salud más amplias. Si como mujer no logras que tu hombre visite a su médico de cabecera, pero está dispuesto a ir al urólogo porque su vida amorosa se está yendo al diablo por disfunción eréctil o falta de libido, ¡aprovéchalo! Quizá la única forma de lograr que tome decisiones más saludables y que mejore su salud sea empezando por abordar sus inquietudes eréctiles.

Por lo tanto, queridas mujeres, si los hombres a los que aman están ignorando una afección crónica o síntomas problemáticos, o si no se han hecho una revisión médica de rutina en muchos años, he aquí algunas sugerencias para empezar a hablar con ellos sobre el cuidado de su salud:

- **Evita hacerlo sentir culpable.** Esto es tan importante que voy a repetirlo: no lo hagas sentir culpable. Eso es un gran error. La culpa no sirve para motivar a nadie, y es probable que tu interlocutor se ponga a la defensiva. Además, avergonzar a alguien para convencerlo de ir al médico no es la mejor táctica para empezar a construir una buena relación con dicho proveedor de servicios médicos.
- **Evita ser controladora o regañona.** Los ultimatos, los regaños o las amenazas sólo logran disuadir a los hombres, pues la reacción natural de oposición provoca que te salga el tiro por la culata al usar esta estrategia. Asimismo, durante la consulta médica, evita hablar en su representación, pues desarrollar confianza con el médico es esencial para que la relación entre médico y paciente sea eficaz. Es su consulta, así que déjalo hablar con el médico para que se sienta confiado y se anime a expresar sus temores.
- **Recuérdale lo importante que es para ti.** Recuerda que la miel atrae más que la hiel, así que inicia la conversación hablando de lo importante que es esa relación para ti y luego menciona que te preocupa su salud. Mantén una actitud positiva y enfatiza lo importante que es él para ti. También puede ser útil que hables en primera persona y no en segunda; es decir, que le hagas comentarios como "Me preocupa tu salud" y no algo como "No te cuidas lo suficiente".
- **Facilita las cosas.** Solicita una consulta con un médico de tu confianza y con quien creas que el hombre de tu vida se sentirá cómodo. Asegúrate de que sea en un horario conveniente para él y acompáñalo si él lo desea.
- **Prepárate.** Ayúdalo a hacer una lista de preguntas relacionadas con sus inquietudes, los síntomas que tiene y su historial médico, incluyendo antecedentes familiares. Recuérdale que es importante que sea honesto con el médico sobre sus hábitos y su estilo de vida, incluyendo la alimentación, el ejercicio, el sueño, el consumo de sustancias de tabaco o marihuana (cigarros, cigarros electrónicos, puros, comestibles), y el consumo de alcohol.
- **Recuérdale por qué es importante que vaya al médico.** A veces los hombres se niegan a ir al doctor porque no quieren perder tiempo que podrían dedicarle a su trabajo. Si es el caso, recuérdale que mantener su salud debe ser una de sus prioridades. Hay muchas afecciones "silenciosas" —como la hipertensión, la diabetes, la hipercolesterolemia y los problemas de próstata— que en su mayoría casi no presentan síntomas, pero sí requieren tratamiento. Coméntale que invertir en su salud y tener una buena relación con un experimentado médico

de atención primaria en el que confíe —ya sea que pase de los veinte, treinta o más años— será la inversión más importante y esencial que hará jamás. Y dicha inversión le retribuirá inmensamente con una buena salud, menos dolor crónico, menos necesidad de medicamentos, menos consultas médicas y hospitalizaciones (que a la larga implicarán menos tiempo perdido que puede dedicarle al trabajo), y una mayor longevidad… por no hablar de una mejor vida sexual.

- **Usa el sentido común.** Recuérdale al hombre de tu vida que postergar la visita al médico en caso de dolor u otros síntomas que indiquen fases avanzadas de una enfermedad dificultará el tratamiento, tomará más tiempo y será más costoso. Y es más probable que los argumentos de la prudencia, la práctica y la lógica lo convenzan de tomar las decisiones correctas.

Hagámoslo juntos. Llevemos a tu hombre al consultorio médico, cuidémoslo y ayudémoslo a gozar del mejor estado de salud que ha tenido en años.

RESUMEN

- Las mujeres suelen ser las mejores defensoras de la salud de su familia y, por ende, asumen las decisiones médicas.
- En su mayoría, los hombres no son muy proactivos cuando se trata de realizar actividades para cuidar su salud, como ir al médico a revisiones anuales de rutina o si se enferman.
- Los hombres suelen evitar ir al médico porque los hace sentir que pierden el control.
- Las mujeres son esenciales para impulsar a los hombres a ir al médico y a cuidarse mejor. Ciertas tácticas que ayudan a lograrlo es evitar regañarlos, no hacerlos sentir culpables y apoyarlos en la preparación previa a la consulta.

CAPÍTULO 2

Las cinco principales amenazas a la salud masculina

Los hombres son el sexo fuerte..., ¿no? Si hablamos de fuerza física, entonces la respuesta es sí, en tanto que las investigaciones han demostrado que los hombres tienen una ventaja distintiva en términos de fortaleza física frente a las mujeres. En comparación con ellas, los hombres suelen tener alrededor de 40% más masa de muscular en la parte superior del cuerpo y 33% más de masa muscular en la parte inferior, además de fibras musculares más largas.[1] No obstante, cuando se trata de la salud y el bienestar en general, las cifras y estadísticas muestran un lado de la historia distinto. Quizá los hombres puedan correr más rápido, levantar más peso o empujar un camión atorado en el lodo, pero es más probable que los afecten ciertas enfermedades y que mueran más jóvenes que las mujeres.

He aquí el panorama general de la salud masculina desde antes del nacimiento:

- Por cada cien niñas, nacen ciento quince varones. No obstante, se ha observado que hay más riesgo de aborto espontáneo o de muerte prenatal cuando el feto es del sexo masculino.
- De entre los recién nacidos, los niños tienen 25% más probabilidades de sufrir muerte natal que las niñas.
- Tres de cada cinco víctimas de síndrome de muerte infantil súbita son varones.[2]
- Los hombres estadounidenses padecen más enfermedades y mueren más jóvenes que las mujeres estadounidenses.
- En 1920, las mujeres vivían, en promedio, un año más que los varones. Hoy en día, en promedio, los hombres mueren cinco años antes que las mujeres.

- La proporción de hombres que fallecen a causa de las diez principales causas de mortandad es mayor que la de mujeres, además de que ellos son víctimas de más de 92% de las muertes en el entorno laboral.
- Es probable que los hombres evadan diagnósticos de depresión más que las mujeres, pues son cuatro veces más propensos que ellas a suicidarse.
- Los hombres afrodescendientes enfrentan un riesgo mucho mayor de ser víctimas de homicidio: la proporción de homicidios es de uno de cada treinta hombres afroamericanos, en comparación con una de cada ciento treinta y dos mujeres afroamericanas; en el caso de la población caucásica, la proporción es de uno de cada ciento setenta y nueve hombres, en comparación con una de cada cuatrocientas noventa y cinco mujeres.
- En comparación con las mujeres, los hombres enfrentan un mayor riesgo de morir a causa de cardiopatías, cánceres, lesiones, derrames cerebrales y VIH/sida.
- En términos de pérdida de la audición, los hombres son doblemente propensos que las mujeres.
- La testosterona (hormona masculina por excelencia) se asocia con mayores niveles de colesterol LDL (el colesterol malo) y menores niveles de colesterol HDL (el bueno).
- Al parecer, los hombres tienen un sistema inmune más débil que el de las mujeres, pues poseen menos células T para combatir las infecciones.
- En comparación con los hombres, es mucho más probable que una mujer se haga revisiones médicas de rutina o busque servicios médicos preventivos.
- Entre la población de cien años en adelante, hay ocho mujeres por cada hombre.

Las principales amenazas a la salud de los hombres

A diario, los profesionales encargados del cuidado de la salud de los hombres nos enfrentamos a una amplia gama de padecimientos. Como urólogo, veo gran cantidad de problemas urinarios y de próstata, pero muchos de mis pacientes también tienen otros problemas de salud graves, como cardiopatías, diabetes y cáncer. Y esas afecciones no sólo reducen su calidad de vida, sino que también reducen su longevidad.

Aunque la brecha entre la expectativa de vida de hombres y mujeres se está cerrando, varios factores siguen afectando la salud de los hombres de forma desproporcionada, en especial los altos índices de tabaquismo y consumo de alcohol, así como la tendencia de los hombres a no buscar atención médica, por lo regular porque les incomoda hablar de sus problemas de salud.

Cuando el diagnóstico es temprano, muchos de los principales riesgos a la salud de los hombres se pueden evitar o tratar. Y ese es un componente esencial del cuidado médico masculino que debemos promover enfáticamente: el diagnóstico temprano. Sin embargo, sé que no es fácil hacerles entender a los hombres por qué deben cuidarse y cómo hacerlo, y por eso quiero ayudarlos a ayudarse a sí mismos. Cuando ellos entienden las afecciones que con más frecuencia pueden poner en riesgo su salud, el conocimiento se vuelve el catalizador que los convence de emprender acciones para promover y proteger su salud. Aunque hay incontables afecciones que pueden aquejarnos, aquí veremos las cinco principales amenazas a nuestra salud.

1. Cardiopatías

Una buena salud cardiaca es aliada de cualquier hombre, sin importar su edad. Por eso es crucial que desde jóvenes adoptemos un estilo de vida que favorezca la salud de nuestro corazón, para prevenir la principal causa de muerte entre los de nuestro sexo. Las estadísticas más recientes muestran que, entre hombres, una de cada cuatro muertes tiene que ver con problemas cardiacos.[3] El término *cardiopatía* abarca las distintas afecciones del sistema cardiovascular, incluyendo la enfermedad coronaria, las arritmias cardiacas, la insuficiencia cardiaca, las enfermedades de las válvulas cardiacas y, por supuesto, la hipertensión o presión arterial elevada. Al haber tantas formas de que se vea afectado el corazón, por no hablar de la mayor propensión de los hombres de sufrir cardiopatías, vale la pena que dediquemos tiempo y energía a mantener este órgano vital sano y fuerte.

Cuando nacemos, no hay obstrucciones en nuestras arterias que bloqueen el flujo sanguíneo. Sin embargo, eso cambia en la mayoría de los casos durante la infancia, la adolescencia y la adultez. Con el paso de los años, nuestros hábitos de cuidado cotidiano y configuración genética pueden determinar si desarrollaremos alguna cardiopatía.

Sabemos que, en el caso de los hombres, las cardiopatías suelen empezar a menor edad que en las mujeres. Entre hombres, la edad promedio del primer infarto es de 65.6 años, mientras que entre mujeres es de 72 años.[4]

Ahora bien, las cardiopatías acechan a cualquiera, pero debemos empezar por valorar nuestros factores de riesgo cardiovascular, que para los hombres incluyen:

- Nacer con afecciones que nos predispongan a padecer problemas cardiacos o accidentes cerebrovasculares.
- Llevar una mala alimentación.
- No hacer suficiente actividad física.
- Fumar.
- No tener la hipertensión controlada.
- Padecer obesidad.
- Tener niveles altos de colesterol LDL (el colesterol malo) y niveles bajos de colesterol HDL (el colesterol bueno).
- Tener niveles altos de proteína C reactiva.
- Tener historial familiar de cardiopatías, en especial padres o hermanos diagnosticados antes de los cincuenta y cinco años, o madres o hermanas diagnosticadas antes de los sesenta y cinco años.
- Envejecer, puesto que el riesgo de cardiopatías entre hombres aumenta de forma significativa después de los cuarenta y cinco años.
- Nuestro origen étnico, ya que hay mayor riesgo de cardiopatías entre hombres afrodescendientes, nativos americanos y de ascendencia mexicana.

Entre más factores de riesgo tenga un hombre, más probable es que, a la larga, se le diagnostique algún problema cardiovascular. Y la causa de raíz suelen ser muchos de los factores de riesgo de afecciones cardiovasculares, pues éstos provocan ateroesclerosis, que es el estrechamiento y engrosamiento de las arterias. La ateroesclerosis es una afección que tardamos años en desarrollar y que casi no presenta síntomas. El engrosamiento y estrechamiento es causado por la acumulación de placa, que es un material graso —compuesto de colesterol y otras sustancias— que se acumula en las paredes arteriales.

Si pudieras observar el interior de una arteria saludable, verías algo así: un recubrimiento interno terso y un tanto flexible que permite el flujo de sangre proveniente del corazón hacia el cuerpo. Las arterias dañadas por ateroesclerosis no se ven así: en vez de un recubrimiento interior terso y libre de placa, las paredes arteriales se ven ásperas, probablemente a causa de hipertensión arterial, malos hábitos alimenticios (sí, esos puñados adicionales de papas fritas van haciendo estragos con el tiempo), falta de actividad física y cualquier otro factor de riesgo de cardiopatías.

La superficie áspera facilita que los componentes grasos de la sangre se adhieran a las paredes, lo que provoca la acumulación de placa. Con el tiempo, esa placa acumulada se va haciendo más gruesa y menos flexible, lo que explica por qué se habla en ocasiones del endurecimiento de las arterias. La estrechez de las arterias obliga al corazón a esforzarse más para lograr que la sangre pase por esos canales reducidos.

Además, la acumulación de placa favorece la posterior formación de coágulos. Dado que la superficie interna de las arterias se vuelve áspera, en ocasiones puede rasgarse ligeramente. Para detener el sangrado, las plaquetas —que son las diminutas células sanguíneas que ayudan al cuerpo a formar coágulos para frenar el sangrado— entran en acción. Si un vaso sanguíneo se lastima, envía señales de auxilio a las plaquetas, las cuales van de prisa al lugar de la lesión y forman un tapón (o coágulo) para repararlo.

Por un lado, es bueno que las plaquetas impidan que el sangrado continúe; sin embargo, en el caso de paredes arteriales que de por sí están estrechadas por la acumulación de placa, la formación de coágulos podría derivar en algo muy peligroso. Si el coágulo crece demasiado o se desprende y se traslada por el cuerpo, puede ocurrir una de dos cosas: un accidente cerebrovascular, si el coágulo bloquea el flujo sanguíneo al cerebro; o un infarto, si el coágulo bloquea el flujo en una arteria coronaria.

Lo ideal es adoptar hábitos que promuevan la salud del corazón desde la juventud, cuando empieza a ocurrir el daño a las arterias. Sin embargo, hasta los hombres mayores pueden emprender acciones proactivas que permitan prevenir o reducir el riesgo de desarrollar afecciones cardiovasculares. A continuación, te comparto lo que considero que es lo mínimo indispensable que cualquier hombre debe hacer:

- A partir de los treinta y cinco años, revisar tus niveles de lípidos cada cinco años (es decir, colesterol total, colesterol HDL, colesterol LDL y triglicéridos). Si se trata de fumadores, hombres con diabetes tipo 1 o 2, u hombres con antecedentes familiares de cardiopatías, se deben hacer estos estudios desde los veinte años.
- Controlar tu presión arterial, que debe ser de 120/80 o menos.
- Llevar una dieta benéfica para el corazón (lo cual abordaré a detalle en los capítulos 9 y 12).
- Reducir la ingesta de grasas trans y grasas saturadas.
- Dejar de fumar o evitar adquirir este vicio.
- Mantener un peso corporal saludable.
- Mantenerte físicamente activo a lo largo de toda tu vida.
- Practicar técnicas que te ayuden a reducir el estrés.

2. Cáncer de pulmón

En Estados Unidos, el cáncer de pulmón es el tipo de cáncer que más vidas cobra, tanto de hombres como de mujeres. Pero los hombres son mucho más propensos a desarrollarlo; de hecho, uno de cada quince hombres desarrollará cáncer de pulmón en el transcurso de su vida, en comparación con una de cada diecisiete mujeres.[5] Y el índice de supervivencia entre hombres con cáncer de pulmón también es menor que el de las mujeres. Cada año mueren tantos hombres por cáncer de pulmón que podríamos llenar el Superdome de Nueva Orleáns.

Esta mayor propensión a desarrollar cáncer de pulmón tiene varias posibles causas, empezando por el trabajo. Hay ciertos empleos masculinizados que exponen a los hombres a peligros que incrementan el riesgo de desarrollar esta enfermedad. De hecho, algunos estudios consideran que la exposición en el trabajo es responsable de entre 13 y 29% de los casos de cáncer de pulmón en hombres. Entre las ocupaciones que se vinculan con un mayor riesgo de desarrollar cáncer de pulmón están: el trabajo metalúrgico, la pintura, la limpieza industrial, la panadería, la plomería e instalación de tuberías, la soldadura, la manipulación de mercancías y el trabajo de construcción.

Por otro lado, quizá no te sorprenda saber que la principal causa de cáncer de pulmón es el tabaquismo; cerca de 90% de los casos en hombres están relacionados con el tabaquismo, ya sea entre fumadores o entre exfumadores. De hecho, hasta los hombres que jamás han fumado, pero que con frecuencia están expuestos al humo de segunda mano, son vulnerables a desarrollar la enfermedad.

Aunque hay una gama creciente de tratamientos para extender la vida de pacientes con cáncer de pulmón, sigue siendo una de las enfermedades más mortíferas y difíciles de tratar. Este tipo de cáncer se caracteriza por una reproducción descontrolada de células anormales en los pulmones y puede ser de dos tipos: adenocarcinoma (cáncer de pulmón de células no pequeñas o no microcítico) o carcinoma de células pequeñas (cáncer de pulmón microcítico). El primero es el más común y representa alrededor de 85% del total de casos.[6] Esta enfermedad agresiva empieza a dispersarse por los pulmones antes de crecer lo suficiente como para generar síntomas o aparecer en radiografías. Por ende, se suele descubrir en una fase avanzada y es difícil de curar, y menos de la mitad de los hombres que la padecen sobreviven más de un año después del diagnóstico.

Como ya mencioné, está muy bien documentado que fumar tabaco es la causa más común de cáncer pulmonar.[7] Sin embargo, otras causas no relacionadas con el tabaquismo son:

- **Radiación.** La gente tratada con radioterapia tiene un riesgo moderadamente mayor de desarrollar cáncer pulmonar.
- **Radón.** Este gas radiactivo, sin color ni olor, se produce de forma natural durante la descomposición de elementos radioactivos como uranio, el cual se encuentra en la tierra. Puesto que la tierra y las rocas pueden ser fuente de radón, los niveles de radón suelen ser más elevados en sótanos y rincones poco accesibles de las casas y las oficinas. Según la Sociedad Estadounidense de Cáncer, el gas que emite el radón se mete a los edificios por las grietas de las paredes y los pisos, las juntas de las construcciones, los huecos de los cimientos, entre las tuberías y los cables, o a través de los extractores. El radón representa un peligro mucho menor que el tabaquismo, pero es la segunda principal causa de cáncer pulmonar en Estados Unidos, sobre todo en profesiones como la minería y en zonas donde la tierra contiene niveles altos de uranio.[8]
- **Contaminación del aire en zonas urbanas.** La incidencia de cáncer de pulmón es mayor en las ciudades que en entornos urbanos por culpa de la contaminación del aire urbano.
- **Contaminación del aire en lugares cerrados.** En ciertas partes del mundo, como algunos países de Asia, hay un mayor riesgo de desarrollar cáncer pulmonar porque con frecuencia se queman combustibles sólidos, como carbón y madera, al interior de casas poco ventiladas.

Para ganarle la batalla al cáncer de pulmón, es útil conocer las señales y los síntomas. Un indicio común es la tos persistente, en especial si va acompañada de sangre o flemas color óxido. Conforme las células cancerígenas invaden los pulmones, el tejido sano se irrita y se desprende, y de ahí es de donde proviene la sangre expulsada al toser.

Otro indicio de cáncer de pulmón son las sibilancias. Si las vías respiratorias están constreñidas o estrechadas, el aire produce una especie de silbido o chiflido al pasar. Cuando se trata de cáncer de pulmón que está invadiendo la caja torácica, es probable que también haya dolor intenso en el pecho, sobre todo al inhalar profundo, toser o reír. Una señal adicional de cáncer de pulmón es la voz ronca, rasposa o débil. Si el tumor presiona el nervio laríngeo recurrente, las cuerdas vocales no se cierran, y te cambia la voz. La falta de aire también puede indicar que hay un bloqueo, como un tumor en el pulmón que impide que el aire entre a los pulmones. Padecer neumonía con frecuencia también es mala señal. Cuando el cáncer bloquea las vías aéreas pequeñas, se crea un entorno fértil para que las bacterias se multipliquen, lo que puede derivar en infecciones como neumonía.

La principal pregunta es: ¿cómo podemos evitarlo? No hay garantías, pero ciertos hábitos saludables contribuyen a reducir el desarrollo de esta enfermedad tan letal:

- **Evita el tabaco.** No fumes y evita inhalar humo de segunda mano.
- **Evita el radón.** Haz revisiones en tu hogar en busca de radón y elimínalo en caso de que esté presente.
- **Lleva una dieta saludable.** Consume más frutas y verduras, pues podrían contribuir a protegerte contra el cáncer de pulmón.
- **Evita los carcinógenos en el trabajo.** Ten precauciones para protegerte de la exposición de sustancias químicas tóxicas.
- **Ejercítate de forma regular.** Realiza actividades físicas casi a diario.

3. Cáncer de próstata

Buena parte de mi carrera como urólogo la he dedicado al cuidado de hombres con cáncer de próstata. Es mi pasión y es lo que mejor hago, y a todos los hombres con cáncer de próstata que recibo en mi consulta, al igual que a sus familiares, siempre los trato con absoluto cuidado y respeto. Estos pacientes se vuelven parte de mi familia, pues los seguiré viendo durante muchos años, aun después de que terminen su tratamiento oncológico.

Todo hombre debería saber que el cáncer de próstata es el segundo cáncer más diagnosticado en hombres, después del cáncer de piel.[9] Aunque la mayoría de los afectados no morirá a causa de este tipo de cáncer, sigue siendo importante hacerse estudios diagnósticos.

Los estudios diagnósticos requieren dos cosas: un examen rectal digital y un análisis sanguíneo de antígeno prostático específico (o PSA, por sus siglas en inglés). En el capítulo 6 abordaré a detalle estos estudios diagnósticos, junto con otros problemas relacionados con la próstata. Los hombres que deciden no hacerse estudios de rutina anuales corren el riesgo de recibir un diagnóstico de cáncer durante una fase posterior y menos tratable. La mayoría de los cánceres de próstata avanzan despacio; sin embargo, algunos pueden ser agresivos, así que es imperativo que veas a tu médico de forma regular para combatirlo tan pronto lo identifiquen.

La glándula prostática, ubicada frente al recto y justo debajo de la vejiga, rodeando la uretra, es responsable del buen funcionamiento del sistema reproductivo masculino. Esta glándula se mantiene bastante ocupada, ya sea produciendo el fluido prostático presente en el semen, expulsando el semen del cuerpo o ayudando a producir las erecciones. Así que cualquier hombre sensato hará hasta lo imposible por proteger su próstata.

4. Depresión y suicidio

Cualquiera puede deprimirse en algún momento de su vida, e incluso hay quienes contemplan la posibilidad de suicidarse, pero los hombres son especialmente propensos a ambas cosas. Empecemos con la depresión: mientras que las mujeres comparten sus sentimientos y las emociones que conducen a un estado depresivo, los hombres tienden a sufrir en silencio. Si se niegan a compartir sus emociones o lo que les molesta, es probable que los indicios de depresión pasen desapercibidos. Por ejemplo, podríamos asumir que alguien es "gruñón" o "mal encarado", o que es complicado trabajar con él, cuando en el fondo quizás esté deprimido y pasándola mal porque se le dificulta lidiar con las circunstancias de su vida.

Reconocer la depresión masculina no siempre es fácil, además de que suele manifestarse de forma distinta que en las mujeres. Por si fuera poco, también los síntomas pueden variar entre personas del mismo sexo.

Según el Instituto Nacional de Salud Mental de Estados Unidos, estos son los síntomas más comunes asociados con la depresión en hombres:[10]

- Ira, irritabilidad o agresividad.
- Ansiedad, inquietud o nerviosismo.
- Pérdida de interés en el trabajo, la familia o actividades que previamente le resultaban disfrutables.
- Problemas de libido y desempeño sexual.
- Sensación de tristeza, de "vacío", de desesperanza o de apatía.
- Dificultad para concentrarse o recordar detalles.
- Cansancio excesivo, incapacidad para dormir o dormir en exceso.
- Comer en exceso o pérdida del apetito.
- Pensamientos suicidas o intentos de suicidio.
- Dolores físicos, jaquecas, calambres o problemas digestivos.
- Incapacidad para cumplir con las responsabilidades laborales y familiares, u otras responsabilidades importantes.
- Participación en actividades de alto riesgo.

- Necesidad de consumir drogas o alcohol.
- Alienarse de familiares y amigos, o aislarse del mundo.

La depresión en los hombres no sólo puede pasar desapercibida, sino que además ellos suelen afrontarla tomando decisiones poco saludables, como recurrir al alcohol o las drogas, o incurrir en comportamientos de alto riesgo. Si no se diagnostica y se trata, las consecuencias pueden ser devastadoras.

Hay varias razones por las cuales la depresión en los hombres no es suficientemente diagnosticada. Para empezar, hay quienes tienden a restarles importancia a los síntomas de la depresión, por lo que es común que nieguen su existencia. Pero lo peor que uno puede hacer es ignorar, suprimir o enmascarar su depresión con comportamientos poco saludables que no harán más que empeorar las emociones negativas. Y, por si eso fuera poco, los hombres tenemos fama de no expresar abiertamente nuestras emociones.

En la infancia, los hombres aprendemos a valorar el autocontrol, y parte de eso significa no hablar con franqueza de nuestras emociones con familiares y amigos. No nos gusta parecer débiles ni vulnerables, y la mayoría detestamos despertar compasión en otras personas. Preferimos actuar con estoicismo y poca emotividad, aunque por dentro estemos pidiendo ayuda a gritos.

Desde muy pequeños nos enseñan que "los hombres no lloran" y que "tienes que actuar como hombrecito", y asumimos que eso significa que hay que ignorar lo que sentimos. El problema es que reprimir las emociones fuertes durante periodos prolongados de tiempo provoca que, a la larga, exploten, lo que se traduce en comportamientos negativos, como reclamos, evasión de situaciones incómodas o negativa a comunicarse.

Cuando un hombre sospecha que está pasando por una depresión, por lo regular prefiere no confirmarlo. De por sí los hombres acostumbran evitar o rechazar los tratamientos para muchas otras afecciones, así que lo que menos quieren es que el médico les diga que también están deprimidos. Entre hombres, el estigma de la depresión se puede considerar una desgracia o señal de fracaso, e incluso hay quienes temen que recibir un diagnóstico de depresión les arruine la carrera o les quite el respeto de sus familiares y amigos.

Este tipo de mentalidad nos pone en riesgo de que no nos diagnostiquen o de que nos den un diagnóstico equivocado. Y, entre más tiempo pasemos sin diagnóstico y tratamiento, mayor es el riesgo. El mayor peligro para los hombres son los pensamientos suicidas o el suicidio en sí. Las estadísticas demuestran que, aunque las mujeres tienen más probabilidades de tener ideaciones suicidas que los hombres e intentan suicidarse tres veces más que ellos, el suicidio entre varones es cuatro veces mayor que entre mujeres. De hecho, 79% de todos los suicidios en Estados Unidos son de hombres. Después de los cincuenta años es cuando más incrementan los índices de suicidio entre hombres, y los de setenta y cinco en adelante son los más propensos a cometerlo.[11]

Cuando alguien se suicida, sus seres queridos se quedan con la duda de por qué lo hizo, y ese cuestionamiento incesante puede resultar doloroso durante años o toda una vida. Aunque sepamos que la persona estaba desanimada o triste, al final no podemos evitar preguntarnos: ¿qué era tan malo como para no querer seguir viviendo?

Quienes han sobrevivido a intentos de suicidio afirman que no es tanto que quisieran morir, sino que no querían vivir. Las motivaciones detrás de un intento de suicidio son múltiples, pero en general hay cinco razones principales por las cuales los hombres toman la decisión de quitarse la vida.

1. **Depresión.** No cabe duda de que es la razón más común para tomar esta decisión. Quizá creas que "los demás estarán mejor sin mí" y sientas una desesperanza profunda.
   ¿Qué hacer? Aprende a identificar los indicios de depresión masculina y, si tienes ideaciones suicidas, no trates de ocultarlo ni las niegues. Pide ayuda a un profesional de la salud mental de inmediato. Si no sabes bien a quién contactar, pídele una recomendación a tu médico familiar.

2. **Psicosis.** La psicosis, que es un síntoma común de la esquizofrenia, es un problema de salud que provoca que la persona perciba o interprete las cosas de forma distinta a quienes la rodean. Puede incluir alucinaciones de voces que te ordenan que te quites la vida u otro tipo de delirios. Por fortuna, las manifestaciones de la psicosis hacen que sea mucho más difícil disimularla que la depresión.
   ¿Qué hacer? La psicosis es un trastorno tratable. Para poder llevar una vida funcional, es indispensable recibir tratamiento. Por ende, necesitas que un psiquiatra te evalúe, te diagnostique y te recete medicamentos adecuados, además de que visitar con regularidad a un especialista en salud mental puede ser de mucha ayuda si padeces este trastorno.

3. **Impulsividad.** Muchos hombres tienen fama de impulsivos y arriesgados, y son los mismos que podrían tomar la decisión impulsiva y poco meditada de ponerle fin a su vida.
   ¿Qué hacer? El abuso de sustancias suele promover la impulsividad. Por ende, hay que atajarlo de forma agresiva con ayuda de especialistas o instituciones que ayudan a personas con adicciones. No esperes para pedir ayuda, ya que podría ser podría ser demasiado tarde.

4. **Un grito de ayuda.** Los hombres son difíciles de interpretar. Quizá parezcan estar bien, pero por dentro están pidiendo ayuda a gritos. La tendencia masculina a reprimir nuestras emociones y no buscar válvulas de escape puede provocar que contemplemos suicidarnos para acabar con el dolor.
   ¿Qué hacer? Esta tendencia empieza en la infancia. Enséñales a tus hijos a expresar sus emociones y recuerda que es posible seguir siendo viril mientras aprendes a expresar tus emociones positivas. Si eres mujer y estás leyendo este libro para ayudar a un hombre al que amas, practica escucharlo activamente: muestra empatía y paciencia, hazlo sentir comprendido y permítele mostrar sus emociones sin sentirse juzgado.
5. **El deseo filosófico de morir.** En esta situación, la causa de raíz suele ser una situación dolorosa del pasado, como un abuso físico, verbal o sexual durante la infancia. También podría ser resultado de dificultades económicas sustanciales o enfermedades terminales que acaban con la esperanza de la gente. Cuando la vida se vuelve caótica y se sale de las manos, el suicidio puede parecer una forma de controlar el destino personal. Y muchas veces el objetivo es meramente aliviar el sufrimiento y acelerar lo inevitable a través del suicidio.
   ¿Qué hacer? Como mínimo, permite que tu médico de cabecera, un especialista en salud mental calificado o hasta una autoridad religiosa de tu preferencia te evalúe. La idea es que te ayuden a alcanzar un estado mental de paz y que aceptes que el suicidio no es la respuesta.

5. Diabetes tipo 2

La incidencia de diabetes se ha disparado de forma sustancial en Estados Unidos, y no hay indicios de que esa tendencia vaya a cambiar. En la actualidad, más de cien millones de estadounidenses viven con prediabetes o diabetes, una enfermedad con múltiples factores de riesgo, muchos de los cuales se relacionan con nuestros hábitos cotidianos.[12] Entre ellos están los antecedentes familiares, el sobrepeso o la obesidad, la vejez, un estilo de vida sedentaria y la resistencia a la insulina.

Siendo sinceros, muchos de nosotros no nos cuidamos tan bien como deberíamos. Y practicar hábitos poco saludables durante años aumenta el riesgo de desarrollar prediabetes y diabetes tipo 2. Aunque hayas sido el atleta estrella del bachillerato o hayas ido al gimnasio a diario durante la universidad, las malas elecciones alimenticias, la falta de ejercicio y el aumento de peso te han hecho más propenso a desarrollar diabetes tipo 2. Y ese diagnóstico puede ser muy desconcertante, sobre todo si tu vida sexual también se está viendo afectada.

Si no sabes mucho sobre la diabetes, he aquí una explicación breve. La diabetes es un trastorno metabólico que se presenta cuando los niveles de azúcar en la sangre (es decir, de glucosa) son demasiado elevados (lo que se conoce como hiperglucemia). Los carbohidratos que consumimos se descomponen en glucosa, que es nuestra principal fuente de energía y es indispensable para el funcionamiento adecuado del cuerpo y el cerebro.

En pocas palabras, lo que provoca la diabetes es el páncreas y su capacidad o incapacidad para producir una hormona llamada insulina. Cuando consumimos alimentos que contienen carbohidratos (cualquier alimento de origen vegetal, así como los únicos alimentos de origen animal que contienen carbohidratos, que son la leche y el yogurt), nuestro cuerpo los convierte en glucosa, la cual llega al torrente sanguíneo para poder llegar a las células de todo el cuerpo y proveerles energía. La insulina es indispensable en este proceso, pues, sin su ayuda, la glucosa no podría entrar a las células.

Los individuos sin diabetes y las personas cuyo páncreas produce suficientes cantidades de insulina no tienen problema alguno. Conforme se elevan los niveles de glucosa (o azúcar) en la sangre después de que comemos carbohidratos, el páncreas recibe la señal de liberar insulina al torrente sanguíneo. La insulina, a su vez, es la encargada de abrir la puerta de las células y permitir que la glucosa pase del torrente sanguíneo a las células para darle al cuerpo energía que podamos usar de inmediato o almacenar para después. Conforme esto sucede, los niveles de azúcar en la sangre empiezan a disminuir. El horario en que comemos, las cosas que comemos y las cantidades que comemos determinan la cantidad de glucosa e insulina que hay en la sangre en un momento dado. Si el cuerpo funciona bien, los niveles de glucosa en la sangre deberían mantenerse normales.

Sin embargo, si el páncreas produce menos insulina de lo normal o la persona se ha vuelto resistente a la insulina, los niveles de glucosa en la sangre se mantendrán elevados. Entonces, no sólo las células no recibirán la cantidad de energía que requieren, lo que probablemente te hará sentir más cansado de lo habitual, sino que esto favorecerá el desarrollo de complicaciones de salud graves. Entre más azúcar o glucosa esté circulando en el torrente sanguíneo, más daño le provocará al cuerpo. Imagina que esa acumulación de glucosa circula por la sangre como diminutas esquirlas de cristal que causan estragos en todos los sistemas del cuerpo. No por nada la diabetes es la séptima principal causa de muerte en Estados Unidos. Es como un veneno lento e insidioso que gradualmente genera complicaciones cardiacas, ceguera, accidentes cerebrovasculares, insuficiencia renal, neuropatías y amputaciones.

La diabetes se puede clasificar en dos categorías: tipo 1 y tipo 2. La diabetes tipo 1, anteriormente conocida como diabetes mellitus insulinodependiente o diabetes juvenil, representa alrededor de 5% de todos los casos diagnosticados de diabetes. Se considera una enfermedad autoinmune cuya causa es desconocida; en ella, las células beta del páncreas, que producen insulina, se destruyen. Por ende, la gente que padece diabetes tipo 1 requiere insulina para controlar la enfermedad.

La diabetes tipo 2, antes conocida como diabetes mellitus no insulinodependiente o diabetes adulta, es muchísimo más común y representa entre 90 y 95% de los casos diagnosticados. Asimismo, tiene un componente genético como factor de riesgo, aunque los hábitos cotidianos contribuyen en gran medida a su desarrollo.

He aquí algunas de las señales de advertencia a las que hay que prestar atención:

- Orinar con mucha frecuencia.
- Sed excesiva.
- Pérdida de peso sin razón aparente.
- Apetito voraz.
- Cambios repentinos en la visión.
- Hormigueo o entumecimiento en pies o manos.
- Cansancio o agotamiento durante buena parte del tiempo.
- Piel reseca.
- Lesiones que no sanan.
- Infecciones recurrentes.
- Disfunción eréctil.

Es crucial estar al tanto de estos indicios de diabetes. Entre más pronto se haga el diagnóstico, mejor. Visitar a tu proveedor de servicios de salud y a un nutriólogo capacitado para recibir tratamiento farmacológico y planes de alimentación adecuados contribuye a ralentizar la progresión de la enfermedad y a disminuir las complicaciones. Entre más tiempo pases con niveles elevados de glucosa circulando en el organismo, más aumenta la probabilidad de daño a órganos vitales y se reduce la calidad de vida.

Aunque la diabetes tipo 1 no se puede prevenir, sí es posible prevenir la diabetes tipo 2 o al menos manejarla de forma eficaz por medio de cambios de hábitos como los siguientes:

- Alcanza y mantén un peso corporal saludable. Una reducción de peso de apenas entre 5 y 7% puede tener un impacto significativo en la estabilización de los niveles de glucosa en la sangre.
- Ejercítate al menos de treinta a sesenta minutos al día, cuando menos cinco veces por semana.
- Lleva una dieta saludable que contenga carbohidratos benéficos e incluya frutas, verduras, cereales integrales, lácteos bajos en grasas, frutos secos, semillas, legumbres, carnes magras, pescados y aves.
- Checa con frecuencia tus niveles de azúcar en la sangre.
- Toma tus medicamentos para la diabetes como te lo indique el médico.
- Aprende estrategias para lidiar de forma eficaz con el estrés y evita los estresores más comunes tanto como sea posible.

RESUMEN

- Hay ciertas enfermedades y afecciones médicas por las que los hombres son más propensos a morir a edad más temprana que las mujeres.
- Las cinco principales amenazas a la salud masculina son las cardiopatías, el cáncer de pulmón, el cáncer de próstata, la depresión y el suicidio, y la diabetes tipo 2.
- Hay factores de riesgo asociados a estos problemas de salud que hacen que los hombres sean más propensos a desarrollarlos, y cada una de estas afecciones médicas da indicios específicos y presenta síntomas particulares.
- Si estamos conscientes de los factores de riesgo asociados a estas afecciones, los hombres pueden saber si están en riesgo; de ser así, pueden hacer algo al respecto, como cambiar sus hábitos cotidianos y visitar con frecuencia a su proveedor de servicios de salud.

CAPÍTULO 3

Si eres hombre, ¿qué te toca hacer?

Es hora de poner manos a la obra, compañeros hombres. Tenemos que esforzarnos por alcanzar el pináculo de nuestra salud y nuestro bienestar. No queremos pasar el resto de nuestra vida luchando contra enfermedades, tomando incontables medicamentos con efectos secundarios, sin energía, con sobrepeso y con una vida sexual inexistente. No tiene que ser así, pero tener la vida que queremos requiere esfuerzo, pues implica *hacer cambios de hábitos*.

La necesidad de hacer cambios

No esperes que los cambios de hábitos ocurran de la noche a la mañana, porque rara vez es así. Algunos cambios son sencillos, mientras que otros traerán consigo tanta frustración que querrás darte por vencido por completo. ¡Y es probable que esos sean los más indispensables! La clave radica en no tratar de incorporar demasiados cambios a la vez, porque de por sí forjar hábitos es difícil. Sin embargo, si se trata de procurarnos una vida más larga y saludable, ¿por qué no querríamos cambiar?

Mientras lees este libro, reflexiona sobre lo que has hecho y lo que estás haciendo en este momento de tu vida para mejorar tu salud y conservarla. A fin de cuentas, las elecciones que tomes a diario son las que tendrán una mayor influencia en si mantienes la vitalidad durante el envejecimiento o si desarrollas enfermedades y discapacidades que te quiten años de vida, como cardiopatías, diabetes, cáncer o hipertensión.

Recuerda también que estar sano no sólo implica estar libre de enfermedades o no enfermarse con frecuencia. Estar *sano* implica también llevar un estilo de vida saludable, el cual incluye desde cosas como usar cinturón de seguridad en el auto y no consumir drogas ilícitas, hasta mantener relaciones sanas con otras personas. Por ejemplo, ¿tienes comunicación frecuente con tu esposa, pareja, hijos o padres? ¿Se llevan bien? ¿Disfrutas su compañía? ¿Qué hay de tus amistades? Aquí lo importante no necesariamente es tener una gran cantidad de amigos, sino tener amistades de calidad. Quizá haya gente que diga ser tu amiga, pero ¿puedes contar con ella para que te escuche o te ayude en momentos de dificultad? La gente con la que puedes contar es justo aquella de la que te debes rodear, ya que eso hace que la vida sea mucho más agradable.

La salud tiene muchas ramificaciones. Si aceptamos el desafío de hacer cambios significativos que tendrán un impacto positivo en nuestra salud, con el tiempo cosecharemos los beneficios. En algunos casos, habrá gente que reciba con gusto la noticia de nuestros cambios de hábitos; es probable que tu médico y tu pareja, por ejemplo, hayan estado insistiéndote desde hace tiempo en que te cuides mejor. Y quizá ya empezaste a incorporar estrategias para alcanzar un peso corporal más saludable o reducir tu presión arterial. De ser así, ¡sigue adelante! Tus seres queridos y tu cuerpo te lo agradecerán, asumiendo que ellos son tus principales fuentes de motivación. Sin embargo, la mayoría hemos enfrentado —y seguimos enfrentando— un desafío inmenso que nos impide aspirar a la vida saludable que queremos: la inercia.

Es fácil caer en un estado de inercia en el que no dejas de hacer aquello que te gusta, aunque sepas que no es bueno para tu salud. Además, no es tan sencillo cambiar hábitos tan arraigados. Tal vez hace años que no te ejercitas o a diario bebes más refresco o cerveza de lo que deberías. Tal vez incluso te has convencido de algo así como: "Si no está descompuesto, ¿para qué arreglarlo?"; pero luego recibes un diagnóstico inesperado con el que tendrás que lidiar durante largo rato, y por eso es tan importante implementar cambios antes de que haya problemas.

Aun si ya tienes problemas de salud, eso no necesariamente significa que ya es demasiado tarde para cambiar. Basta con implementar cambios sencillos que te vayan a dar grandes recompensas con el tiempo. Y quieres las recompensas, ¿verdad? Pues para obtenerlas, tendrás que poner en marcha ciertas estrategias que te ayuden a hacerte cargo de tu salud.

Romper con los malos hábitos

Una vez que entiendas la necesidad de cambiar y quieras hacerlo, habrás cerrado una gran brecha. El siguiente paso es hacerlo, y para ello es indispensable una planeación estratégica que comienza con el rompimiento de los malos hábitos.

Los hábitos son comportamientos automáticos que hacen que nuestra vida sea más sencilla, segura o saludable. Por ejemplo, echarle llave a la puerta de la casa antes de irte a dormir es un hábito saludable, además de ser un buen hábito. Otras costumbres que no son tan saludables son, por ejemplo, comer una bolsa de papas fritas todas las noches mientras ves televisión o llevar una vida sedentaria frente a la computadora. La formación de nuevos hábitos implica que entendamos la recompensa y el beneficio que conllevan. Además, es algo que requiere práctica y tiempo, así que vale la pena saber desde el principio qué es lo que ganaremos al hacerlo.

Las investigaciones demuestran que la clave para formar hábitos saludables es elegir una acción sencilla y fácil de repetir. De hecho, para que un hábito se arraigue, se requieren como diez semanas (o sesenta días).[1] A partir de entonces ya no es necesario estar tan consciente de él, pues se vuelve una de esas acciones automáticas que favorecen una vida más saludable. Y sé que se dice fácil y en realidad no es tan sencillo hacerlo, pero hay que empezar de alguna forma. En muchos casos, lo hacemos después de que una circunstancia nos mueve el piso y nos hace darnos cuenta de lo corta que es la vida como para estar enfermos o no poder participar en lo que ella nos ofrece. Recuerda que siempre hacemos aquello que sentimos que es prioritario, además de que nunca llega el momento "adecuado" para hacer cambios. El momento es hoy. Decide qué cambios estás dispuesto a priorizar para cuidar tu salud y verás que tu vida da un giro muy positivo.

Siete pasos estratégicos para forjar hábitos saludables

Es hora de empezar a deshacernos de los malos hábitos que afectan nuestra salud, y para facilitarte las cosas he compilado estos siete sencillos pasos:

1. **Elije una meta.** Decide cuál será la meta que vas a alcanzar para mejorar tu salud, sin importar si es pequeña o grandilocuente. Sólo toma en cuenta que es más probable que cumplas con tu objetivo si tus prioridades son importantes y alcanzables en este momento.
2. **Pregúntate: "¿Por qué quiero alcanzar esta meta?".** ¿Tienes algún sueño alineado con esa meta? Tal vez sueñas con correr un maratón, controlar mejor tus niveles de azúcar en la sangre para no tener que inyectarte insulina, ganarle al cáncer de próstata o tener más energía para salir a jugar al parque con tus hijos o nietos. Aunque no tengas claro ahorita un sueño en particular, puedes seguir persiguiendo tu meta con ayuda de los siguientes enfoques.

3. **Haz un cambio a la vez.** Tal vez sea comer más sano, empezar a ejercitarte o bajarle al estrés. La clave está en no intentar todo al mismo tiempo, sino en que te enfoques en un solo cambio a la vez. Una vez que ese cambio se vuelva rutina, concéntrate en el siguiente.
4. **Haz un compromiso contigo mismo.** Anotar tu intención o compartirla con alguien solidifica el compromiso, y quizá lo más útil es obtener apoyo de otras personas. Todos necesitamos que nos echen porras o un compañero de equipo que nos impulse a superar los contratiempos. Si le dices a alguien de confianza por qué te importa hacer este cambio y por qué necesitas su ayuda, el camino hacia la meta será más sencillo y enriquecedor. Además, es divertido compartir el éxito con quienes te respaldan, pues chocar palmas con tus colegas o recibir palabras de aliento nos motiva a seguir adelante.
5. **Familiarízate con los obstáculos.** Es inevitable que ocurran cosas inesperadas y que de pronto se nos atraviesen obstáculos que entorpezcan los cambios, por lo que es esencial identificarlos. Procura identificar a diario los obstáculos que podrían atravesarse en tu camino. ¿Hay ciertos compromisos que te quitan demasiado tiempo? ¿No tienes acceso a equipo deportivo o las circunstancias no se prestan para salir a caminar? ¿La comida que hay en tu casa no es muy saludable que digamos?
6. **Prepárate para lidiar con los obstáculos.** Una vez que identificaste los obstáculos, prepárate para eliminarlos. Por ejemplo, es más fácil comer sano si en tu alacena y refrigerador hay comida saludable que te guste. De ese modo, es menos probable que recurras a pedir comida rápida o a consumir alimentos procesados, como pizza o platillos congelados. Abastécete de cosas básicas, como alimentos poco procesados (por ejemplo, mantequilla de cacahuate, atún enlatado, salmón enlatado) y frutas y verduras frescas, con lo cual será más fácil cocinar. Y contempla la posibilidad de dedicar un día a preparar la comida de toda la semana para evitar la tentación de comer fuera.
7. **Recompénsate cuando alcances tus metas.** A todos nos gusta recibir una palmada en la espalda por hacer las cosas bien, sobre todo cuando alcanzamos una meta específica. Tal vez no recibas la recompensa de manos de otra persona, así que recompénsate a ti mismo; por ejemplo, si alcanzaste la meta de ejercitarte toda una semana, mereces un premio. Pero asegúrate de que dicho premio sea congruente con tus esfuerzos y no algo que los contravenga. En pocas palabras, decidir que te premiarás descansando toda la semana siguiente al final será contraproducente. En vez de eso, cómprate ropa

deportiva nueva o un monitor de actividad que lleve registro de los pasos que caminas a diario. Si tu meta fue dejar de fumar, hazte un regalo con el dinero que ahorraste al no comprar cigarrillos.

El método SMART para plantear metas

Para hacer cambios de hábitos debemos ponernos metas, pero dichas metas deben ser concretas. Una cosa es decir "Haré más ejercicio" y otra muy distinta es esbozar una meta que incluya todos los detalles que te permitirán alcanzarla. Y ponernos este tipo de metas es lo que nos da el poder suficiente para forjar hábitos de verdad.[2]

El mejor mecanismo para plantearnos metas es el famoso método SMART,* ya que provee estructura y nos obliga a responsabilizarnos de nuestras metas y objetivos. Además, evita que esbocemos metas ambiguas y poco claras que estén condenadas al fracaso, y, en vez de eso, nos prepara para triunfar. Ese método permite descomponer los grandes objetivos en pequeños pasos que son más fáciles de dar, puesto que nos hace plantearlos en estos términos:

S: Sucinta. Escribe una meta específica, clara y concisa.

M: Medible. Asegúrate de darle seguimiento frecuente a tu progreso.

A: Alcanzable. Elije una meta que te desafíe, pero que se pueda alcanzar.

R: Relevante. Elije una meta que sea relevante para tu plan de vida en general.

T: Temporal. Asegúrate de que la meta tenga un comienzo y un fin.

Para tener bien clara la diferencia entre una meta ambigua y una meta SMART, veamos los siguientes ejemplos:

Meta vaga: Empezaré a hacer más ejercicio, y para eso saldré a caminar más seguido.

Meta SMART: Para aumentar mis niveles de actividad física, saldré a caminar veinte minutos todos los lunes, miércoles y viernes al llegar a casa del trabajo.

Meta vaga: Empezaré a desayunar todos los días.

Meta SMART: Desayunaré a las 7:00 a.m. todos los lunes, miércoles y viernes.

---

* Estas siglas en inglés, además de servirnos para recordar las cinco principales cualidades de un buen objetivo (S – *specific*, M – *measurable*, A – *achievable*, R – *relevant*, T – *time-bound*), también forman una palabra que describe la principal característica de toda buena meta (*smart* = inteligente).

Las metas SMART son muy específicas y esbozan a detalle cómo alcanzarlas. Asimismo, nos ayudan a tener éxito con cualquier cambio que queramos implementar para tener una vida más sana. Ten esto en cuenta durante los siguientes capítulos, en los que exploraremos algunos de los problemas de salud más comunes entre hombres, así como acciones concretas que puedes emprender para enfrentarlos o reducir el riesgo de desarrollarlos.

RESUMEN

- Para tener una mejor calidad de vida y llevar una vida más sana y longeva, los hombres deben hacer cambios en su estilo de vida.
- La salud no sólo implica no tener enfermedades, sino también vivir sano y forjar relaciones saludables con familiares y amigos.
- La inercia, que es la tendencia a no cambiar nada, puede ser uno de los mayores desafíos que enfrenten los hombres que quieran mejorar su salud.
- Eliminar los malos hábitos y adquirir nuevos hábitos saludables es indispensable para cambiar nuestro estilo de vida.
- Establecer metas, hacer compromisos, prepararnos para enfrentar los obstáculos y recompensarnos son pasos estratégicos para mejorar la salud.
- Las metas SMART te ayudarán a hacerte responsable de tu propio éxito cuando busques cambiar tu estilo de vida.

SEGUNDA PARTE

Afinación urológica
Un vistazo de la cintura para abajo

CAPÍTULO 4

¿Por qué los hombres necesitan un urólogo de cabecera?

Llegará un momento en la vida de casi todos los hombres en el que necesiten tener un urólogo de confianza. Pero veamos, ¿cuándo fue la última vez que hiciste cita con un urólogo? ¿Alguna vez has ido al urólogo? Si tus respuestas fueron "nunca" y "no", permíteme hacerte una pregunta más: "¿Por qué?" ¿Sabías que la salud urológica es vital para el bienestar de cualquier hombre? Aunque no estés consciente de lo importante que es visitar al urólogo, todos los hombres, sin excepción, deberían tener un urólogo de cabecera. Esta especialidad es la más adecuada para enfrentar muchos de los problemas de salud de los hombres, más allá de la salud sexual. Como ya mencionamos, los urólogos también nos pueden referir con otros especialistas cuando es necesario.

¿Qué hacemos exactamente los urólogos?

A veces digo en broma que soy plomero, porque, cuando recibo a mis pacientes, me toca descifrar qué les está pasando "de la cintura para abajo".

Para que entiendas mejor por qué insisto en que todos los hombres necesitan un urólogo, permíteme contarte un poco más sobre mi especialidad médica. La urología se enfoca en la salud del tracto urinario —es decir, los riñones, los uréteres, la vejiga y la uretra— tanto de hombres como de mujeres. Además, los urólogos también estamos muy involucrados en el cuidado de la salud y el funcionamiento de los órganos sexuales masculinos, incluyendo el pene, los testículos, el escroto y la próstata. La salud urológica es esencial para los hombres, pues es probable que aumente la incidencia de problemas en esta zona a medida que envejecemos. Los urólogos diagnosticamos y tratamos una amplia gama de afecciones masculinas, como incontinencia, infecciones recurrentes en la vejiga, debilidad de los músculos del suelo pélvico, disfunción eréctil, hiperplasia prostática benigna y cáncer de próstata.

Además, gracias a nuestra formación, tenemos sólidas nociones de medicina interna, pediatría, ginecología y otras especialidades. Algunos urólogos incluso se subespecializan para enfocarse en cosas más específicas, como por ejemplo:

- Urología pediátrica.
- Urología oncológica (es decir, tratan cánceres del sistema urinario y de próstata).
- Trasplante de hígado.
- Infertilidad masculina.
- Cálculos renales (piedras en el riñón).
- Urología femenina.
- Neurourología (es decir, la relación entre el sistema nervioso y el genitourinario).

Si leíste el prefacio, ya sabes lo largo que es el camino para especializarse en urología; en Estados Unidos, debes hacer estudios universitarios antes de entrar a la Facultad de Medicina. Una vez que te aceptan en la facultad, debes hacer otros cuatro años de formación intensa enfocada en varios ámbitos de la medicina, como ética, genética, neurociencia y bioquímica. Después de la facultad, viene la residencia, la cual toma al menos cinco años de formación en cirugía general y urología. Luego, quienes quieren enfocarse en algo aún más específico pueden hacer una subespecialidad, la cual toma entre uno y dos años. Al igual que muchos otros médicos, los urólogos podemos ejercer nuestra profesión en hospitales, clínicas y consultorios privados. Algunos incluso deciden dedicarse a la investigación para contribuir a encontrar nuevos tratamientos, procedimientos y medicamentos para afrontar mejor las afecciones urológicas.

El mejor momento de la vida para empezar a ir al urólogo

Con frecuencia me preguntan: "¿A qué edad debo empezar a ir al urólogo?" Y, en general, mi respuesta es que es bueno hacerlo a partir de los cuarenta. No obstante, cualquier hombre con problemas médicos que influyan en su salud urinaria o reproductiva debería visitar al urólogo, sin importar su edad.

Tal vez te preguntes por qué a los cuarenta. Esa edad es emblemática para los hombres: siguen siendo jóvenes, pero es probable que empiecen a notar cierto desgaste o que los malos hábitos empiecen a pasarles factura. Aunque es probable que muchos a esa edad estén más preocupados por evitar la calvicie o por encontrar formas de volver a tener un abdomen plano, visitar al urólogo con regularidad y forjar una relación de confianza con él es una de las mejores cosas que pueden hacer para cuidar su salud.

Aunque la edad trae consigo sabiduría, por desgracia también trae consigo afectaciones a la calidad de vida. Y dos de los aspectos urológicos más importantes para tener una buena salud en esta etapa de la vida son el funcionamiento de la próstata y el funcionamiento sexual. El urólogo es el experto en tratar los problemas relacionados con esta parte del cuerpo, y te podrá explicar qué puedes esperar, qué cambios de hábitos debes hacer y cuándo es necesario atajar los problemas.

Hay quienes empiezan a tener problemas de próstata más o menos a partir de esta edad, siendo el más común de ellos el agrandamiento de próstata (también conocido como hiperplasia benigna de próstata), el cual dificulta la micción o te obliga a levantarte varias veces al baño en el transcurso de la noche. Pero al menos te dará la oportunidad ideal para decidir junto con el urólogo cuándo será necesario empezar a hacerte análisis de rutina específicos para detectar el cáncer de próstata. Sugiero que te hagas una prueba de antígeno prostático específico (PSA, por sus siglas en inglés) al cumplir los cuarenta. Este análisis de sangre permite determinar cuál es tu riesgo de desarrollar cáncer de próstata; y dependiendo de la cifra basal, tus antecedentes familiares y otros factores del estilo de vida, el urólogo te explicará con cuánta frecuencia deberás hacerte esta prueba.

Cuando se trata de inquietudes urológicas, el funcionamiento sexual suele encabezar la lista. Una de las preocupaciones más comunes es la disfunción eréctil y la consecuente disminución de la libido, lo cual les pasa a muchos hombres desde antes de cumplir cincuenta o poco después del medio siglo. Y las causas no siempre son físicas, pero los urólogos tenemos conocimiento y experiencia suficientes para tratar desde distintos ángulos estos problemas esenciales que afectan la calidad de vida de los hombres. Además, nos encargamos de hablar con nuestros pacientes sobre prevención de enfermedades de transmisión sexual, las cuales pueden tener consecuencias permanentes.

Las enfermedades que afectan el pene y los testículos preocupan a cualquiera; desde el priapismo y la enfermedad de Peyronie (curvatura del pene), hasta afecciones de los testículos como hidroceles, varicoceles y cáncer testicular. Pero el urólogo está capacitado para lidiar con cualquiera de ellas. Y, cuando llegue el momento y decidas que ya no quieres tener más hijos, también podemos realizarte una vasectomía.

Ahora que ya sabes qué hacemos los "plomeros" como yo por tu salud urinaria, reproductiva y sexual, es hora de echarle un vistazo más detallado a algunos de los problemas que afectan esta parte del cuerpo, empezando por la próstata.

RESUMEN

- La urología es una especialidad médica que se enfoca en la salud del sistema urinario de hombres y mujeres, y en cualquier problema que afecte esta zona.
- Además, desempeña un papel esencial en el cuidado de la salud y el funcionamiento de los órganos sexuales masculinos.
- Los urólogos dedican muchos años a estudiar y especializarse para diagnosticar y tratar a sus pacientes.
- Alrededor de los cuarenta años (a menos que se necesite antes), los hombres deben buscar un urólogo de cabecera.
- Los urólogos tenemos el conocimiento necesario para enfrentar los problemas de salud masculinos que afectan el funcionamiento urinario, reproductivo y sexual.

CAPÍTULO 5

Conoce tu próstata

¿Qué tan bien conoces esta glándula esencial que también forma parte del sistema reproductor masculino? Si eres como la mayoría de los hombres, estás consciente de su existencia, pero no sabes mucho sobre ella. Así que, ¡permíteme presentártela!

En las profundidades de tu región pélvica se encuentra esta glándula muscular, que tiene el tamaño y la forma de una nuez y está situada frente al recto, justo debajo de la vejiga. De hecho, proviene del griego *prostátēs*, que significa "que está delante", lo cual describe la posición de la glándula prostática.[1] Pesa unos veinte o treinta gramos, y rodea la uretra (el tubo que transporta la orina de la vejiga al pene y la expulsa del cuerpo). Además, se le considera uno de los órganos del sistema reproductor masculino más importantes, ya que secreta fluido prostático, que es uno de los componentes del semen.

En la mayoría de los hombres sanos, la glándula prostática es diminuta al nacer. En el transcurso de la vida, la próstata pasa por dos fases principales de crecimiento. La primera ocurre durante la pubertad, impulsada por las hormonas sexuales que se producen en los testículos, durante la cual se duplica su tamaño. Por razones que no entendemos del todo, la segunda fase empieza por ahí de los veinticinco años y continúa por el resto de la vida. Para cuando un hombre llega a los cuarenta, es posible que su próstata haya pasado de ser del tamaño de una nuez a ser del tamaño de un damasco (o albaricoque). Al llegar a los sesenta, es probable que ya sea del tamaño de una lima.

¿Qué hace la próstata exactamente?

Sabemos qué hacen nuestros ojos, oídos y nariz durante el día. Pero ¿podrías describir qué mantiene tan ocupada a tu próstata? ¿Qué tipo de funciones cumple y qué tan importantes son? Para empezar, digamos que, a pesar de ser muy pequeña, desempeña un papel enorme en la supervivencia de la especie.

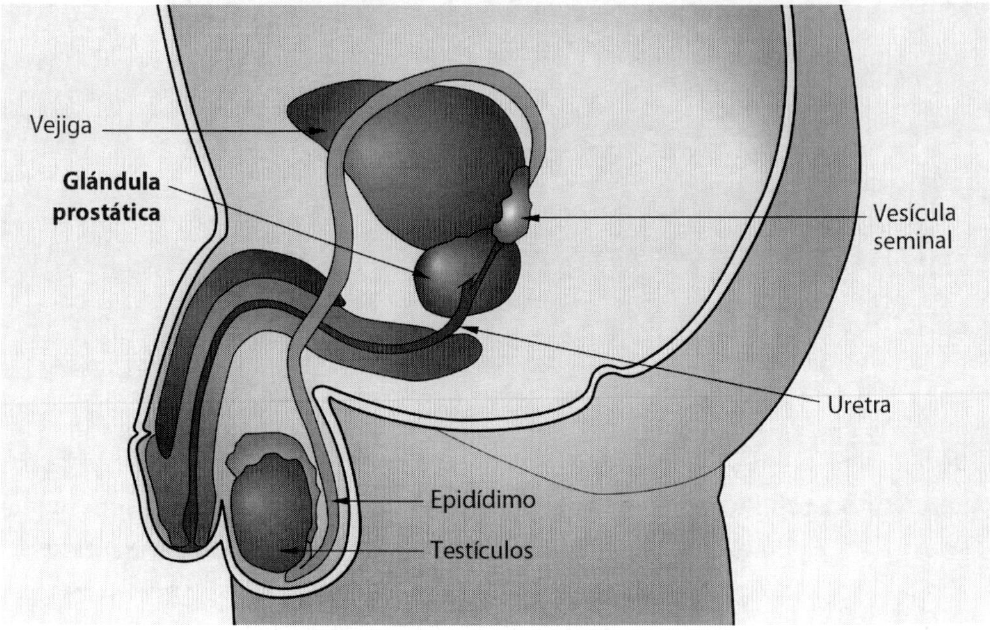

Para empezar, la función más importante de la próstata es producir un fluido que conforma el semen, junto con los espermatozoides creados en los testículos y los fluidos provenientes de otras glándulas. El semen es un fluido corporal blanquecino que los músculos de las glándulas prostáticas propulsan hacia la uretra cuando el hombre eyacula. Durante la eyaculación, millones de espermatozoides salen de los testículos a través de los vasos deferentes y se trasladan hacia la zona de la próstata. Una vez ahí, la próstata se contrae y bloquea el camino entre la vejiga y la uretra. A continuación, se libera semen en la uretra, que es el medio por el cual se expulsa del cuerpo. Que la próstata bloquee la uretra hacia la vejiga impide que el semen se vaya en dirección contraria, hacia la vejiga. Si los espermatozoides llegaran ahí, el ácido de la orina los destruiría.

El fluido prostático lechoso —que contiene varias enzimas, zinc y ácido cítrico— representa más o menos una tercera parte del volumen total del semen (el resto son los espermatozoides y fluido tanto de las vesículas seminales, como de unas glandulitas del tamaño de un chícharo llamadas glándulas bulbouretrales). Puesto que el esperma necesita estar en un ambiente alcalino para subsistir, el fluido del semen que se produce en las vesículas seminales es el encargado de evitar que lo destruya el entorno ácido de la vagina. La próstata, además, funge como filtro que elimina cualquier sustancia potencialmente tóxica del semen que le impediría cumplir con su función.

Una de las enzimas contenidas en el fluido prostático es el antígeno prostático específico (PSA), que es una proteína que producen las células de la próstata.

El PSA ayuda a "diluir" el semen para que se mantenga líquido durante todo el trayecto y pueda transitar con facilidad por las trompas de Falopio, donde ocurre la fertilización. En pocas palabras, el PSA incrementa las probabilidades de que el esperma llegue a su destino y fertilice el óvulo con éxito. Y, gracias a la fuerza muscular de la próstata, la expulsión vigorosa de la eyaculación garantiza que la esperma llegue lo más lejos posible dentro de la vagina para luego seguir su camino hacia las trompas de Falopio.

¿Sabes de qué otra cosa se encarga la próstata? ¡Del flujo de la orina! Dado que la próstata rodea la uretra, que es el tubo por el que sale la orina del cuerpo, es la encargada de impedir que la orina salga de la vejiga hasta que llegues al baño. Si la próstata se agranda, ejerce mayor presión sobre la uretra y provoca problemas molestos durante la micción.

Potenciales problemas prostáticos

Como hombre, hay muchas probabilidades de que a lo largo de tu vida corras el riesgo de desarrollar problemas prostáticos. Todos los hombres tenemos próstata, lo que significa que tu abuelo, tu padre, tus tíos, hermanos, hijos, sobrinos y amigos corren el riesgo de que se les diagnostique alguna afección relacionada con esta glándula.

Ahora bien, hay tres problemas prostáticos específicos que deberían instar a cualquier hombre a buscar ayuda de un urólogo: la prostatitis, la hiperplasia prostática benigna (agrandamiento de próstata) y el cáncer de próstata (el cual discuto a detalle en el capítulo 6).

Prostatitis

La inflamación de la glándula prostática o *prostatitis* (el sufijo *-itis* significa inflamación) es una afección dolorosa que cada año afecta a más de dos millones de hombres de todas las edades en Estados Unidos. Esta condición benigna (es decir, no cancerosa) puede ser aguda (o sea, que se presenta de forma repentina) o crónica (de largo plazo). Hay otro tipo de prostatitis llamada prostatitis inflamatoria asintomática, en la cual las células inmunes que combaten las infecciones entran en acción, pero no se detonan los habituales síntomas de la prostatitis. Por eso, muchos hombres reciben este diagnóstico tras realizarse análisis clínicos que buscan identificar otros padecimientos, como infertilidad o cáncer de próstata.

Es probable que tanto la prostatitis aguda como la crónica sean causadas por bacterias que entran por los ductos prostáticos provenientes del recto a causa de un flujo invertido de orina infectada. La prostatitis no es contagiosa ni se considera una enfermedad de transmisión sexual, pero sí puede ser consecuencia de algunas ETS.

Aunque se puede presentar a cualquier edad, hay ciertas condiciones que incrementan el riesgo de que la desarrollemos:

- Infecciones recientes en la vejiga, el tracto urinario u otras partes del cuerpo.
- Lesiones o golpes en el perineo (la zona entre el escroto y el ano).
- Anormalidades anatómicas del tracto urinario.
- Próstata agrandada.
- Penetración rectal.
- Procedimientos recientes que hayan requerido la inserción de un catéter urinario o cistoscopio.

Los síntomas tanto de la prostatitis aguda como de la crónica suelen ser los mismos, aunque cada individuo puede experimentarlos de forma distinta. Algunos de estos síntomas son:

- Orinar con frecuencia o urgencia de orinar.
- Ardor o picazón al orinar.
- Dolor al orinar.
- Reducción del flujo de orina durante la micción.
- Dolor y/o presión rectal.
- Fiebre y escalofríos (por lo regular en casos agudos).
- Dolor en la espalda baja y/o dolor pélvico.
- Expulsión de flujo por la uretra durante la defecación.
- Disfunción sexual y/o disminución de la libido.
- Pulsaciones en las zonas rectal y/o genital.

Para tratar la prostatitis de la mejor forma posible, se requiere que el diagnóstico sea preciso, por lo que el urólogo puede valerse de varios métodos para llegar a él:

- Cultivo de orina.
- Examen rectal digital. Durante este procedimiento, el médico inserta un dedo enguantado por el recto para examinar la próstata.
- Cultivo de semen.

- Masaje prostático. Se realiza durante el examen rectal digital, e implica que el médico inserte un dedo enguantado y lubricado por el recto para darle un ligero masaje a la próstata con la finalidad de drenar el fluido prostático hacia la uretra. Posteriormente, se examina el fluido bajo el microscopio para detectar inflamación o posibles infecciones.
- Cistoscopia o cistouretroscopia. En este estudio se inserta por la uretra un tubo flexible que contiene una cámara para examinar la vejiga y el tracto urinario en busca de anormalidades estructurales u obstrucciones, como tumores o cálculos.

La prostatitis bacteriana aguda es la menos común, pero puede presentarse a cualquier edad. Por lo regular, el tratamiento incluye antibióticos durante dos semanas, y es esencial que el paciente con prostatitis aguda tome el tratamiento completo, a pesar de haber dejado de tener síntomas, para evitar el desarrollo de bacterias resistentes a los antibióticos. También es posible que te recomienden beber más líquidos y tomar analgésicos. Si se trata de un caso grave de prostatitis, tal vez sea necesario que te hospitalicen.

La prostatitis crónica puede ser de dos tipos: prostatitis crónica o síndrome de dolor pélvico crónico, que es la más común; y prostatitis bacteriana crónica, que implica una infección de la glándula prostática que se prolonga y es difícil de tratar. Los síntomas de la prostatitis crónica son parecidos a los de la aguda, pero de menor intensidad. El tratamiento para la prostatitis crónica suele incluir antibióticos durante cuatro a seis semanas; sin embargo, si la infección no responde a los medicamentos, es posible que se prescriba el uso de dosis bajas de antibióticos a largo plazo. Entre otros métodos están los baños calientes, el uso de compresas calientes y, en casos muy inusuales, la cirugía en la uretra o la próstata.

Hiperplasia prostática benigna (HPB)

Esta es la más común de todas las afecciones prostáticas. La hiperplasia prostática benigna se va haciendo más prevalente a medida que envejecemos, y el riesgo de desarrollarla incrementa cada año a partir de los cuarenta. Entre los cincuenta y uno y los sesenta, más o menos la mitad de los hombres padece HPB, y a partir de los ochenta la proporción es de más de 90%.

Recuerda que benigno significa que no es canceroso; sin embargo, aunque es un alivio saber que la HPB no tiene que ver con el cáncer de próstata ni incrementa el riesgo de desarrollarlo, los síntomas de ambos trastornos son similares. La palabra *hiperplasia* significa agrandamiento de un órgano o tejido causado

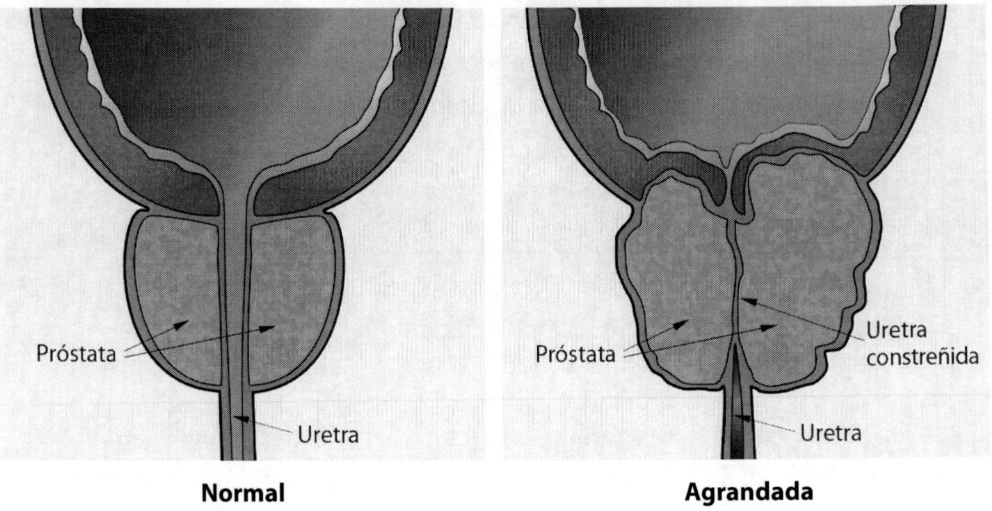

por una mayor reproducción de sus células, por lo que la hiperplasia prostática implica que la glándula con forma de nuez ha crecido tanto que empieza a estrujar la uretra, y esa presión afecta el flujo de la orina y causa otros síntomas asociados.

Por lo regular, se considera que la HPB es un trastorno inofensivo, pero es particularmente molesto por los otros síntomas que provoca, como por ejemplo:

- Necesidad de orinar con frecuencia o urgencia.
- Flujo lento de la orina.
- Dificultad para empezar a orinar.
- Goteo.
- Incapacidad para vaciar la vejiga por completo.

Es probable que el síntoma más molesto de la HPB sean las constantes interrupciones del sueño para ir a orinar. Ahora bien, no todos los hombres con HPB experimentarán estos síntomas; dependiendo de la zona de la próstata que se agrande, se verá afectado el flujo urinario o no.

Puesto que no sabemos a ciencia cierta qué provoca la HPB, es difícil recomendar cambios de hábitos específicos que ayuden a reducir el riesgo de incidencia. El único "tratamiento" que garantiza 100% que no desarrollarás HPB en ningún momento de la vida implica extirpar los testículos antes de la pubertad, y estoy casi seguro de que ningún hombre consideraría hacer algo tan drástico. No obstante, saber esto ha permitido que los investigadores especulen si ciertos factores relacionados con el envejecimiento y los testículos están implicados en el desarrollo de la HPB.[2]

Lo que sí se sabe es que es mucho más común entre hombres mayores que entre jóvenes. El envejecimiento implica cambios en las hormonas sexuales, lo cual parece influir en el agrandamiento de la próstata. El andrógeno más importante es la testosterona, la cual se produce en los testículos, junto con pequeñas cantidades de estrógeno (la hormona femenina por excelencia). Entre más envejece un hombre, más disminuyen los niveles de testosterona activa en la sangre, por lo que los niveles de estrógeno se vuelven proporcionalmente más elevados. Algunas investigaciones sugieren que la HPB es consecuencia de esa mayor proporción de estrógeno en la próstata, pues éste incrementaría la actividad de sustancias que promueven la proliferación de las células prostáticas.[3]

Otra hipótesis que explicaría la incidencia de la HPB involucra otra hormona masculina, llamada dihidrotestosterona (DHT); esta hormona es subproducto de la testosterona, ya que aproximadamente 10% de la testosterona producida a diario por una persona adulta se convierte en DHT: en los hombres ocurre en los testículos; en el caso de las mujeres, en los ovarios. La DHT estimula el crecimiento celular en el tejido que recubre la glándula prostática y es la principal causa del rápido crecimiento de la próstata entre la pubertad y la primera adultez. Esta misma hormona también es la principal sospechosa del agrandamiento de la próstata durante la vejez, y algunas investigaciones indican que, aunque disminuya la producción de testosterona, los hombres mayores siguen produciendo y acumulando altos niveles de DHT en la próstata. Se especula que esta acumulación fomenta la proliferación de las células prostáticas, pues se ha observado que los hombres que no producen esta hormona no desarrollan hiperplasia prostática benigna.[4]

A consecuencia de todos estos procesos hormonales naturales que se suscitan a lo largo de la vida, los hombres más longevos casi sin duda desarrollarán HPB. Ante esta certeza, habrá quienes se pregunten: "¿Se puede prevenir?" Como ya mencioné, no se conocen estrategias certeras para prevenirla, pero algo que vale la pena recordar es que lo que es bueno para el corazón, es bueno para la próstata. Dicho de otro modo, enfócate en tener hábitos que promuevan la salud del corazón, incluyendo ejercitarte con regularidad, cuidar tus niveles de azúcar en la sangre, evitar o atender la hipertensión, y mantener un peso corporal sano y una talla de cintura saludable. Cada uno de estos factores lo abordaré a detalle entre los capítulos 9 y 12.

Puesto que la HPB puede trastornar la calidad de vida de cualquier hombre por los síntomas urinarios que provoca, nuestro objetivo es aprender a manejar los síntomas de forma eficaz. Sin embargo, lo primero es obtener un diagnóstico certero de HPB, ya que tiene síntomas en común con otras afecciones y no se le puede culpar de todos los problemas urinarios que presentes. En vez de sufrir en silencio y suponer que todos tus síntomas son causados por la HPB, ve al médico. Él te hará preguntas y te pedirá que describas tus síntomas antes de llevar a cabo una exploración física. Es probable que dicha exploración incluya un examen rectal digital, además de análisis de orina para descartar infecciones o problemas que causen síntomas similares, análisis de sangre para detectar posibles problemas renales y una prueba de antígeno prostático específico. Los niveles de antígeno prostático específico incrementan cuando la próstata está agrandada, pero también pueden elevarse a causa de procedimientos recientes, infecciones, cirugías o cáncer de próstata.

Quizá se requieran pruebas adicionales para confirmar el agrandamiento de la próstata y descartar otros trastornos. Entre ellas están la prueba de flujo urinario, que mide la fuerza del flujo urinario y la cantidad de orina que se expulsa; una prueba de volumen del residuo posmiccional para valorar si eres capaz de vaciar la próstata por completo; o un diario de veinticuatro horas en el que anotes con cuánta frecuencia orinas y qué tanto orinas en el transcurso de un día.

Una vez concluidos los estudios, si te diagnostican HPB, puedes empezar a adoptar ciertos hábitos que te ayudarán a aliviar los síntomas. He aquí algunas cosas sencillas que puedes hacer en casa:

- Al orinar, tómate tu tiempo y relájate.
- Vacía la vejiga por completo cada vez que orines, ya que esto te ahorrará idas al baño. La HPB puede generar la sensación frecuente de querer orinar con urgencia, así que ve al baño cada tres horas aunque no sientas necesidad. Siempre orina antes de salir de casa y antes de acostarte a dormir.
- Practica el "doble vaciamiento": aunque sientas que ya terminaste, espera unos segundos y vuelve a intentar orinar.
- Distribuye la ingesta de bebidas a lo largo del día. Evita beber cualquier cosa al menos tres horas antes de irte a dormir, en especial si son bebidas con cafeína o alcohol, puesto que son diuréticos que estimulan la producción de orina en los riñones. (Por desgracia, eso significa que la "copita relajante" antes de dormir tendrá que convertirse en una "copita relajante" de media tarde.) Además, las bebidas con cafeína incrementan la urgencia y la frecuencia de las micciones nocturnas.[5]
- De ser posible, evita medicamentos (tanto prescritos como de venta libre) que puedan empeorar tus síntomas. Los descongestionantes y antihistamínicos pueden alterar la micción, y algunos medicamentos que requieren receta

médica son capaces, incluso, de agravar la HPB, incluyendo diuréticos para la hipertensión (que te hacen orinar con más frecuencia) y ciertos antidepresivos que ralentizan el flujo de la orina. Hasta los medicamentos para tratamientos de reemplazo hormonal —como los geles, implantes e inyecciones de testosterona— pueden provocar problemas urinarios. Pídele a tu médico que tome en cuenta todos tus medicamentos y que ajuste las dosis, los horarios o hasta los medicamentos mismos para ayudarte a reducir los síntomas urinarios.

- Disminuye los niveles de estrés. La tensión y el nerviosismo incrementan la frecuencia de la micción. Las actividades que ayudan a liberar estrés —como el ejercicio, el yoga y la meditación— pueden reducir las ansias de orinar.
- Aprende ejercicios de Kegel y practícalos con regularidad. Estos ejercicios no sirven para inflarnos como fisicoculturistas, sino para algo todavía más importante: los ejercicios de Kegel fortalecen los músculos que sostienen la vejiga; es decir, los músculos del suelo pélvico. Mantener fuertes estos músculos ayuda muchísimo a evitar la incontinencia urinaria y a reducir los síntomas de HPB. En realidad son sencillos, aunque no es tan fácil identificar cuáles son los músculos a ejercitar. Una vez que los identifiques, sentirás la contracción más en la parte trasera de la zona pélvica que en la delantera. Para empezar, recuéstate boca arriba y finge que estás aguantándote una flatulencia o tratando de detener el flujo de orina. Mantén esa contracción entre tres y cinco segundos, y luego relájate entre tres y cinco segundos. Repite este ejercicio varias veces. Ojo: al hacer este ejercicio no debes contraer los músculos abdominales ni los de las piernas o las nalgas, ni tampoco alzar la pelvis. Apoya una mano suavemente sobre el vientre para detectar cualquier movimiento abdominal no deseado, y poco a poco incrementa la duración de las contracciones y las relajaciones, hasta lograr que sean de diez segundos. Con el tiempo, procura hacer al menos entre treinta y cuarenta de estos ejercicios de Kegel, distribuidos a lo largo del día. Puesto que nadie más se dará cuenta de que los estás haciendo, puedes practicarlos mientras conduces, haces una fila o subes en un elevador… ¡Y nadie lo sabrá!
- Evita pasar demasiado tiempo sentado. Si tienes un trabajo muy sedentario, como ser chofer o trabajar en una oficina, o si por cualquier otra razón pasas largos periodos de tiempo sentado, es hora de levantarte y ponerte en marcha. Pasar demasiado tiempo sentado en la misma posición empeora la HPB, así que forja el hábito de levantarte y caminar cada veinte o treinta minutos, pues no sólo sirve para estirar las piernas, sino que también favorece la circulación sanguínea.

Conocer tu próstata y sus afecciones más comunes es esencial para aprender a cuidar esta glándula. Y, dado que el conocimiento es poder, entre más información tengas sobre tu próstata, más preparado estarás por si acaso te diagnostican uno de los cánceres más comunes entre los hombres: el de próstata.

RESUMEN

- La glándula prostática, ubicada en la región pélvica de los hombres, es como del tamaño y forma de una nuez, y cumple diversas funciones, en especial relacionadas con la sexualidad. Algunas de estas funciones incluyen la producción de un fluido que forma parte del semen, propulsar con fuerza la esperma durante la eyaculación para que logre llegar hasta las trompas de Falopio y fertilizar el óvulo, y controlar el flujo urinario de la uretra.
- Los tres problemas prostáticos más comunes que pueden enfrentar los hombres a lo largo de su vida son: la prostatitis, la hiperplasia prostática benigna y el cáncer de próstata.
- La prostatitis (inflamación de la próstata) puede ser aguda o crónica, y presenta diversos síntomas.
- La hiperplasia prostática benigna (HPB) es la afección prostática más común, y casi todos los hombres la enfrentarán conforme envejezcan.
- La HPB es una afección no cancerígena que afecta el flujo de la orina y causa muchos síntomas relacionados con la micción, como la necesidad de orinar con frecuencia.
- Aunque no es un factor de riesgo para desarrollar cáncer de próstata, se debe diagnosticar de forma precisa para que los hombres puedan implementar hábitos que les permitan tener un mejor control del flujo urinario y mejorar su calidad de vida.

CAPÍTULO 6

La pesadilla de cualquier hombre: el cáncer de próstata

"Ya llegaron tus resultados. Tienes cáncer de próstata."

A lo largo de mi carrera médica, por desgracia, he tenido que comunicarles esta terrible noticia a muchos hombres. Cuando reciben este diagnóstico tan devastador, vienen el sobresalto, la confusión, el miedo en la mirada. Muchos de los pacientes que reciben este diagnóstico señalan sentirse traicionados: "¿Por qué a mí? ¿Por qué me pasó esto *a mí*? ¿Por qué me dio cáncer? ¿Qué hice yo para merecer esto? Pensé que estaba sano, pero de pronto mi cuerpo me traicionó, enfermándose. ¿En qué momento pasó?"

Enterarte de que tienes cáncer de próstata es un golpe abrumador, sin importar quién seas ni qué edad tengas. Es aterrador escuchar la palabra *cáncer*, y el miedo que nos provoca está muy justificado.

Sin embargo, hoy en día la prognosis de un hombre con cáncer de próstata es más esperanzadora que nunca. La detección temprana, los tratamientos mejorados y los medicamentos innovadores han incrementado la supervivencia de quienes lo padecen a 98%. Dicho de otro modo, casi todos los hombres con cáncer de próstata sobrevivirán, y es probable que mueran por otras causas no relacionadas.[1]

¿Qué es el cáncer de próstata?

Al igual que los demás cánceres, el cáncer de próstata se define como una proliferación descontrolada de células malignas (cancerígenas), aunque en este caso ocurre en la glándula prostática. Salvo por el cáncer de piel, es el segundo cáncer más común entre hombres estadounidenses y la segunda principal causa de muerte, después del cáncer de pulmón. De hecho, hasta la fecha, se calcula que

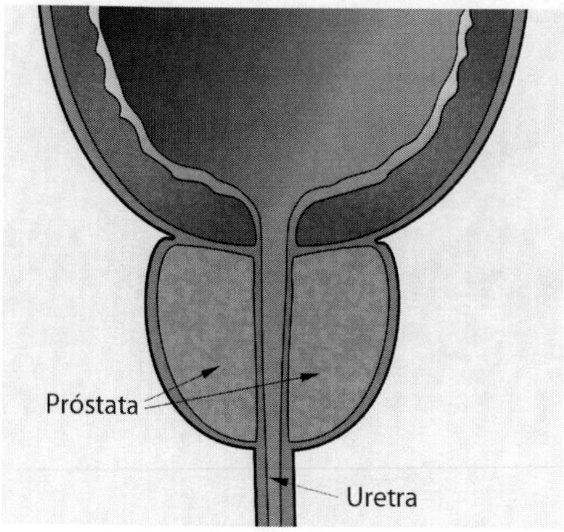

Próstata normal

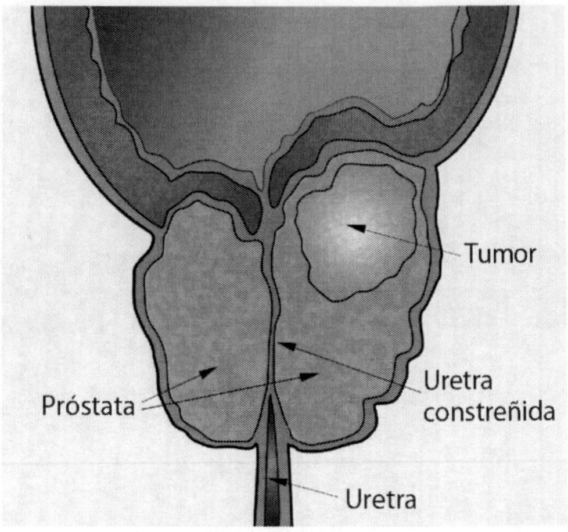

Próstata cancerosa

más o menos uno de cada cuarenta y dos hombres estadounidenses morirá de cáncer de próstata.[2]

Como ya mencioné, la gran mayoría sobrevivirá, en especial porque es un cáncer que avanza muy despacio. No obstante, hay ciertos cánceres de próstata más agresivos y letales que trascienden los límites de esa glándula e invaden otras partes del cuerpo. Pero las probabilidades de supervivencia de cada paciente mejoran de forma sustancial si sabe reconocer los indicios y síntomas de esta enfermedad, si se la diagnostican de forma oportuna y si recibe un tratamiento personalizado para combatirla.

Con frecuencia, mis pacientes y sus familiares me preguntan qué causa el cáncer de próstata, y hasta la fecha no tenemos respuestas contundentes. Sin embargo, se siguen haciendo investigaciones para identificar los factores de riesgo que contribuyen a que se desarrollen células cancerígenas en la próstata, y mantenemos viva la esperanza de que en un futuro no muy lejano se encontrará una cura definitiva.

¿Qué hombres corren más riesgo de desarrollar cáncer de próstata?

Cualquier hombre con próstata corre el riesgo de desarrollar cáncer en esta glándula, pero claramente no a todos les ocurrirá. Como pasa con cualquier enfermedad, hay ciertos factores de riesgo que predisponen a algunos hombres a que la reproducción de sus células prostáticas se salga de control y devenga en cáncer de próstata.

Los factores de riesgo se definen como el nivel de exposición a ciertos factores o la posesión de ciertas características que incrementan las probabilidades de desarrollar una enfermedad en particular. Entre más factores de riesgo se conjuguen, mayores serán las probabilidades de terminar algún día con un diagnóstico de cáncer de próstata. Ahora bien, estos factores de riesgo no necesariamente nos condenan a desarrollar la enfermedad, e incluso hay gente sin factores de riesgo o con apenas unos cuantos que desarrollan cáncer sin que sepamos por qué.

De ahí que sea tan importante conocer y entender dichos factores de riesgo; no se trata de asustarte ni de hacerte creer que el cáncer de próstata es algo inevitable, sino de que sepas bien qué cosas están bajo tu control y cuáles no. Y, a partir de ahí, podrás adoptar hábitos positivos que contribuyan a reducir tu nivel de riesgo.

Estos son los principales factores de riesgo que los hombres deben conocer para evaluar qué tan propensos son a desarrollar cáncer de próstata. Aunque en tu caso sean apenas unos cuantos, toma en cuenta que el riesgo incrementa para todos a medida que envejecemos.

Factores de riesgo para cáncer de próstata
Edad avanzada, sobre todo después de los cincuenta.
Ser afroamericano; son doblemente propensos a desarrollarla, en comparación con los hombres caucásicos.
Antecedentes familiares; es decir, que a un hermano o al padre le haya diagnosticado cáncer de próstata, en especial si fue a temprana edad.
Antecedentes familiares de cáncer de mama u ovario.
Llevar una dieta alta en grasas y/o ser obeso.
Fumar.
Llevar una vida sedentaria.

A esta lista hay que agregar un par de factores genéticos: heredar mutaciones de los genes BRCA1 (gen asociado al cáncer de mama tipo 1) o BRCA2 (gen asociado al cáncer de mama tipo 2), o padecer síndrome de Lynch. Las investigaciones han observado que estas modificaciones genéticas heredadas tienen el potencial de contribuir al riesgo de desarrollar cáncer de próstata. Asimismo, los hombres que tienen familiares cercanas (como una hermana o la madre) que han padecido cáncer de mama a causa de las mutaciones genéticas heredadas BRCA1 y BRCA2 (en especial la segunda), corren mayor riesgo de desarrollar cáncer de próstata.[3]

Por otro lado, los hombres con enfermedad de Lynch, que es un trastorno causado también por modificaciones genéticas, son particularmente susceptibles a varios tipos de cáncer, incluyendo el de próstata.

Un factor adicional es la exposición a ciertas sustancias químicas; algunos estudios sugieren que hay un vínculo entre la exposición a "agente naranja", una sustancia química que se usó de forma indiscriminada durante la guerra de Vietnam, y el riesgo de desarrollar esta afección.[4]

Los fumadores, sin duda, también están en riesgo. El tabaquismo está íntimamente ligado con varios tipos de cáncer, así que no es sorpresa que estudios recientes hayan observado cierta conexión entre el consumo de tabaco y un mayor riesgo de desarrollar cáncer de próstata.[5] Por esa razón, si fumas, te recomiendo que lo dejes en este instante.

Finalmente, los hombres que a lo largo de su vida han abusado del alcohol de forma regular (es decir, que beben más de tres copas al día después de los cincuenta o más de dos copas al día de los sesenta y cinco en adelante) enfrentan un riesgo mucho mayor de desarrollar cáncer de próstata de alto grado, que es una forma agresiva y de rápido avance cuyo pronóstico no es muy bueno que digamos.[6]

Falsas creencias sobre el cáncer de próstata

Hay una serie de mitos en torno al cáncer de próstata que surgen por desconocimiento, información errónea que se difunde en internet y creencias populares que muchos hombres comparten. Cuando los hombres desconocen la verdad sobre el cáncer de próstata, no saben en qué fijarse, qué hacer ni a quién recurrir en busca de consejo y ayuda.

Los prejuicios en torno al cáncer de próstata pueden incluso determinar quién sobrevive y quién no. A continuación te comparto ocho mitos que como urólogo he observado entre mis pacientes y las formas en que afectan la salud de quienes creen que son verdad.

Mito #1: Sólo a los viejos les da cáncer de próstata

Dicen por ahí que, el que a viejo llega, de cáncer de próstata se enferma. Si bien es cierto que esta enfermedad se presenta en mayor medida en hombres de la tercera edad (65% de los 165,000 casos aproximados al año son hombres de sesenta y cinco en adelante), y que la edad promedio de quienes la padecen es sesenta y seis años, es un hecho que 35% de los diagnosticados (más de 57,000 hombres al año) está por debajo de esas edad. Y, aunque es muy inusual su incidencia en hombres de menos de cuarenta, ningún hombre de menos de cincuenta está exento y podría desarrollar cáncer de próstata. Por desgracia, en hombres jóvenes suele ser más agresivo y letal.

Mito #2: Si no tengo síntomas, no tengo cáncer de próstata

Todos queremos creer que la ausencia de síntomas es sinónimo inequívoco de salud. Sin embargo, dada su naturaleza asintomática, el cáncer de próstata es una enfermedad engañosa. No todos los afectados desarrollan síntomas, además de que las manifestaciones pueden variar entre individuos. Los síntomas urinarios del cáncer de próstata en ocasiones se asemejan a los de la hiperplasia prostática benigna (HPB), pero, para poder distinguirlo de esta afección, si presentas cualquiera de estos síntomas ve al urólogo cuanto antes:

- Ardor o dolor al orinar.
- Dificultad para orinar o para provocar y detener el flujo durante la micción.
- Ansias más frecuentes de orinar por las noches.
- Incontinencia urinaria.
- Menor potencia o velocidad del flujo de orina.
- Sangre en la orina o el semen.
- Disfunción eréctil.
- Inflamación en las piernas o la zona pélvica.
- Entumecimiento, dolor o agarrotamiento en la espalda baja, las caderas o la parte superior de los muslos.
- Dolor óseo que no desaparece o provoca fracturas.

Mito #3: El cáncer de próstata avanza tan despacio que no tengo nada de que preocuparme

Este mito es más bien un malentendido derivado de ciertos tipos de cáncer de próstata. Por lo regular es un cáncer que avanza despacio, pero también puede ser agresivo y causar metástasis (es decir, que se extiende por el cuerpo). Es indispensable hacer una biopsia de próstata para confirmar la presencia de cáncer y determinar qué tan agresivo es. Con base en los hallazgos, el doctor tomará en cuenta varios factores para elegir posibles tratamientos, incluyendo la edad del paciente y su estado de salud. El cáncer de próstata de cada afectado es único, así que no podemos hacer generalizaciones de este tipo. Existen distintos tratamientos, pero es al médico a quien le corresponde determinar cuál es el mejor para cada paciente.

Mito #4: A nadie en mi familia le ha dado cáncer de próstata, así que no tengo nada de que preocuparme

Es cierto que las probabilidades de desarrollar cáncer de próstata se duplican cuando lo desarrolla un pariente cercano, como un hermano o tu padre. Y es aún mayor si la persona recibió el diagnóstico antes de los cincuenta y cinco o ha afectado a tres o más miembros de una misma familia.[7]

En un estudio realizado en Suecia, los investigadores revisaron el historial médico de más de 52,000 hombres con hermanos y padres que habían tenido cáncer de próstata, y hallaron lo siguiente:[8]

- Los hombres con un hermano que había tenido cáncer de próstata tenían el doble de riesgo de desarrollar esa misma enfermedad, en comparación con la población general. Para ellos, el riesgo de que ocurriera antes de los setenta y cinco años era de 30%, en comparación con el riesgo de 13% de hombres sin antecedentes familiares de cáncer de próstata.
- Si además del hermano también el padre había tenido cáncer de próstata, aquel hombre era casi tres veces más susceptible a desarrollar la enfermedad que la población general, con 48% de probabilidades de desarrollar cáncer de próstata de cualquier tipo (en comparación con el riesgo de 13% de hombres sin antecedentes familiares de cáncer de próstata).
- Además, en este último grupo de hombres (cuyo hermano y padre desarrollaron cáncer de próstata), las probabilidades de desarrollar un tipo agresivo de este cáncer antes de los setenta y cinco años eran de 14%, en comparación con el riesgo de 5% de otros grupos.

Mito #5: La vasectomía causa cáncer de próstata

En otros tiempos se creía que la vasectomía (la intervención quirúrgica para esterilizar a los hombres y que no tengan más hijos) aumentaba el riesgo de cáncer de próstata, pero la ciencia ya lo desmintió. Según las investigaciones, los hombres que se han hecho una vasectomía no tienen mayor riesgo de desarrollar cáncer de próstata, ni las vasectomías tienen relación alguna con el cáncer.[9] Si estás pensando en hacerte una vasectomía, discute con tu médico cualquier inquietud que tengas (ya sea prostática o no), pues él te ayudará a decidir si el procedimiento es conveniente en tu caso.

Mito #6: Tener niveles altos de PSA es sinónimo inequívoco de cáncer

Como ya mencioné, la prueba para medir el PSA (antígeno prostático específico) es el principal estudio para buscar indicios de cáncer de próstata. En este estudio se miden las cantidades de PSA, una proteína que producen las células prostáticas, ya sean cancerígenas o no. Es posible que la prueba detecte niveles elevados de este antígeno —por encima de 4 ng/ml— y que eso sea indicativo de cáncer de próstata. Por lo regular se considera que tener niveles de PSA de hasta 4 ng/ml es algo bueno y que eso indica que el hombre no tiene cáncer de próstata.

Pero aquí es donde las cosas se complican: tener niveles elevados de PSA no indica automáticamente que tienes cáncer de próstata, pues hay otros factores que pueden influir en dicho incremento, además de que no se puede diagnosticar la enfermedad con una sola prueba. Otros factores que pueden influir en los niveles de PSA son: agrandamiento de próstata, hiperplasia prostática benigna, infecciones de vías urinarias, prostatitis, la edad del paciente y hasta una eyaculación reciente. Como siempre digo: consulta a tu médico, evalúen juntos tus factores de riesgo y a partir de ahí determinen cuáles son los pasos a seguir.

Mito #7: El tratamiento para el cáncer de próstata siempre provoca incontinencia urinaria y disfunción eréctil

Es verdad que los pacientes pueden presentar disfunción eréctil e incontinencia urinaria tras una cirugía de cáncer de próstata y/o tratamiento de radioterapia. Sin embargo, no les ocurre a todos: depende de la edad y condición física del afectado al momento del diagnóstico y durante el tratamiento. Por eso es importante que los hombres con cáncer de próstata hagan su tarea y elijan un médico calificado y capacitado para determinar su plan de tratamiento. Hazle toda clase de preguntas a tu médico: la prognosis de otros pacientes con cáncer de próstata a los que ha atendido, la cantidad de cirugías que ha realizado, etc. Quizá también te interese hacerle algunas de las siguientes preguntas:

Preguntas para tu médico sobre el diagnóstico de cáncer de próstata

- ¿Cómo sabe que tengo cáncer?
- ¿De qué grado es (bajo, intermedio o alto)?
- ¿Qué tan avanzado está (fase I, II, III o IV)?
- ¿Están relacionados el grado y la fase?
- ¿Mi cáncer de próstata es hereditario?
- ¿Qué opciones de tratamiento recomienda?
- ¿Qué tipo de efectos secundarios pueden tener los tratamientos?
- ¿El tipo de cáncer que tengo es curable?
- ¿Me convendría pedir una segunda opinión?
- ¿Qué hábitos saludables puedo implementar para vencer el cáncer e impedir que reincida?
- ¿Conoce algún grupo de apoyo para enfermos de cáncer de próstata al que pueda unirme?

Mito #8: Tener relaciones sexuales incrementa el riesgo de cáncer de próstata

Me complace anunciarte que esta creencia es completamente falsa. Aunque no lo creas, hubo una época en la que se creía que las eyaculaciones frecuentes y el cáncer de próstata estaban relacionados. Pero la ciencia ha desmentido este mito y, por el contrario, ha demostrado que los hombres que señalan tener eyaculaciones frecuentes —veintiún veces al mes o más— parecen ser menos propensos a desarrollar este tipo de cáncer. Claro que no se sabe bien por qué eyacular con frecuencia tendría este efecto protector, pero se especula que en la próstata se acumulan sustancias carcinógenas o dañinas que se eliminan durante la eyaculación.[10]

Te diagnosticaron cáncer de próstata: ¿ahora qué sigue?

La frase "Tienes cáncer de próstata" abre las puertas de un aparente infierno que ningún hombre espera ni desea visitar, en el cual se intensifica el temor a lo desconocido que suele acompañar cualquier diagnóstico de cáncer. Sin embargo, como suelo decirles a mis pacientes: haz todas las preguntas médicas que quieras, confía en mis consejos y síguelos, y empieza a practicar hábitos saludables. Si lo haces, empezarás a pensar y actuar como superviviente de cáncer. Cuando los hombres se sienten desolados, están menos preparados para enfrentar la batalla. Por eso dedico el tiempo necesario a escuchar a mis pacientes con detenimiento, sin juzgarlos. Les permito que se desahoguen, que expresen sus preocupaciones e inquietudes sobre las formas en que la enfermedad les afectará, pues es algo esencial para ayudarlos a aceptar el diagnóstico y a prepararse para luchar por su vida contra el demonio que llevan dentro.

Antes de entrar en detalles, hablemos primero sobre el análisis sanguíneo que se usa como parte del proceso para diagnosticar el cáncer de próstata: la prueba de antígeno prostático específico. El agente prostático específico suele estar en el semen, y apenas se liberan cantidades mínimas al torrente sanguíneo. El cáncer de próstata puede provocar que se liberen cantidades mucho mayores, aunque también hay afecciones no malignas que tienen este mismo efecto, como ya comentamos.

Para conocer los niveles de antígeno prostático en la sangre, se toma una muestra de una vena del brazo y se manda al laboratorio para realizar la medición. Para interpretar las cifras, tu doctor tomará en cuenta las mediciones previas y las comparará en busca de cambios. Si las cifras van en aumento, podría ser señal de cáncer de próstata. Ahora bien, muchos factores influyen en el aumento de los niveles de antígeno prostático específico, como la edad, el origen étnico y los antecedentes familiares de cáncer de próstata. Si con el tiempo los niveles se estabilizan —es decir, que el aumento se ralentiza— y el individuo no tiene antecedentes familiares de cáncer de próstata, eso podría indicar que el cáncer no es agresivo. Si la tendencia a la alza es acelerada, quizá pueda tratarse de un tipo de cáncer más agresivo, incluso si los niveles de antígeno prostático específico están por debajo de 7 ng/mL.

La siguiente tabla muestra los que se consideran niveles normales de antígeno prostático específico según el rango de edad.[11]

Rango de edad	Rango normal de antígeno prostático específico
40–49 años	0–2.5 ng/mL
50–59 años	0–4 ng/mL
60–69 años	0–4.5 ng/mL
70 en adelante	0–6.5 ng/mL

Fuente: Medicinenet.com

Al igual que otras pruebas diagnósticas, el análisis de antígeno prostático específico no es 100% preciso. No obstante, sigue siendo una herramienta indispensable para detectar el cáncer de próstata en hombres de cuarenta en adelante. Los resultados de las mediciones pueden variar entre 15 y 20%, dependiendo del momento y las condiciones en que se administre la prueba. He aquí algunos consejos para obtener una medición lo más precisa posible:

- Evita eyacular (ya sea durante un encuentro sexual o al masturbarte) cuarenta y ocho horas antes de la prueba.
- Dale a tu médico una lista de todos los medicamentos y suplementos herbales que consumes, pues algunos pueden reducir las mediciones. Por ejemplo, la finasterida y la dutasterida (medicamentos usados para tratar el agrandamiento de próstata) pueden reducir de forma artificial los niveles del antígeno prostático, al igual que la aspirina (ácido acetilsalicílico), las estatinas (atorvastatina y rosuvastatina), los diuréticos tiazídicos y el suplemento herbal de palmito salvaje. Entre las sustancias que podrían provocar un aumento artificial de las cifras están la testosterona y otras hormonas, las estatinas, los antiinflamatorios no esteroideos y medicamentos para controlar problemas urinarios, como la dutasterida y la finasterida.
- Evita las actividades vigorosas al menos los dos días anteriores a la prueba. Esto incluye cualquier actividad que pudiera estimular o "agitar" la próstata y aumentar los niveles de antígeno prostático específico, como andar en bicicleta, conducir una motocicleta, andar a caballo, subirse a una motoneta o hasta conducir un tractor.
- Espera al menos seis semanas después de realizarte alguno de los siguientes procedimientos: biopsia de próstata, resección transuretral de la próstata, cateterismo uretral, cistoscopia o cualquier otro procedimiento en el que la próstata haya estado implicada.
- No te realices la prueba si tienes una infección del tracto urinario, ya que las infecciones bacterianas pueden aumentar los niveles de antígeno prostático de forma temporal. Espera al menos seis semanas después de terminar un tratamiento con antibióticos para alguna infección del tracto urinario antes de realizarte el estudio.
- Solicita el examen rectal digital antes de la prueba de antígeno. Aunque dicho examen no debería tener impacto en los niveles de antígeno prostático específico, es mejor tomar precauciones para evitar que influya de cualquier manera.

Qué esperar durante una biopsia de próstata

Si los resultados de tu estudio de antígeno son anormales, si los niveles aumentaron a tal grado que hay sospechas de cáncer de próstata o si el urólogo detectó algo fuera de lo común durante el examen rectal digital, quizá recomiende realizarte una biopsia de próstata. Este estudio determina la presencia de cáncer de próstata y el tipo de tratamiento adecuado, según el tipo de cáncer y la fase en la que está.

Dile a un hombre que hay que tomarle una biopsia de la próstata y verás en su rostro toda clase de emociones. Algunos reaccionan de forma estoica; otros se quedan con los ojos abiertos como platos, aterrados y sin saber qué hacer. La palabra "biopsia" causa terror en mucha gente, ya sea para detectar cáncer de próstata o algún otro padecimiento. Aunque estos procedimientos parezcan aterradores, entender por qué es necesario hacerlos ayuda a que nos tranquilicemos y a que sepamos qué podemos esperar de ellos.

Durante una biopsia se suelen tomar muestras de tejido corporal para luego examinarlos bajo un microscopio. Para casi cualquier cáncer es indispensable hacer algún tipo de biopsia que permita confirmar el diagnóstico y determinar cuál es el mejor tratamiento. La biopsia de próstata toma apenas entre diez y quince minutos, y se suele realizar en el consultorio del urólogo.

Naturalmente, a los hombres les preocupa que les hagan una biopsia, sobre todo en una zona tan privada e íntima del cuerpo. Como te podrás imaginar, una de las cosas que les angustia es que sea doloroso. Aunque cada quien tiene un umbral del dolor distinto, suelo asegurarles a mis pacientes que el procedimiento está diseñado para que estén lo más cómodos posible y provocar el mínimo dolor necesario.

Para que la biopsia sea tan sencilla e indolora como se pueda, debes seguir ciertos pasos antes, durante y después del procedimiento. Debes darle a tu médico una lista de todos los medicamentos que tomes, incluyendo aspirinas o suplementos herbales, y decirle si tienes alergias, sobre todo a la anestesia.

A continuación, tu doctor revisará tu lista de medicamentos y determinará si alguno de ellos puede afectar el procedimiento. Por lo regular, recomiendo que mis pacientes dejen de tomar aspirina y anticoagulantes como warfarina, dabigatran, edoxaban, rivaroxaban y apixaban de siete a diez días antes del procedimiento. Estos fármacos reducen la capacidad de coagulación de la sangre, así que es indispensable valorar si es peligroso interrumpir su consumo para evitar un sangrado excesivo durante el procedimiento, ya que se usan para tratar cardiopatías o evitar accidentes cerebrovasculares.

Ahora bien, ¿qué es exactamente lo que ocurrirá antes y durante el procedimiento? He aquí un resumen general:

- En casa, te deberás realizar un enema para limpiar el colon antes de la biopsia. De ese modo, eliminarás residuos y reducirás el riesgo de infección.
- Si el urólogo te mandó antibióticos, deberás tomarlos entre media hora y una hora antes del procedimiento. Los antibióticos ayudan a prevenir infecciones, aunque en estos casos el riesgo de infección es bajo (de 1 a 3%).
- Durante la biopsia te administrarán un medicamento que adormezca los nervios conectados a la próstata. Para eso, el médico insertará una sonda por el recto y anestesiará la zona con una inyección.
- En esta parte del proceso no debes sentir dolor agudo, sino sólo un poco de presión. La sonda también usa ondas sonoras que ayudan a dirigir el agente anestésico y la aguja para la biopsia hacia la próstata.
- Una vez que se suministra el anestésico local, la aguja delgada y hueca que se usa para tomar la biopsia se insertará en la próstata, y con ella se tomarán entre ocho y dieciocho muestras de tejido de distintas partes de la glándula.
- Cada vez que el médico inserta la aguja y la extrae, está tomando una pequeña cantidad de tejido prostático.

Además de la biopsia tradicional que acabo de describir, hay otros tipos de biopsias de próstata, como por ejemplo:

- **Biopsia transuretral.** Se introduce por la uretra un tubo largo y delgado, equipado con una diminuta camarita, para llegar hasta la próstata.
- **Biopsia transperineal.** Este tipo de biopsia implica hacer una pequeña incisión en el perineo (la zona entre el ano y el escroto). Por ahí, el médico inserta la aguja hasta llegar a la próstata y extraer las muestras de tejido.
- **Biopsia guiada por fusión de imágenes de resonancia magnética.** El mío es uno de los primeros centros en Nueva York que usa este tipo de biopsia relativamente novedoso. El procedimiento consiste en usar aparatos de resonancia magnética para tomar imágenes multiparamétricas de la glándula prostática y fusionarlas con imágenes de ultrasonido en vivo, lo que permite a los médicos identificar las zonas sospechosas de las que se debería tomar muestras de tejido. Estas imágenes en tercera dimensión, tomadas en tiempo real, permiten tal claridad y precisión que disminuyen la necesidad de tomar diversas biopsias en lugares aleatorios, como se suele hacer en las biopsias

tradicionales de próstata. Lo mejor es que nos ha ayudado a mí y a otros colegas a identificar tumores agresivos que de otro modo habrían pasado desapercibidos. La fusión de imágenes de resonancia magnética y ultrasonido permite hacer diagnósticos más precisos que nos ayudan a identificar el mejor tratamiento para el paciente, sin tener que someterlo a demasiadas opciones.

Después de cualquier biopsia de próstata, te recomendarán que bebas mucha agua, evites levantar cosas pesadas durante veinticuatro horas y evites hacer esfuerzos al defecar durante cuarenta y ocho horas. Otros posibles efectos secundarios son: dolor ligero, sangre en la orina, ligero sangrado rectal y sangre en el semen. Si en algún momento tienes dificultad o dolor al orinar, sangrado intenso o persistente, dolor que va en aumento, inflamación, fiebre o flujo que salga por la uretra, contacta a tu médico de inmediato.

Entender las fases y los grados del cáncer de próstata

Siempre seré el primero en reconocer que un diagnóstico de cáncer de próstata es complejo y desafiante. El camino hacia la remisión apenas empieza con la obtención de suficientes muestras de tejido y la interpretación por parte de un patólogo calificado.

Una vez que se toman las muestras de tejido durante la biopsia de próstata, se le mandan a un patólogo para que las examine bajo el microscopio. El patólogo determinará el diagnóstico de cada una de las muestras tomadas y le enviará al urólogo por escrito un reporte de sus hallazgos. Si se observan células malignas en las muestras de tejido, el siguiente paso es determinar el grado y la fase del cáncer. Las fases nos permiten describir qué tan avanzado está el cáncer: si sólo está contenido en la próstata o si se ha extendido. Los grados se basan en un sistema de puntuación llamado "escala de Gleason", la cual fue desarrollada por el doctor Donald Gleason en los años sesenta para determinar qué tan anormal era la apariencia de las células malignas, lo que, a su vez, permite definir el grado de agresividad del cáncer. Es importante saber de qué grado es un cáncer y en qué fase está para determinar qué tan curable es y cómo tratarlo. Los cánceres con una evaluación alta en la escala de Gleason son los más anormales y propensos a extenderse con rapidez. Después de discutir las fases, hablaremos del grado, el cual se mide del 2 al 10, siendo las cifras bajas indicativas de fases más tempranas y manejables del cáncer.

Fases (o etapas) del cáncer de próstata

El mecanismo más común para determinar las fases del cáncer de próstata es el sistema TNM del Comité Conjunto sobre el Cáncer de Estados Unidos, cuyas siglas representan:

- **T (tumor).** Describe las dimensiones del tumor dentro de la próstata y si se ha extendido a zonas cercanas.
- **N (nódulos linfáticos).** Los nódulos (o ganglios) son cúmulos de células inmunes ubicados en distintas partes del cuerpo que ayudan a combatir las enfermedades. Esta categoría determina si las células malignas se han extendido hacia los ganglios cercanos.
- **M (metástasis).** Esta categoría describe si el cáncer se ha extendido a otros órganos del cuerpo, como los pulmones, los huesos, el hígado o el cerebro.

Una vez que el médico determine los valores TNM, junto con el nivel de antígeno prostático específico y la escala de Gleason, es posible saber cuál es la etapa o fase general del cáncer. Estas fases van del uno al cuatro y se expresan con números romanos: I, II, III y IV. Y las implicaciones de cada una se describen en la siguiente tabla:

Fase del cáncer	Descripción
Cáncer de próstata fase I	Cáncer localizado (es decir, presente sólo en una parte de la próstata). Si los niveles de antígeno están por debajo de 10 y la calificación en la escala de Gleason es de 6 o menos, es probable que sea un cáncer de avance lento.
Cáncer de próstata fase II	Sigue siendo un cáncer localizado, pero más avanzado que el de fase I. Las células son más anormales que en la fase I y quizá se multiplican más rápido. Hay dos tipos de fase II: fase II A, en la que el cáncer está en un solo lado de la próstata; y fase II B, en la que el cáncer está localizado a ambos lados de la próstata.
Cáncer de próstata fase III	Cáncer avanzado pero en una sola zona del cuerpo; se ha extendido más allá de la próstata hacia algún tejido local, como las vesículas seminales.
Cáncer de próstata fase IV	El cáncer ha alcanzado partes distantes del cuerpo, como los ganglios linfáticos, los huesos o el hígado.

En el caso de hombres con cáncer de próstata en fases I, II y III, el objetivo es curarlos a través del tratamiento e impedir la reincidencia del cáncer. En el caso de pacientes en fase IV, la meta es aliviar los síntomas tanto como sea posible y prolongar la vida, pues en la mayoría de los casos ya no es un cáncer curable.

Grados del cáncer de próstata según la escala de Gleason

La escala de Gleason consiste de dos cifras: un grado primario y un grado secundario. El grado primario determina en qué parte es más prominente el cáncer, y el grado secundario determina la segunda parte donde hay mayor presencia del cáncer. Cada uno de estos grados va del 1 al 5, y la calificación depende de la apariencia de las células malignas, en comparación con células prostáticas normales. El grado del cáncer ayuda al médico a predecir con cuánta rapidez puede proliferar y extenderse.

Así es como un patólogo podría categorizar el tejido de próstata canceroso:

- Si el tejido maligno se parece mucho al tejido normal, se asigna el grado 1 y se considera que es el tipo de cáncer menos agresivo.
- Si el tejido maligno y su patrón de crecimiento son muy anormales, se asigna el grado 5 y se considera el tipo de cáncer más agresivo. Por lo regular, el grado 5 también indica que el cáncer ha hecho metástasis (es decir, que ya trascendió la próstata y llegó a otros órganos).
- Los grados 2 a 4 tienen características intermedias. El grado 3, por ejemplo, rara vez implica que hay metástasis, mientras que en el grado 4 es habitual que la haya.

No es nada extraordinario que los tumores de cáncer de próstata tengan áreas con diferentes grados, y por eso se agregan cifras primarias y secundarias que permiten calcular una cifra en la escala de Gleason que va del 2 al 10. Entre más alta sea la cifra, mayor la probabilidad de que el cáncer se extienda y mayor el grado asignado al tumor. He aquí lo que describe cada rango:

- **2–4 o G1 (se considera grado bajo, con células bien diferenciadas).** En este caso, el tumor está en una fase temprana, lo que significa que es improbable que crezca o se extienda a otros órganos o tejidos durante varios años. Si tienes un cáncer de próstata de grado bajo, es probable que el médico recomiende mantener la vigilancia activa y hacerte estudios con frecuencia (pruebas de antígeno prostático específico, exámenes rectales digitales y ultrasonidos u otros estudios de imagen, así como biopsias adicionales).

- **5–7 o G2 (se considera grado intermedio y tiene células moderadamente diferenciadas).** La mayoría de los cánceres de próstata entran dentro de esta categoría, lo que dificulta predecir su desarrollo. El tumor está entre una fase temprana y una más agresiva. Aunque por lo regular eso implica que es improbable que el cáncer se extienda durante algunos años, el doctor quizá recomiende tratamientos quirúrgicos o radioterapia, dependiendo de tu edad y estado de salud en general. Si recibes tratamiento durante esta fase intermedia, el pronóstico es muy bueno y es muy probable que vivas muchos años más.
- **8–10 o G3 (se considera grado alto, con células poco diferenciadas).** Esto significa que el tumor está en una fase avanzada y que se considera un cáncer de alto riesgo. Si no se ha extendido más allá de la próstata, por lo regular sigue siendo posible tratarlo con éxito, sobre todo con cirugía. A veces se requiere agregar radioterapia después de la cirugía si se encuentran células malignas más allá de la próstata.

Explorar las opciones de tratamiento para el cáncer de próstata

Una vez que se confirme el diagnóstico, llegarás a la encrucijada del tratamiento. Recomiendo conocer bien las opciones y elegir sabiamente la más conveniente para ti, pues la forma en que se trate tu cáncer de próstata determinará cómo será tu vida en años posteriores. A continuación observarás que hay varios tratamientos disponibles, cada uno de los cuales tiene ciertas ventajas y desventajas, incluyendo efectos secundarios de distintas índoles. Por eso es indispensable que colabores con tu médico para que juntos determinen qué es lo que más te conviene. Cada hombre es distinto y tiene necesidades distintas, así que no hay una única solución que sea ideal para todos.

Antes de tomar una decisión, es importante que consultes a un internista y a especialistas en otros campos. También te convendría conversar con amigos que hayan padecido cáncer de próstata, que visites páginas de médicos y hospitales confiables, y que aprendas tanto como sea posible de la enfermedad. El objetivo no es sólo superar el cáncer, sino también preservar una calidad de vida que haga que valga la pena seguir en este mundo.

Estas son algunas de las variables que debes considerar antes de tomar la decisión:

- La fase en la que está el cáncer (es decir, si está confinado a una parte de la próstata, si afecta la próstata completa o si se ha extendido más allá de la próstata y está afectando otras partes del cuerpo).
- La velocidad a la que se está extendiendo el cáncer.
- Tu edad y estado de salud en general.
- Los beneficios y efectos secundarios de cada tratamiento.

Con frecuencia surgen nuevas opciones de tratamiento, pero éstas son las principales alternativas que los médicos recomiendan en la actualidad:

- Vigilancia activa / espera vigilante.
- Cirugía (prostatectomía abierta, prostatectomía laparoscópica y prostatectomía robótica).
- Radiación de rayo externo.
- Implantes de partículas radiactivas (braquiterapia).
- Crioterapia.
- Terapia hormonal / terapia supresora de andrógenos.
- CyberKnife®
- Ultrasonido focalizado de alta intensidad (HIFU).

Veamos a detalle cada una de estas opciones.

Vigilancia activa / espera vigilante

Esta opción de tratamiento es bastante clara: realizarse estudios de seguimiento detallados (pruebas de antígeno prostático específico y examen rectal digital) cada tres a seis meses, así como una biopsia de próstata cada uno o dos años. Si el cáncer avanza muy despacio, está contenido en la próstata y es improbable que haga metástasis, esta opción es viable. Esta alternativa poco invasiva es adecuada siempre y cuando asistas a las revisiones de rutina y puedas lidiar con el estrés de vivir con el cáncer en la próstata. La vigilancia activa implica que serás un participante activo en la revisión y el análisis constante de tu cáncer. Si algo cambia, tendrás que decidir si es conveniente someterte a una cirugía o a radioterapia, según lo que el médico te aconseje.

Ventajas de la vigilancia activa	Desventajas de la vigilancia activa
• No hay cirugía de por medio. • No requiere hospitalización. • No tiene efectos secundarios directos. • La tecnología moderna y los estudios de imagen más novedosos permiten que el monitoreo sea más preciso.	• Es un enfoque menos proactivo que requiere mucha paciencia. • Requiere estudios de seguimiento con el médico (pruebas de antígeno prostático específico y exámenes rectales digitales) cada tres a seis meses, así como biopsia transrectal ecodirigida una vez al año. • El cáncer puede crecer y extenderse, lo cual podría limitar las opciones de tratamiento o implicar mayores tratamientos. • Puede causar angustia o estrés psicológico.

Cirugía

La prostatectomía es el tratamiento estándar para pacientes cuya expectativa de vida es mayor a diez años y cuyo cáncer está limitado a la próstata, pues implica la extirpación de la glándula prostática completa. Es una cirugía compleja que se realiza en una parte del cuerpo en la que hay muchas otras estructuras, pero que los cirujanos más experimentados realizan a diario con éxito. La meta es que el paciente ya no tenga cáncer y su vida vuelva a ser lo que era, para lo cual es indispensable proteger los nervios que controlan las funciones urinaria y sexual. Veamos a detalle los tres diferentes tipos de cirugía prostática:

- **Prostatectomía abierta.** Es una cirugía tradicional en la que el cirujano hace una incisión abdominal, debajo del ombligo y arriba del hueso pélvico, para tener acceso a la cavidad abdominal. Se extirpa la próstata completa, junto con algo de tejido circundante y las vesículas seminales. Dependiendo de los niveles de antígeno prostático y de los resultados del examen rectal digital y la biopsia, quizá se requiera también extirpar algunos ganglios. Si durante la cirugía se observa que el cáncer está presente en los ganglios, es posible que no se realice la extirpación, ya que la cirugía por sí sola no curará el cáncer.

Ventajas de la prostatectomía abierta	Desventajas de la prostatectomía abierta
• Elimina la próstata cancerosa y puede curar el cáncer si se realiza de forma correcta.	• Requiere hospitalización. • Es indispensable usar un catéter durante la recuperación, hasta dos semanas después de la cirugía. • Requiere reposo de hasta cinco semanas durante la recuperación.

- **Prostatectomía laparoscópica.** Es un procedimiento mínimamente invasivo que sigue los mismos principios que la cirugía abierta, pero la diferencia es que el cirujano no manipula el interior del organismo con las manos. Se hacen varias incisiones y se extirpa la próstata por medio de instrumentos médicos especiales, uno de los cuales tiene una camarita en la punta para permitirle al médico observar el interior de la cavidad abdominal.

Ventajas de la prostatectomía laparoscópica	Desventajas de la prostatectomía laparoscópica
• Pérdida de sangre mínima. • Menos dolor. • Estancia hospitalaria más breve. • Recuperación más rápida. • El tejido extirpado permite determinar de forma precisa la fase del cáncer.	• Mayor riesgo de incontinencia, disfunción eréctil y problemas intestinales si la realiza un cirujano inexperto.

- **Prostatectomía robótica.** Este procedimiento lo realizó por primera vez en el año 2000 el doctor Claude Abbou, en París. Es un procedimiento mínimamente invasivo que combina las ventajas tanto de la cirugía abierta como de la cirugía laparoscópica. Un cirujano hábil que conozca bien esta técnica utilizará un sistema quirúrgico robótico, asistido por computadora, que se pone cerca de la mesa de operaciones. En lo personal le he hecho algunas modificaciones a este procedimiento para crear la técnica SMART (técnica robótica avanzada y modificada del doctor Samadi, por sus siglas en inglés). A diferencia de la extirpación prostática tradicional que va del exterior hacia el interior, la cirugía SMART accede a la próstata de adentro hacia afuera. Eso me permite alcanzar los tres pilares del éxito para cualquier paciente que se somete a este método quirúrgico: extirpación completa de las células malignas de la próstata, capacidad de mantener relaciones sexuales después del cáncer de próstata y capacidad de continencia urinaria después de la cirugía de próstata. Esto es posible gracias a que la cirugía SMART se realiza sin lesionar ni dañar áreas específicas (es decir, la fascia endopélvica, el esfínter urinario y los haces neurovasculares circundantes). Aunque parezca complicado, te aseguro que marcará toda la diferencia en tu vida sexual. Esta técnica me permite casi no tener contacto con los nervios sexuales y preservar así la función sexual, además de acelerar la recuperación. Cuando llega el momento de diseccionar la glándula prostática durante el procedimiento, estas modificaciones permiten que las zonas circundantes queden prácticamente intactas. Otro aspecto único de esta cirugía es que no suturo el complejo venoso dorsal (complejo venoso de Santorini), lo que permite el drenaje de sangre de la próstata, sino hasta el final del procedimiento. Esto permite controlar la longitud de la uretra, lo que reduce la incidencia de incontinencia después de la cirugía. Los haces nerviosos también quedan protegidos con ayuda de tijeras frías y pinzas, con lo cual no es necesario cauterizarlos. Con esta técnica quirúrgica he tratado a más de siete mil hombres con éxito, y, entre los que siguen los lineamientos posteriores a la cirugía, más de 90% recobra la continencia urinaria y más de 70% recupera el funcionamiento sexual al cabo de un año.[12]

Ventajas de la prostatectomía robótica	Desventajas de la prostatectomía robótica
• Se ha demostrado que disminuye los índices de mortalidad por cáncer de próstata. • La mayoría de los pacientes tendrá niveles de antígeno prostático específico en ceros por el resto de su vida. • Sangrado mínimo o nulo. • Recuperación más rápida y estancia hospitalaria más breve (uno o dos días). • El catéter se extrae apenas entre cinco y siete días después. • Preserva mejor las funciones urinaria y sexual.	• Puede provocar disfunción eréctil y efectos secundarios urinarios si lo realiza un cirujano inexperto o poco hábil. • Los resultados no están garantizados, pues cada caso es único y particular.

Radiación de rayo externo

Para realizar este tratamiento, una máquina externa al cuerpo apunta hacia la glándula prostática con rayos de radiación (rayos X o protones). Al ser dirigida por ultrasonido, buena parte de la radiación alcanza el tumor cancerígeno. Por lo regular, este tratamiento consiste de sesiones de media hora, de lunes a viernes, durante ocho semanas.

Ventajas de la radiación de rayo externo	Desventajas de la radiación de rayo externo
• No hay incisiones ni se requiere hospitalización. • No requiere anestesia. • Es un procedimiento indoloro. • No restringe las actividades cotidianas. • Tiene muy pocos efectos secundarios inmediatamente después del tratamiento.	• Fatiga y cansancio causados por la radiación. • Requiere sesiones frecuentes. • Puede causar ardor en el recto. • Mayor probabilidad de desarrollar disfunción eréctil e incontinencia urinaria o problemas de vejiga que pueden empeorar con el tiempo. • La radiación puede causar problemas intestinales (proctitis por radiación). • El tratamiento no provee información contundente sobre la fase en la que está el cáncer.

Implantes de partículas radiactivas (braquiterapia)

Este procedimiento ambulatorio requiere anestesia y tarda un par de horas. El urólogo inyecta entre cuarenta y cien "semillas" radiactivas del tamaño de un grano de arroz en la próstata, las cuales se quedarán en el cuerpo aunque ya hayan dejado de emitir radiación. La braquiterapia es útil si tienes un cáncer de próstata localizado que no se ha extendido, y muchos de sus efectos secundarios son similares a los de la radiación externa.

Ventajas de la implantación de partículas radiactivas	Desventajas de la implantación de partículas radiactivas
• Sólo se realiza una vez. • Mínimamente invasiva. • No conlleva riesgos quirúrgicos. • No requiere estancia hospitalaria. • Casi toda la radiación se concentra en la próstata.	• Mayor fatiga o agotamiento. • Pérdida del apetito. • Puede obligar al paciente a mantenerse alejado de mujeres y niños debido a la radiación interna. • Puede causar dificultades urinarias si los implantes se mueven. • Puede causar problemas intestinales o disfunción eréctil. • No provee información contundente sobre la fase en la que está el cáncer.

Crioterapia

Este tratamiento, también conocido como crioablación, congela las células malignas en la próstata para aniquilarlas. Requiere el uso de un ultrasonido transrectal que dirija hacia la próstata las múltiples agujas que atraviesan la piel entre el ano y el escroto. A través de estas agujas pasan gases extremadamente fríos que conforman esferas de hiel que congelan la próstata y la destruyen. Por la uretra se inserta un catéter que regula la temperatura y la protege de las bajas temperaturas. Se requiere anestesia general, epidural o espinal, y puede ser eficaz en fases tempranas del cáncer, cuando no se ha extendido más allá de la próstata. Se suele usar cuando la radiación no funciona.

Ventajas de la crioterapia	Desventajas de la crioterapia
• Ralentiza el avance del cáncer de próstata. • Puede disminuir los síntomas.	• Se requiere catéter durante unas tres semanas. • Puede haber sangre en la orina durante uno o dos días después del procedimiento. • El congelamiento puede causar dolor o ardor en la vejiga y los intestinos. • El congelamiento puede dañar nervios cercanos a la próstata y provocar disfunción eréctil. • Dificultad para orinar.

Terapia hormonal / terapia supresora de andrógenos

La terapia supresora de andrógenos reduce los niveles de hormonas masculinas (o andrógenos) al suprimir la producción de testosterona, pues la mayoría de los tumores cancerígenos de próstata dependen de esta hormona para crecer.

Ventajas de la terapia hormonal	Desventajas de la terapia hormonal
• Contribuye a detener el crecimiento tumoral y a que el cáncer se extienda. • Puede reducir el tamaño de una próstata agrandada.	• Puede causar disfunción eréctil. • Puede causar osteoporosis. • Pérdida de la libido. • Pérdida de masa muscular. • Bochornos. • Crecimiento de las mamas. • Menor agilidad mental. • Sangre en la orina. • Depresión.

CyberKnife®

Este es un tipo específico de radioterapia corporal estereotáctica, la cual suministra altas cantidades de radiación directamente a la próstata cancerosa por medio de un brazo robótico que se mueve por el cuerpo. Con ayuda de tecnología de imagen en tiempo real que permite ajustarse a los movimientos naturales de la próstata, el sistema CyberKnife® ataca el tejido maligno con precisión y de forma continua durante cada tratamiento.

Ventajas del sistema CyberKnife®	Desventajas del sistema CyberKnife®
• No es invasivo ni implica cirugía. • No hay incisiones ni dolor. • No requiere anestesia ni estancia hospitalaria. • El tiempo de recuperación es mínimo o nulo.	• Requiere cuatro o cinco sesiones. • Puede causar fatiga leve y náuseas. • Aumento temporal de la frecuencia urinaria. • No hay muchos datos clínicos históricos sobre sus efectos secundarios y efectividad absoluta.

Ultrasonido focalizado de alta intensidad (HIFU)

Este tratamiento distinto a las cirugías o las radioterapias puede ser una alternativa si el cáncer está confinado a la próstata. El HIFU es una técnica focal que trata una zona específica de la próstata, en lugar de la glándula entera. Su trabajo consiste en destruir los tejidos a través de una elevación repentina de la temperatura. Las ondas sonoras de alta intensidad atacan el tumor a través de una sonda que se inserta por el recto. Esta sonda se calienta a 80º C en cuestión de segundos y usa las ondas del ultrasonido para matar el tejido maligno.

Ventajas del HIFU	Desventajas del HIFU
• Procedimiento no invasivo. • No se daña el tejido circundante sano.	• Riesgo de incontinencia. • Problemas urinarios causados por la cicatrización de la próstata. • Riesgo de disfunción eréctil. • Sangre en la orina. • La información sobre su efectividad es limitada por tratarse de un tratamiento novedoso.

¿Te diagnosticaron cáncer de próstata? Estas son tus opciones de tratamiento

	Opciones quirúrgicas	Opciones no quirúrgicas
Opciones	• Prostatectomía abierta • Prostatectomía laparoscópica • Prostatectomía laparoscópica asistida por robot	• Radiación de rayo externo • Implantes de partículas radiactivas (braquiterapia) • Crioterapia • Terapia hormonal / terapia supresora de andrógenos • CyberKnife® • HIFU (ultrasonido focalizado de alta intensidad, por sus siglas en inglés)
Antígeno prostático específico	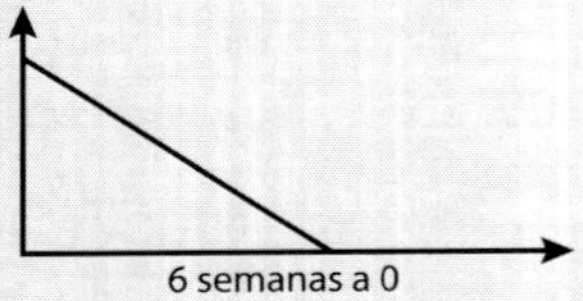 El seguimiento después de la cirugía es muy preciso.	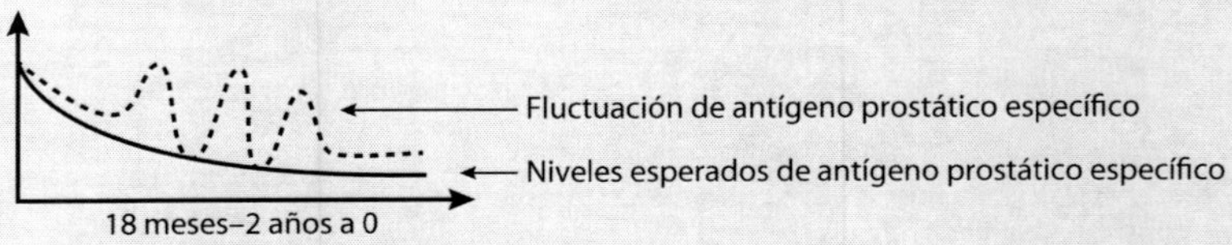 Después del tratamiento, algunos pacientes experimentarán fluctuación de los niveles de antígeno prostático específico, que puede ser consecuencia de inflamación, de una hiperplasia prostática benigna, del cáncer o del tratamiento con radiación. A algunos pacientes les generan mucha ansiedad, además de que el médico podría decidir hacer más biopsias.
Recurrencia	Si el cáncer de próstata reaparece, se puede optar por radiación posterior a la cirugía para combatir el cáncer reincidente.	Realizar una cirugía después del tratamiento con radiación puede ser complicado, si no es que imposible. El tejido radiado puede endurecerse y adherirse al recto y los tejidos circundantes, lo que además incrementa de forma significativa el riesgo de incontinencia y disfunción eréctil. Algunos pacientes podrían beneficiarse de una posterior prostatectomía radical para tratar el cáncer residual o recurrente después del tratamiento con radiación.
Hiperplasia prostática benigna	Una vez que se extirpa la próstata, los hombres ya no tendrán que lidiar con la hiperplasia prostática benigna.	Es posible que haya problemas posteriores de hematuria (sangre en la orina), afectaciones estructurales de la uretra o formación de cicatrices, cistitis y síntomas del tracto urinario inferior, como necesidad de orinar con más frecuencia.
Riesgo de segundo cáncer	No habrá riesgo de un cáncer secundario en próstata.	En un porcentaje menor de los pacientes, aumenta el riesgo de desarrollar posteriormente cáncer rectal o de vejiga.

¿Qué hacer con la incontinencia urinaria?

Es común que después de la cirugía para eliminar el cáncer de próstata se presente incontinencia, que es la incapacidad de controlar la micción. Es esencial que, si te sometes a alguno de estos procedimientos, sepas que es posible padecer este efecto secundario. La mayoría de los hombres experimentará un ligero goteo, o quizá noten una fuga de orina al estornudar, reír o toser. Aunque no te realicen una cirugía, puedes padecer incontinencia urinaria por otras causas, como debilidad o daño de los músculos de la vejiga, vejiga hiperactiva, daño neurológico o hiperplasia prostática benigna.

Si después de un tratamiento para cáncer de próstata sufres incontinencia urinaria, recuerda que, aunque sea un efecto secundario poco agradable, por lo regular es temporal. Este tipo de incontinencia es causada por la afectación de los esfínteres que controlan la liberación de la orina, y es similar a la incontinencia que experimentan algunas mujeres después de un parto.

Aunque ningún hombre quiere vivir la vida sabiendo que en cualquier momento puede pasar por la vergüenza y la incomodidad de orinarse sin querer, la buena noticia es que hay remedios que ayudan a restablecer una buena función urinaria:

Tratamientos para la incontinencia urinaria

- **Entrenamiento de vejiga.** Entrena a tu vejiga a postergar la micción aguantándote unos diez minutos a partir de que sientes ganas de orinar. El objetivo es alargar el tiempo entre visitas al baño y que vayas cada dos horas y media o tres horas.
- **Doble vaciamiento.** Orina, espera unos minutos y vuelve a intentarlo. Esto te ayuda a aprender a vaciar la vejiga por completo para evitar la incontinencia por rebosamiento.
- **Horarios específicos para orinar.** Ve al baño cada dos a cuatro horas durante el día, en lugar de esperar a que te den ganas de orinar.
- **Manejo de fluidos y estilo de vida.** Disminuye el consumo de fluidos al menos dos horas antes de irte a acostar, evita los alimentos muy ácidos, baja de peso (si es necesario) y haz más actividad física.
- **Ejercicios de Kegel.** Practica ejercicios de Kegel a diario para fortalecer los músculos que controlan la micción.

- **Medicamentos.** Habla con tu médico sobre las opciones farmacológicas para tratar la incontinencia urinaria, como anticolinérgicos, mirabegron y alfabloqueantes.
- **Estimulación eléctrica o nerviosa.** Esto implica enviar una ligera corriente eléctrica a los nervios de la espalda baja o los músculos pélvicos involucrados en la micción.
- **Cirugía.** Si otros tratamientos fallan, hay varias opciones quirúrgicas para restablecer la continencia urinaria si los síntomas persisten durante un año o más. Habla con tu médico sobre la pertinencia de esta opción.

La vida como superviviente de cáncer

Si le preguntas a cualquier superviviente de cáncer, te dirán que recibir la noticia de que ha superado la enfermedad es igualmente emocionante y estresante. Es un alivio haber terminado el tratamiento, pero subsiste el temor de que el cáncer regrese o se extienda.

Aunque la mayoría de los pacientes que tuvieron cáncer de próstata volverá a hacer las cosas cotidianas que disfrutaba y las complementará con nuevos hábitos saludables, quizá sigan su vida con una persistente piedrita en el zapato: la posibilidad de que el cáncer reaparezca. Cada vez que vean al urólogo para su prueba de antígeno prostático específico de rutina o biopsia de seguimiento, puede abrumarlos una intensa ansiedad, conocida como ansiedad de recidiva.

La ansiedad de recidiva (de reincidencia o reaparición) asociada al cáncer de próstata es un miedo muy normal que algunos hombres experimentarán, pues la experiencia de pasar por un cáncer despierta una serie de emociones inesperadas que pueden ser desconcertantes. A medida que se acerca el final del tratamiento, es posible que el paciente se sienta esperanzado y aliviado, pero también vulnerable e incierto con respecto al futuro. ¿Y si el cáncer regresa? ¿Será más agresivo?

Vivir con incertidumbre no es cosa fácil, y por lo regular el primer año posterior a la remisión es el más difícil. En ese tiempo, la ansiedad de que el cáncer reaparezca será más intensa y cualquier cosa la detonará: cualquier dolor, malestar o síntoma fuera de lo común hará que el hombre se pregunte si acaso está enfermo otra vez.

Pero, como bien dicen, el tiempo lo cura todo, así que es importante que recuerdes que, conforme pasen las semanas, los meses y el primer año libre de cáncer, la ansiedad irá disminuyendo.

Nadie puede prometerte que el cáncer no regresará, pero quizá sirva de consuelo saber que, según la Sociedad Estadounidense de Cáncer, la tasa de supervivencia a cinco años es de 98%.[13] Y, tratándose de una enfermedad tan aterradora, en realidad son buenas noticias.

Si tuviste cáncer, he aquí algunas herramientas que te ayudarán a aliviar el miedo a la recidiva y a lidiar con la ansiedad que surja:

- **Identifica los detonantes.** La preocupación de que el cáncer vuelva suele ser detonada o intensificada por algo en particular: el primer aniversario del diagnóstico, saber que un famoso o un amigo cercano tienen cáncer de próstata, realizarte un estudio de seguimiento, entre otros. Cada quien tendrá sus propios detonantes, pero reconocer lo que sientes es mejor que intentar ignorar y disimular el miedo. Habla con tu cónyuge, amigos, médicos o busca un grupo de apoyo que te permita descifrar lo que motiva tus miedos. Quizá te dé miedo volver a pasar por el tratamiento o perder el control de tu destino.
- **Diseña un plan para cuando ataque la ansiedad.** El miedo a lo desconocido parece salir de la nada. Para impedir que la ansiedad tome las riendas de tu vida y afecte tu cotidianidad, necesitas tener un plan para distraerte cuando surjan los temores. Por ejemplo, para el primer aniversario del diagnóstico, podrías planear un viaje o asistir a un partido de algún deporte que te guste. Y recuerda que, así como sobreviviste el primer año, seguirás sobreviviendo año tras año.
- **No tienes que sufrir a solas.** La mayoría de los hombres conoce a otros hombres que han tenido cáncer de próstata y que seguramente sintieron esa misma ansiedad. Acércate a ellos y pregúntales cómo lidiaron con los temores y las angustias. También puede ser útil unirse a un grupo de apoyo, pues es un espacio diseñado para compartir emociones y miedos que los demás entenderán. Además, favorecen el intercambio de información práctica y recomendaciones útiles, y generan una sensación de pertenencia que ayuda a los supervivientes a sentir que no están solos.
- **Dedica tiempo a manejar el estrés.** Practicar estrategias de manejo del estrés es buena idea para cualquier persona, pero es especialmente benéfico para los supervivientes de cáncer. Disminuir el estrés tiene la consecuencia de que también disminuye la ansiedad. Y, cuando tienes menos estrés y ansiedad, tu calidad de vida en general mejora. Para reducir el estrés puedes tratar de pasar más tiempo de calidad con tu familia y tus amigos, desarrollar tus pasatiempos, salir a caminar y dedicar más tiempo a hacer actividades físicas, o ver películas y series de televisión divertidas.

- **Enfócate en tu bienestar.** El cáncer, como todo, tiene un lado positivo: si antes del diagnóstico no tenías buenos hábitos, esta es una excelente oportunidad para cuidarte a ti mismo. Para mejorar tu bienestar en general, la principal prioridad debe ser elegir alimentos saludables y ejercitarse con regularidad. También puedes mejorar tu higiene del sueño, bajar de peso (si es necesario) y aprender a manejar el estrés. Esto no sólo te hará sentir mejor a nivel físico y emocional, sino que también te permitirá recobrar el control de algunos aspectos de tu vida.

RESUMEN

- El cáncer de próstata es una proliferación descontrolada de células cancerígenas en la glándula prostática y es el segundo tipo de cáncer más común entre hombres estadounidenses.
- Entre los factores de riesgo de cáncer de próstata están los antecedentes familiares, la obesidad, la vejez, el sedentarismo y el tabaquismo.
- Hay varios mitos en torno al cáncer de próstata, así que es importante estar bien informado.
- La prueba de anticuerpos prostáticos específicos es el principal método de detección de cáncer de próstata.
- Si los resultados de este estudio son anormales, posiblemente se haga una biopsia que ayudará a determinar si en efecto se trata de cáncer de próstata.
- El cáncer de próstata se mide por fases y grados. Las fases determinan qué tanto se ha extendido; es decir, si sólo está en la glándula prostática o si ha hecho metástasis. La escala de Gleason determina el grado de cáncer de próstata y su agresividad según la apariencia de las células anormales. Ambos factores determinan el tratamiento y el pronóstico.
- Hay muchas opciones para tratar el cáncer de próstata. Cada una tiene sus ventajas y desventajas, así que investiga al respecto y discute con tu médico cuál es la mejor opción para ti.
- Todos los supervivientes de cáncer temen que regrese. Para vivir más tranquilo, practica diversas estrategias de gestión de emociones si te da ansiedad que la enfermedad reaparezca.

CAPÍTULO 7

Cuando tu buen amigo no funciona bien (problemas genitales)

¿Quién iba a pensar que el barómetro de los problemas de salud masculinos sería el pene? No es ni el cerebro ni el corazón. ¡No, todo empieza con la salud y el funcionamiento del pene! Desde su erguimiento y su descenso, hasta su firmeza o laxitud, este órgano sexual no sólo permite hacer una valoración de tu salud sexual. Claro que el funcionamiento sexual y el desempeño en la cama están íntimamente ligados al pene, y dependen en gran medida de él. Sin embargo, mientras el pene siga haciendo lo que se espera de él, es probable que tu estado de salud sea decente. Por el contrario, cuando el desempeño fálico deja que desear, es probable que también tengas otros problemas de salud significativos.

Por eso, desde la apariencia hasta el desempeño del pene tienen la capacidad especial de fungir como indicadores de tu salud y bienestar. A nadie le gusta que su hombría padezca, sobre todo entre las sábanas. Sin embargo, al igual que el resto del cuerpo, el pene es propenso a ciertas afecciones, y por eso, cuando sea evidente que algo está pasando allá abajo, es hora de prestarle atención e ir al médico.

El sistema reproductor masculino a grandes rasgos

Antes de ahondar en los múltiples problemas que puede enfrentar el pene, es necesario que queden claras algunas cosas sobre el sistema reproductor masculino. No hay confusión sobre las enormes diferencias entre el sistema reproductor masculino y el femenino. Mientras que el de la mujer está ubicado dentro del cuerpo, los órganos reproductores del hombre literalmente cuelgan por fuera (o al menos la mayoría de ellos).

A simple vista tenemos el pene, el escroto y los testículos. Aunque es probable que estés familiarizado con la apariencia y textura de estas tres estructuras externas, quizá no conozcas igual de bien las estructuras internas de este sistema, las cuales discutiremos más adelante en este capítulo.

En pocas palabras, las funciones generales de los órganos masculinos implicados en la reproducción de la especie son:

- Producir, mantener y transportar el esperma y el semen.
- Expulsar el esperma dentro de la vagina de la mujer.
- Producir y secretar hormonas sexuales masculinas.[1]

Y, aunque parezcan funciones relativamente sencillas, que no te engañe su simplicidad. La capacidad de los hombres para preservar la especie es cosa seria, pues implica muchas estructuras distintas que desempeñan papeles únicos, individuales y protagónicos.

Estructuras externas del sistema reproductor masculino

Así como vale la pena entender las nociones básicas del funcionamiento cardiaco para saber cuando algo es normal y cuando deja de serlo, los hombres (y también las mujeres) deben, cuando menos, entender las bases del sistema reproductor masculino. Por lo tanto, a continuación te mostraré cómo se ven las cosas de la cintura para abajo.

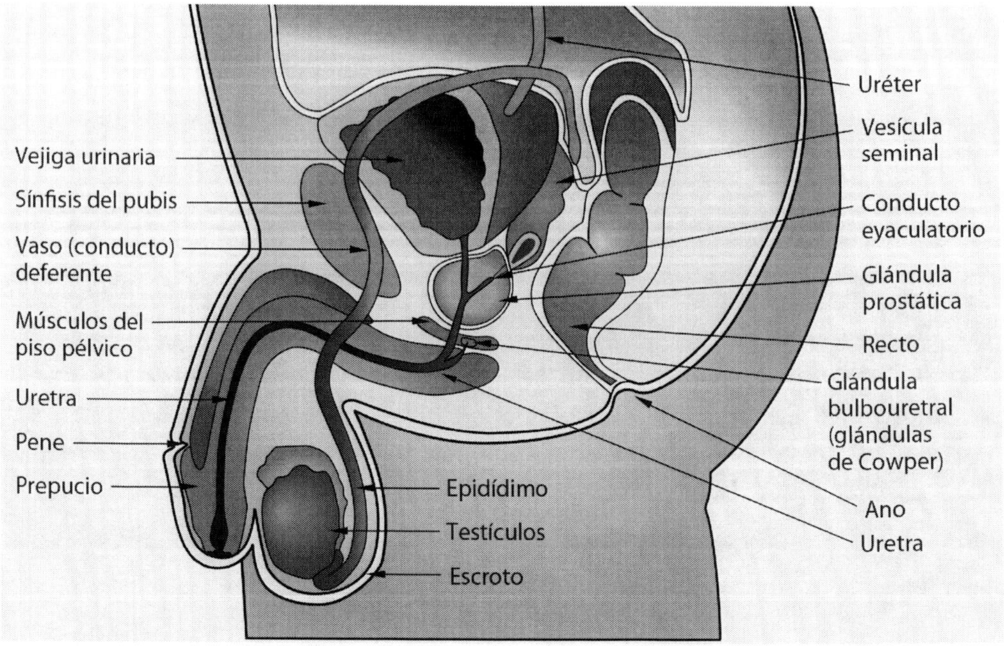

El pene

Desde el nacimiento del bebé (varón) y a lo largo de su vida, el pene de un hombre será manipulado a diario. Casi todos los hombres están familiarizados con este miembro y saben lo sensible que es el órgano destinado a la cópula (el sexo) y la micción. Está compuesto de tres partes: la raíz, adherida a la pared abdominal; el tronco o tallo; y el glande con cabeza de cono, también conocido como cabeza del pene. El glande está cubierto por una capa de piel retráctil que se conoce como prepucio, a menos que el individuo esté circuncidado (la circuncisión es un proceso quirúrgico en el que se corta y quita el prepucio). En la punta del pene está la uretra, el tubo que permite la expulsión del semen y la orina.

El tronco del pene está conformado por dos cámaras llamadas cuerpos cavernosos que recorren toda la extensión del miembro. Cada una de estas cámaras contiene un laberinto de tejido eréctil esponjoso, vasos sanguíneos y espacios irregulares que se llenan de sangre. Cada cuerpo cavernoso tiene una arteria y varias venas que ayudan a llevar la sangre al pene y sacarla de ahí. La uretra, que es el tubo por el cual fluyen la orina y el semen, se extiende por debajo de ellos, rodeado por un tejido llamado cuerpo esponjoso.

Quizá creas que la erección empieza en el pene, pero eso no es del todo cierto. La chispa que enciende el fuego surge en realidad en el cerebro. Cuando el hombre se excita sexualmente por algo que pensó o algo que vio, sintió, olió o escuchó, la transmisión de mensajes químicos entre los nervios envía el flujo de sangre hacia el pene. Cada una de las arterias del cuerpo cavernoso se relaja y se ensancha para permitir un mayor ingreso de sangre, mientras que las venas hacen lo contrario y se estrechan para impedir que la sangre salga de esa zona. El flujo extra de sangre inunda los millones de huecos del tejido eréctil de los cuerpos cavernosos, lo que provoca que el pene esté erecto y rígido. Para entonces, está listo para el coito. Cuando el hombre alcanza el clímax sexual, la uretra les indica a los músculos de la base del pene que se contraigan con fuerza y rapidez, cada 0.8 segundos, para expulsar el semen por la punta del pene.[2]

Si te preocupa orinar accidentalmente durante la eyaculación, quédate tranquilo; cuando el pene está erecto, el flujo de orina se bloquea, lo que permite que sólo expulses semen durante el orgasmo.

El escroto

Atrás del pene tenemos una especie de saco que contiene los testículos, y no es gratuito que el Creador haya diseñado que tengamos los órganos reproductivos por fuera del cuerpo, pues el escroto no sólo protege "las joyas de la corona" (los testículos), sino que también contribuye a controlar su temperatura. Para que se produzca esperma que, a su vez, sirva para reproducir la especie humana, los testículos deben estar ligeramente más frescos que el resto del cuerpo del hombre. Si estuvieran dentro del cuerpo, el entorno sería demasiado cálido y no se produciría esperma. Lo más curioso, y quizá ya lo hayas notado, es que el escroto es capaz de contraerse y relajarse, lo que también contribuye a regular la temperatura. Dicho de otro modo, si los testículos necesitan estar a una mayor temperatura, el escroto se contraerá para acercarlos al cuerpo en busca de calor y protección; por el contrario, si los testículos se acaloran, el escroto se relajará y descenderá aún más para alejarse del cuerpo y refrescarlos.

Los testículos

Las gónadas masculinas tienen forma ovalada y residen al interior del escroto. Cada una es más o menos del tamaño de una aceituna grande, pesa entre diez y quince gramos, y tiene unos 5 cm de longitud, 3 cm de ancho y 2.5 cm de grosor. Los testículos son los principales órganos reproductivos masculinos, pues desempeñan la importantísima labor de producir los gametos (o espermatozoides) y secretar hormonas (en particular testosterona). Cada uno contiene un puñado de tubos enroscados que se conocen como túbulos seminíferos, los cuales son responsables de producir espermatozoides por medio de un proceso denominado espermatogénesis.

La mayoría de los hombres nace con dos testículos. Cuando la mujer está embarazada de un varón, los testículos se forman en el abdomen del bebé y bajan al escroto durante el séptimo mes de gestación. En aproximadamente 2% de los casos, los testículos no descienden, que es algo que se conoce como criptorquidia y que por lo regular sólo afecta a uno de los dos testículos. No obstante, en 10% de esos casos, ambos testículos no se trasladan hacia la posición que deben ocupar en el escroto. Es más probable que les ocurra a bebés prematuros; sin embargo, después del nacimiento, por lo regular, los testículos descienden al cabo de unos meses. De no ser así, podría requerirse una intervención quirúrgica.

Para evitar que los testículos reboten en el escroto, cada uno está asegurado por medio de una estructura denominada cordón espermático.

Epidídimo

El epidídimo, que es un tubo largo y enroscado, se ubica atrás de cada testículo y cumple la función de trasladar y almacenar los espermatozoides producidos por los testículos. Cuando recién se producen, son todavía células inmaduras e incapaces de fertilizar, y depende del epidídimo ayudarlas a madurar y prepararlas para la expulsión durante el clímax sexual.

Estructuras internas del sistema reproductor masculino

Aunque estas estructuras internas no estén a la vista, son igual de importantes que las externas que sí podemos ver y tocar. Estos órganos "accesorios" contribuyen a que el sistema reproductor masculino marche a la perfección, pues desempeñan las siguientes funciones:

- **Vasos deferentes.** Este órgano accesorio transporta los espermas maduros a la uretra previo a la eyaculación.
- **Conductos eyaculatorios.** Estos conductos dan a la uretra y se forman en la coyuntura entre los vasos deferentes y las vesículas seminales.
- **Uretra.** Este tubo cumple una doble función en los hombres: traslada la orina de la vejiga al exterior del cuerpo y expulsa o eyacula semen cuando el hombre alcanza el orgasmo.
- **Vesículas seminales.** Estos pequeños saquitos están adheridos a los vasos deferentes, cerca de la base de la vejiga. Su función es producir un fluido rico en fructosa que sirva de fuente de energía para los espermas y los ayude a moverse. El fluido que los hombres eyaculan al alcanzar el orgasmo está hecho principalmente de fluido de las vesículas seminales.
- **Glándula prostática.** Esta glándula también produce un fluido que forma parte del semen y ayuda a nutrir a los espermatozoides.
- **Glándulas bulbouretrales.** También se les conoce como glándulas de Cowper, en honor al anatomista William Cowper, quien fue el primero en documentar su existencia a finales del siglo XVII. Estas glándulas del tamaño de un chícharo producen un fluido mucoso que se conoce como líquido preseminal, el cual se expulsa durante la excitación. Este fluido viscoso, claro y salado neutraliza la acidez residual en la uretra, de modo que sea un entorno más propicio para el traslado y la expulsión de los espermatozoides.

El pene y los indicios que delatan el estado de salud de un hombre

Además de brindarnos satisfacción sexual, el pene también se puede usar como una especie de vidente capaz de revelarnos indicios secretos sobre el estado de nuestra salud. Dicho de otro modo, si algo anda mal con este órgano, es hora de ver qué está pasando con la salud y el bienestar general de su dueño.

Hay muchísimos problemas que afectan el pene, así que, si has pasado la mayor parte de tu vida sin muchas complicaciones fálicas, debes saber que eres muy suertudo. Por fortuna, es fácil reconocer con claridad cuando surge un problema: dificultad para alcanzar una erección, una curvatura notoria que antes no existía o la presencia de bultos y bolas que se ven o se perciben al tacto son sólo algunas de las afectaciones que con frecuencia son consecuencia de otro problema de salud sustancial. Veámoslas más de cerca, empezando por la que quizás es la más temida de todas: la disfunción eréctil.

Disfunción eréctil: lo peor que le puede pasar a un hombre

La disfunción eréctil es la incapacidad para lograr una erección o para mantenerla durante el coito. Es un problema que afecta la calidad de vida de quien lo padece; la primera vez que un hombre experimenta disfunción eréctil puede sentirse sumamente humillado y devastado, ya que como hombres nos enorgullecemos de nuestro desempeño sexual. La capacidad de tener y mantener erecciones rígidas nos llena de orgullo al saber que podemos complacer a nuestra pareja tanto como a nosotros mismos. Por eso es tan vergonzosa la disfunción eréctil.

Su prevalencia incrementa a medida que envejecemos. De hecho, la edad es la principal variable asociada a ella. El Estudio de Envejecimiento Masculino de Massachusetts observó, por ejemplo, que con cada década de vida incrementa la probabilidad de padecer disfunción eréctil. Alrededor de la mitad de los hombres de entre cincuenta y sesenta años padecen disfunción eréctil leve a moderada, mientras que a partir de los sesenta la incidencia aumenta a 60%. Unos cuantos experimentan disfunción eréctil total, lo que significa que son incapaces de tener una erección; este tipo de disfunción afecta a cerca de 5% de los hombres de cuarenta años o más, y a 15% de los hombres de setenta en adelante.[3] Aunque la edad avanzada sea el principal factor de riesgo para desarrollarla, también hay medicamentos que interfieren con la capacidad de tener una erección, por ejemplo:

Medicamentos que interfieren con las erecciones

Tipo de medicamento	Sustancia activa
Diuréticos y medicamentos para la hipertensión	furosemida, hidroclorotiazida, propranolol, atenolol, espironolactona
Antidepresivos, ansiolíticos y antiepilépticos	fluoxetina, sertralina, fenelzina, buspirona, diazepam, lorazepam, fenitoína
Antihistamínicos	dimenhidrinato, clorhidrato de difenhidramina, hidroxicina
Antiinflamatorios no esteroideos	indometacina, naproxeno
Relajantes musculares	ciclobenzaprina, orfenadrina
Antiarrítmicos	disopiramida
Medicamentos para el Párkinson	biperideno, benzatropina, trihexifenidilo, levodopa y carbidopa
Medicamentos para el cáncer de próstata	flutamida, leuprorelina
Medicamentos oncológicos	busulfán, ciclofosfamida

Fuente: Medlineplus.gov

Además de esta lista de fármacos, otra posible fuente de impotencia es el uso de drogas recreativas, como anfetaminas, barbitúricos, cocaína, marihuana, heroína y nicotina. Y el exceso de alcohol también puede causar problemas.

Un requisito vital para cualquier hombre con disfunción eréctil es una pareja comprensiva y paciente. Y los hombres mayores suelen necesitar mayor estimulación para alcanzar una erección y más tiempo entre erecciones. Ahora bien, cualquiera que esté teniendo problemas de esta índole sabe que es un tema sensible que es difícil de abordar con la pareja o el médico. Sin embargo, ¡eso es justo lo que deben hacer! ¿Por qué sufrir en silencio? Mantenerse estoicos y callados no los llevará a ningún lado. Buscar y pedir ayuda cuando se trata de una necesidad humana esencial —y uno de los momentos más gratificantes de la vida— debería empoderarnos en vez de avergonzarnos. Quedarnos callados al respecto puede traer consigo otras consecuencias físicas y psicológicas, incluyendo estrés, problemas de pareja y baja autoestima.

Buscar ayuda traerá consigo dos grandes beneficios. En primer lugar, hay tratamientos que pueden mejorar y hasta resolver la situación, con lo cual podrás recuperar al máximo tu vida sexual. En segundo lugar, es importante averiguar cuál es el problema de fondo. Alcanzar una erección es un proceso complejo que involucra a varias partes del cuerpo: el cerebro, las hormonas, el sistema nervioso, los músculos y el sistema circulatorio. Cualquier cosa que interfiera con el proceso puede provocar disfunción eréctil, incluyendo trastornos subyacentes como problemas cardiovasculares o diabetes. Y el mejor médico para tratar problemas de disfunción eréctil es el urólogo, pues estamos capacitados específicamente en el funcionamiento del sistema reproductor masculino y la salud sexual de los hombres. Al recibir pacientes con disfunción eréctil, los urólogos hacemos una serie de preguntas e indagamos si hay otras afecciones subyacentes, porque, si nuestro amigo no logra ponerse firme, es probable que algo no ande bien en alguno de los sistemas implicados en la erección.

Veamos algunos de los problemas de salud graves que con mucha frecuencia provocan disfunción eréctil.

Diabetes

Una de las consecuencias más comunes y menos tratadas en hombres con diabetes es la disfunción eréctil. Más de la mitad de los diabéticos desarrollará impotencia, pues son tres veces más susceptibles que los hombres que no padecen esta enfermedad. Asimismo, la desarrollan entre diez y quince años antes que los hombres sin diabetes.[4] De hecho, la disfunción eréctil y la diabetes están tan íntimamente ligadas que algunos expertos creen que la impotencia en hombres de menos de cuarenta y cinco puede ser uno de los primeros indicios de diabetes.[5]

¿Por qué hay una relación tan estrecha entre ambas afecciones? Los niveles elevados de azúcar en la sangre que no se controlan suelen dañar los vasos sanguíneos de todo el cuerpo. Volviendo a la imagen que usamos antes, imagina que el azúcar que circula en la sangre es como diminutas esquirlas de vidrio que, con el tiempo, van causando daño significativo en la superficie de los vasos sanguíneos, la cual se rasga, se va endureciendo y se vuelve más susceptible a la acumulación de placa. Como mencionamos en el capítulo 2, la placa está compuesta de grasas, colesterol y otras sustancias que endurecen y estrechan las arterias, y las arterias estrechas impiden que haya un flujo sanguíneo adecuado. Esto puede ser desastroso al momento de tratar de alcanzar una erección, pues es indispensable que haya un buen flujo sanguíneo, libre de obstrucciones, para que la sangre llegue hasta los diminutos vasos sanguíneos del pene y se logre una erección lo suficientemente rígida como para que sea posible el coito.

Además de causar estragos en el sistema circulatorio, pasar años sin controlar la hiperglucemia (es decir, los niveles altos de azúcar en la sangre) también afecta el sistema nervioso. El daño nervioso causado por la diabetes, también conocido como neuropatía diabética, puede afectar también otras partes del cuerpo, como los genitales y el tracto urinario. En el caso de los hombres, esto a veces se traduce en una disfunción nerviosa en el tallo del pene que, a la larga, provoca que los músculos se atrofien. El músculo liso se ve invadido por tejido cicatricial o colágeno, lo que dificulta las erecciones.

Las investigaciones demuestran que, entre más años vivas con diabetes, más probable es que desarrolles disfunción eréctil. En un estudio se observó que, entre hombres que tienen más de diez años con diabetes, 78.7% padecerá disfunción eréctil y 16.4%, disfunción eréctil grave.[6]

Si padeces diabetes, es esencial que tu médico te dé seguimiento constante para que recibas un tratamiento adecuado. Dado que a muchos hombres les avergüenza sacar el tema, los médicos deben preguntarles a sus pacientes diabéticos en cada consulta si han sufrido episodios de disfunción eréctil.

Cardiopatías e hipertensión

Se dice que lo que es bueno para el corazón es bueno para el pene, y es que ambos tienen cosas en común cuando se trata de la ateroesclerosis, una enfermedad que provoca la acumulación de grasa en las arterias. Como ya expliqué en secciones previas, la acumulación de placa estrecha las arterias y ralentiza el flujo sanguíneo. Estas placas grasas acumuladas en las arterias coronarias pueden restringir el flujo sanguíneo a los músculos del corazón y, si lo bloquean por completo, pueden incluso provocar un infarto. Asimismo, si esta placa se acumula en las arterias del pene, se bloquea el flujo sanguíneo y es imposible tener una erección.

Puesto que la placa tarda años en acumularse, los síntomas aparecen de forma gradual. Es posible que un hombre de pronto tenga episodios de disfunción, pero que en otros momentos todo funcione bien. O quizá se dé cuenta de que antes, cuando era joven, podía tener una erección en cuestión de segundos, mientras que ahora le toma mucho más tiempo. O quizá perciba que sus erecciones ya no son tan firmes como antes y que son difíciles de mantener. Y cualquiera de estos síntomas puede ser indicativo de una cardiopatía.

La hipertensión es otro síntoma de cardiopatía, y hasta 30% de los hombres hipertensos presenta también disfunción eréctil. Se trata también de dos afecciones íntimamente relacionadas, en particular cuando se trata de disfunción endotelial,[7] en donde se ven afectadas las funciones del recubrimiento de los vasos sanguíneos.[8]

Padecer hipertensión descontrolada durante muchos años daña el recubrimiento de los vasos sanguíneos y provoca que las arterias se estrechen y endurezcan. Como ya sabes, eso limita el flujo sanguíneo e incrementa el riesgo de impotencia sexual. Además, la hipertensión influye de forma negativa en la eyaculación y disminuye la libido, y algunos de los medicamentos que se usan para tratarla tienen esos mismos efectos.

Las investigaciones confirman que la disfunción eréctil es un indicio simple y eficaz de cardiopatías subyacentes que pueden estarse desarrollando apenas sin que un médico las haya diagnosticado aún. Esto se debe en parte a su relación con la función endotelial alterada, la cual refleja la incapacidad de los vasos sanguíneos para relajarse y es indicio temprano de cardiopatías. Otros hallazgos científicos han revelado también que la disfunción eréctil se asocia con un aumento en el grosor de las capas internas de las arterias carótidas (las que están a ambos lados del cuello), lo cual también es indicativo de ateroesclerosis.[9]

Los médicos debemos evaluar el riesgo de cardiopatías de cualquier paciente que mencione que tiene problemas con sus erecciones. Si identificamos y valoramos a estos hombres, podemos desarrollar junto con ellos un plan de acción que incluya cambios de hábitos para reducir el riesgo de problemas cardiovasculares y ayudarlos a evitar problemas de salud crónicos y graves.

Osteoporosis

Aunque la osteoporosis se asocia con mujeres posmenopáusicas porque es mucho más prevalente en ese sector de la población, los hombres con disfunción eréctil también son susceptibles a esta enfermedad. La osteoporosis es un trastorno metabólico óseo en el que los huesos se vuelven frágiles y porosos, lo que provoca la pérdida de densidad ósea e incrementa el riesgo de fracturas.

Las investigaciones demuestran que los hombres de entre cuarenta y cincuenta y nueve años que padecen disfunción eréctil tienen 3.6 veces más riesgo de desarrollar osteoporosis, mientras que los hombres impotentes de sesenta en adelante tienen 3.5 más probabilidades de desarrollar osteoporosis que los hombres sin disfunción eréctil. Este riesgo parece responder a que los hombres con disfunción eréctil por naturaleza tienen menos testosterona libre en el organismo que los hombres sin esta afección.[10] La testosterona libre (es decir, que no está unida a proteínas) flota por sí sola en la sangre y representa una pequeña fracción de la testosterona total, aproximadamente 1 o 2%. En tanto que es un andrógeno, contribuye al desarrollo de cualidades masculinas, como la voz grave, el crecimiento de la barba y la cantidad de vello corporal. Pero eso no es todo: los andrógenos también desempeñan un papel crucial en la formación de los huesos. De hecho, los estudios demuestran que los hombres con niveles bajos de testosterona tienen un mayor riesgo de sufrir fracturas.[11] Se ha observado que los hombres que se someten a terapias de privación de andrógenos tienen un mayor riesgo de osteoporosis y fracturas, lo que señala claramente que el responsable es la falta de testosterona.

Otro factor de riesgo para desarrollar osteoporosis es la inflamación; las distintas citocinas inflamatorias —proteínas señalizadoras involucradas en la respuesta inmune— pueden dañar el endotelio, que es la capa de una célula de grosor que recubre las paredes internas de varias cavidades y órganos del cuerpo, como el pene, lo que deviene en impotencia sexual. Cuando esto ocurre, esas mismas citocinas pueden impedir que las células produzcan más hueso, lo que incrementa el riesgo de osteoporosis.

Si padeces disfunción eréctil, tu médico debe advertirte sobre los riesgos de desarrollar osteoporosis, y una forma sencilla y no invasiva de valorar tu riesgo de padecerla es por medio de una prueba de densidad mineral ósea. Asimismo, si ya te diagnosticaron osteoporosis, tu médico también debe evaluar tu riesgo de impotencia.

Deficiencia de vitamina D

Los hombres con niveles bajos de "vitamina solar" que quieran evitar sufrir disfunción eréctil deberían hacer algo al respecto, pues las investigaciones demuestran que hay una mayor prevalencia de este mal entre hombres con niveles bajos de vitamina D. De hecho, en comparación con quienes tienen niveles óptimos de esta vitamina, los hombres con problemas de impotencia sexual tienen un riesgo 30% mayor de padecer también una deficiencia de vitamina D, mientras que los hombres con disfunción eréctil grave (es decir, que no logran tener una erección bajo ninguna circunstancia) tienen un riesgo 80% mayor de padecer deficiencia de vitamina D. Por cada 10 ng/ml menos de la forma activa de vitamina D en la sangre, incrementa 12% el riesgo de padecer disfunción eréctil.[12]

¿Cuál es la relación entre una cosa y la otra? Es posible que tenga que ver con la disfunción endotelial, que es el mismo problema causado por la hipertensión. Los niveles bajos de vitamina D podrían aumentar el riesgo de disfunción eréctil porque promueven la disfunción endotelial.[13] Una de las cosas que caracteriza la disfunción endotelial es la deficiencia de óxido nítrico, el cual se produce en casi todas las células humanas y es una de las moléculas esenciales para la salud de los vasos sanguíneos. El óxido nítrico es un vasodilatador, lo que significa que relaja la musculatura interna de los vasos sanguíneos y hace que se ensanchen para que aumente el flujo de la sangre. Para que un hombre pueda tener una erección y mantenerla, es necesario que se secrete óxido nítrico para que se relajen las células musculares lisas y el pene pueda erguirse. Y se cree que la vitamina D es la que regula esa síntesis de óxido nítrico.

Si presentas problemas de disfunción eréctil, es indispensable conocer tus niveles de vitamina D, lo cual se hace por medio de un análisis de sangre sencillo. Si tienes niveles bajos de vitamina D, puedes tomar suplementos y exponerte de forma moderada a la luz del sol.

Supongo que ya quedó muy claro que, si padeces disfunción eréctil, tu médico debe indagar si tienes otros problemas de salud que se asocian con ella, en especial cardiopatías, hipertensión, diabetes, osteoporosis y deficiencia de vitamina D. Por eso, los hombres que visitan al médico con frecuencia para hacerse estudios de rutina no sólo resolverán sus problemas de impotencia sexual, sino también cualquier otro trastorno potencialmente grave.

En secciones previas resalté la importancia de que no guardes silencio en caso de que tengas dificultades para tener erecciones, pues hay varias opciones de tratamiento. En la siguiente tabla encontrarás algunas de ellas, junto con sus ventajas y desventajas:

Opciones de tratamiento para disfunción eréctil

Tratamiento	Ejemplos	Ventajas	Desventajas
Medicamentos	• tadalafilo • sildenafilo • vardenafilo • avanafil	• Funcionan de forma similar, con resultados similares • Mejoran los efectos del óxido nítrico	• Se requiere alrededor de media hora para tener una erección • Congestión nasal • Dolores de cabeza • Náuseas
Terapia de reemplazo hormonal	• Gel tópico • Parche transdérmico • Inyecciones • Implantes inyectables de larga duración	• Aumenta los niveles de energía • Aumenta la libido • Aumenta la fuerza muscular • Previene la pérdida de densidad ósea	• Puede agrandar la próstata • Infertilidad • Apnea del sueño • En ocasiones aumenta el riesgo de accidentes cerebrovasculares

Tratamiento	Ejemplos	Ventajas	Desventajas
Dispositivos de succión	• Bomba externa que se usa para lograr una erección	• Es segura • Tiene pocos efectos secundarios a largo plazo	• Entumecimiento • Imposibilidad para eyacular • Aparición de moretones e inflamación del pene • Dificultad para alcanzar el orgasmo
Implantes de pene o prótesis	• Implantes hidráulicos inflables • Prótesis semirígidas	• Alto índice de satisfacción • No afecta el orgasmo, la eyaculación ni la micción • Se comporta y se siente como una erección normal	• Muchos seguros no los cubren • Posibles problemas de funcionamiento • Posibles infecciones

Testosterona: la hormona del "macho que se respeta"

Aunque no necesariamente tiene implicaciones graves, como las cardiopatías, los niveles bajos de testosterona también pueden provocar disfunción eréctil. Tu primer encuentro con esta hormona fue en el útero, y desde entonces ha influido en tu vida. La producción de testosterona comienza cuando la glándula pituitaria les manda señales a los testículos para que la generen. Y las mujeres también la producen, aunque en cantidades mucho menores, y en el caso de ellas son las glándulas suprarrenales las que les indican a los ovarios que la generen.

En el caso de los hombres, la testosterona es un mensajero químico poderoso que influye directamente en una serie de procesos fisiológicos con efectos muy amplios. Por ejemplo, ayuda a regular el deseo sexual, la densidad ósea, la distribución de grasa y la masa y fuerza de los músculos. La testosterona también es indispensable para producir glóbulos rojos y espermatozoides, subir los ánimos y favorecer la buena memoria y la salud cognitiva. Así que, en pocas palabras, la testosterona no tiene mucho tiempo libre que digamos.

Una preocupación común entre los hombres es sus niveles de testosterona, y para conocerlos es indispensable hacerse análisis de sangre. Por medio de estos estudios, se identifican dos tipos de testosterona presentes en la sangre:

1. **Testosterona libre.** Es el tipo de testosterona que no está adherida a otras moléculas, como las proteínas.
2. **Testosterona adherida a proteínas.** Representa la mayor parte de la testosterona presente en la sangre (cerca de 98%) y está adherida a una de dos posibles proteínas: albúmina o globulina fijadora de hormonas sexuales.

Tu médico se fijará en ambos tipos de testosterona y sus respectivos niveles en sangre. Ahora bien, los niveles de testosterona varían a lo largo del día, siendo más elevados por las mañanas y más bajos por las noches. Para obtener resultados confiables, se acostumbra medir sus niveles en la sangre antes de las 10 a.m., que es cuando éstos suelen ser más elevados gracias al ritmo circadiano del cuerpo (o reloj biológico, como también se le conoce), es decir, el mecanismo regulatorio interno diseñado para controlar las sensación de alerta o adormecimiento en el transcurso de las veinticuatro horas del día.[14] Gracias al ritmo circadiano los humanos estamos más despiertos durante el día, con ayuda de la luz del sol, y nos preparamos para dormir cuando anochece.

He aquí los valores de testosterona habituales para hombres de diecinueve años en adelante:[15]

- La testosterona total debe ser de 300–900 ng/dL
- La testosterona libre debe ser de 9–30 ng/dL

Si no te han medido los niveles de testosterona recientemente, considera ir al médico pronto si presentas alguno de estos indicios de niveles bajos de testosterona:

Síntomas y señales de niveles bajos de testosterona en hombres
Disminución del deseo sexual o libido.
Erecciones más débiles y menos frecuentes.
Disminución de la masa muscular y la fuerza física.
Pérdida de densidad ósea u osteoporosis.
Aumento de la grasa visceral (la del abdomen).
Dificultad para concentrarte o mala memoria.
Sentimientos depresivos o disminución de la confianza en ti mismo.
Disminución de los niveles de energía.
Dificultad para dormir.
Agrandamiento de los pechos (ginecomastia).

Si los estudios revelan que tienes niveles bajos de testosterona, quizá requieras un tratamiento de reemplazo hormonal. Este tipo de terapia consiste en suministrar testosterona de reemplazo para contrarrestar los efectos del hipogonadismo masculino, una afección que provoca anomalías en el funcionamiento de los testículos. Además de niveles bajos de testosterona, el hipogonadismo suele ir acompañado de bajos niveles de energía y disminución de la libido.

Como ya se mencionó en la tabla de opciones de tratamiento para la disfunción eréctil, hay varias opciones de administración de la terapia de reemplazo de testosterona, incluyendo inyecciones, parches, geles e implantes, y cada uno tiene sus ventajas y desventajas. El médico determinará cuál es la mejor opción para ti, teniendo en cuenta que la meta de esta terapia es ayudar a hombres con hipogonadismo a tener una mejor calidad de vida y a ser más longevos.

Beneficios de la terapia de reemplazo de testosterona

La terapia de reemplazo de testosterona permite reestablecer los niveles normales al imitar la producción natural de esta hormona masculina y aliviar los síntomas provocados por la falta de testosterona sin efectos secundarios significativos ni problemas de salud adicionales. Algunos de sus beneficios son:

- Aumenta la libido y mejora el funcionamiento sexual.
- Aumenta la densidad mineral ósea.
- Aumenta la masa muscular y la fuerza física.
- Mejora el ánimo, los niveles de energía y la calidad de vida.
- Mejora la función cognitiva.
- Contribuye al manejo de la hipertensión, la diabetes tipo 2 y las cardiopatías.

Riesgos de la terapia de reemplazo de testosterona

Para evitar riesgos innecesarios, no cualquier hombre debe someterse a este tipo de terapia, la cual sólo debe administrarse bajo supervisión médica. Además, esta terapia no sustituye los buenos hábitos; por ende, si tienes varios problemas de salud, el reemplazo hormonal no curará mágicamente todos tus males.

Aunque para algunos hombres sea la fuente de la juventud, trae consigo ciertos riesgos que dependen de la edad, las circunstancias de vida y el estado de salud en general. Entre ellos están:

- Estimula el crecimiento tumoral y agrava los síntomas de hombres con cáncer de próstata metastásico o localizado en fase avanzada (los hombres con cáncer de próstata jamás deben recurrir a este tratamiento sin consultarlo con su médico).
- Empeora los síntomas de agrandamiento de próstata o hiperplasia prostática benigna.
- Suprime la fertilidad al disminuir la producción de espermatozoides.
- Empeora los síntomas de la apnea del sueño.
- Aumenta el riesgo de trombosis.
- Su administración conlleva dificultades propias.

Priapismo: la erección sin fin

Si la disfunción eréctil implica que el pene no funciona, el priapismo es justo lo contrario. Es un trastorno que afecta al pene al prolongar las erecciones. Aunque a simple vista parezca un sueño hecho realidad, cualquier hombre que lo haya experimentado no querrá volverlo a vivir.

El priapismo recibe su nombre del dios Príapo, el dios griego de la fertilidad, quien ostentaba un pene enorme y eternamente erecto. Pero te aseguro que tener una erección permanente es lo último que querrías. El priapismo es un trastorno sumamente doloroso en el que los hombres tienen erecciones anormales porque la sangre que llega al pene no logra salir de ahí.

Aunque no lo creas, cada año las salas de urgencias del país reciben miles de hombres que pasan por esta situación tan abrumadora. Pero ¿cómo saber que es momento de pedir asistencia médica? Seguramente has oído la respuesta en los comerciales de productos para la disfunción eréctil: si la erección dura al menos cuatro horas y no cede o causa dolor intenso. El priapismo se considera una emergencia médica porque puede causar daño permanente al pene y afectar la capacidad de volver a tener una erección. Si eso no te obliga a ir al médico, quizá nada lo hará.

Hay dos tipos de priapismo: el isquémico y el no isquémico. El primero es el más común, que es cuando la sangre es incapaz de salir del pene. Entre los síntomas de este tipo de priapismo están:

- La erección dura más de cuatro horas sin estímulo sexual.
- El tallo del pene se pone muy rígido, mientras que el glande está flácido.
- El dolor va empeorando con el paso del tiempo.

Una de las causas del priapismo isquémico es la anemia de células falciformes (anemia falciforme, drepanocitosis o anemia drepanocítica), que es un trastorno genético famoso por la producción de glóbulos rojos con forma de luna creciente que se vuelven rígidos y pegajosos. En este tipo de anemia, no hay suficientes glóbulos rojos saludables que puedan llevar cantidades adecuadas de oxígeno al cuerpo. Además, los glóbulos rojos deformes pueden bloquear los vasos sanguíneos del pene e impedir que la sangre salga. Algunas otras causas de priapismo isquémico son la leucemia, el mieloma múltiple y el linfoma no Hodgkin. También se asocia con el consumo de medicamentos para la disfunción eréctil (aunque es poco común que ocurra), antidepresivos, anticoagulantes, terapias de reemplazo hormonal y medicamentos para el TDAH.

El priapismo isquémico puede causar complicaciones. Cuando el pene pasa más de cuatro horas erecto, la sangre que está atrapada ahí se queda sin oxígeno. Si la sangre no puede circular y llevar oxígeno a las células que conforman la estructura del pene, dichas células empiezan a morir, lo cual puede causar daños en el tejido, cicatrización y, en casos extremos en los que no se busca tratamiento, disfunción eréctil permanente.

El priapismo no isquémico puede ocurrir cuando el flujo sanguíneo del pene no se regula de forma normal, pero por lo regular es indoloro. Entre los síntomas que lo caracterizan están:

- La erección dura más de cuatro horas sin estímulo sexual
- El pene se mantiene erecto, pero no se pone tan rígido como en el caso del priapismo isquémico

Como ya dije, es indispensable ir a urgencias si una erección dura más de cuatro horas o el dolor es insoportable. Ahí, el médico determinará si la erección prolongada es causada por priapismo isquémico o no isquémico, pues cada uno requiere un tratamiento específico.

Si se trata de priapismo isquémico, estos son algunos posibles tratamientos:

- Se puede drenar el exceso de sangre con una aguja y una jeringa. Eso alivia el dolor al extraer la sangre carente de oxígeno.
- Se puede inyectar directamente al pene un medicamento simpatomimético (que afecta el sistema nervioso simpático o involuntario), el cual constriñe los vasos sanguíneos que llevan sangre al pene.
- En caso de que otras intervenciones no ayuden, se puede realizar una cirugía que implica redirigir el flujo sanguíneo para que la sangre vuelva a fluir de forma normal hacia el pene.

El priapismo no isquémico suele desaparecer sin tratamiento y, a diferencia del isquémico, no supone un riesgo para el posterior funcionamiento del pene. Para detener la erección, se pueden usar compresas heladas y presión en el perineo, el cual se encuentra entre la base del pene y el ano.

Enfermedad de Peyronie: cuando las cosas se curvan

Si hay una parte del cuerpo que los hombres conocen a la perfección, es su pene. Cada hombre está familiarizado con la longitud y el grosor de su pene, y sabe que, por lo regular, un pene erecto se yergue hacia el frente. Cualquier cambio de apariencia llamará su atención de inmediato, como un pene ladeado o ligeramente curveado, lo cual puede ser indicio de enfermedad de Peyronie.

Esta enfermedad implica la formación de tejido cicatricial o de placas en el pene. Los hombres de más de cuarenta años tienen mayor riesgo de desarrollarla, pues afecta a entre 1 y 23% de los hombres de entre cuarenta y setenta años. De hecho, rara vez afecta a hombres más jóvenes.

El tejido cicatricial o las placas que se forman en este caso son distintas a las que se acumulan en las arterias, así que no tienen relación alguna con la ateroesclerosis. No es un trastorno cancerígeno ni contagioso, ni tampoco es causado por enfermedades de transmisión sexual. En realidad, estas placas se forman al interior de los tejidos de una membrana gruesa y elástica que se conoce como túnica albugínea, ya sea en la parte superior o inferior del pene.

Los síntomas de la enfermedad de Peyronie van de leves a graves, y se pueden presentar de forma gradual o repentina. He aquí algunos de los más habituales:

- Una curvatura en el pene durante la erección, por lo regular tendiente hacia arriba.
- Un área engrosada o protuberancia rígida (placa) en el tallo del pene.
- Dolor durante la erección y el coito.
- Cambio de la forma del pene que le da la apariencia de un reloj de arena.
- Pérdida de longitud o grosor del pene.
- Disfunción eréctil.

¿Qué causa la enfermedad de Peyronie? Aunque no se conocen del todo bien las causas, es posible que tenga que ver con el envejecimiento, la predisposición genética, lesiones crónicas o repetidas en el pene, enfermedades autoinmunes que atacan ciertas partes de las células y los órganos, o lesiones en el pene producidas durante el coito. Ten cuidado durante encuentros sexuales vigorosos, pues, además de contribuir a esta enfermedad, puedes causarte desgarros microscópicos en el pene.

Si notas cambios en la apariencia de tu pene, necesitas ver al médico de inmediato. No esperes, pues eso incrementa las probabilidades de que surjan complicaciones graves, como disfunción eréctil, ansiedad y estrés, y dificultad para procrear.

La enfermedad de Peyronie es tratable, dependiendo de su gravedad (razón de más para ir al urólogo cuanto antes). Entre las opciones no quirúrgicas hay medicamentos e inyecciones de esteroides en la zona afectada. Si los fármacos no son eficientes, entonces la siguiente opción es la cirugía: la plicatura de Nesbit es una excelente técnica para corregir la curvatura causada por enfermedad de Peyronie, ya que endereza el pene erecto al reducir el costado más largo. Los hombres en fases avanzadas de la enfermedad que siguen pudiendo mantener una erección, pero cuya curvatura interfiere de forma sustancial en el coito (es decir, que la curvatura es tan incisiva que impide por completo o entorpece en buena medida la penetración y causa incomodidad a las personas involucradas), son buenos candidatos para este procedimiento.

Eyaculación precoz: un breve vistazo a un problema muy común

En el sexo, todo es cuestión de tiempo. La satisfacción sexual depende del tiempo que dediquemos a la seducción previa, a la penetración en sí y a los momentos posteriores a la intimidad. Sin embargo, si alcanzas el orgasmo mucho antes que tu pareja y eso interrumpe la sincronía sexual y enturbia el erotismo, más que un encuentro satisfactorio será un simple parpadeo.

Los hombres que con frecuencia eyaculan de forma precoz durante los encuentros sexuales experimentan mucha frustración, tanto a nivel personal como frente a su pareja. Se estima que hasta uno de cada tres hombres padece eyaculación precoz en algún momento de su vida. De hecho, en cualquier rango de edad, la eyaculación precoz es una de las preocupaciones sexuales más recurrentes entre los hombres, casi tanto como la disfunción eréctil, pues de hecho es mucho más común que la impotencia entre hombres de menos de cuarenta.[16]

El diagnóstico de eyaculación precoz requiere que cumplas con ciertos criterios: siempre o casi siempre eyacular durante el primer minuto de la penetración;

incapacidad para retrasar la eyaculación durante el coito, ya sea siempre o casi siempre; y frustración y angustia que provocan, incluso, la evasión de los encuentros sexuales.[17]

Se desconocen las causas exactas de la eyaculación precoz, pero se sabe que influyen factores tanto psicológicos como biológicos. Entre los aspectos psicológicos que contribuyen a la eyaculación precoz están la sensación de prisa para alcanzar el clímax en ciertas circunstancias y las culpas que llevan a acelerar la conclusión de un encuentro sexual. Si estas sensaciones persisten, la eyaculación precoz se puede volver un problema recurrente. La ansiedad también influye, sobre todo si te preocupa poder mantener una erección, te inquieta tu desempeño sexual o tienes problemas de pareja.

También entran en juego factores biológicos como niveles hormonales anormales, problemas tiroideos, rasgos genéticos, inflamación e infección en la próstata o uretra, o actividad refleja anormal del sistema eyaculatorio.

Para que un hombre le comparta a su médico que tiene problemas de eyaculación precoz, es indispensable que haya suficiente confianza entre ellos. Y, como ya dije, eso es justo lo que deben procurar los hombres que padecen este problema, ya que su vida sexual puede mejorar inmensamente si su caso es tratable. En muchos casos es algo que se puede remediar con un poco de tiempo y esfuerzo, empezando por el uso de técnicas conductuales sencillas que incluyen: masturbarse una o dos horas antes del coito para retrasar la eyaculación durante el sexo; y evitar el sexo durante unos días para dedicarle más tiempo a la interacción sensual con la pareja, sin presión de que ésta conduzca al coito.

Quizá una de las técnicas conductuales más específicas sea la que describieron los famosos sexólogos Masters y Johnson, investigadores pioneros que hicieron grandes contribuciones en materia de sexo y disfunción sexual durante los años cincuenta y sesenta. Su propuesta para evitar la eyaculación precoz consiste en un método de compresión y pausa.

Método de compresión y pausa para evitar la eyaculación precoz

- La pareja inicia la interacción sexual o la estimulación directa del pene antes del coito.
- Cuando el orgasmo es inminente, se deja de estimular el pene por completo, ya sea que el hombre saque el pene de la vagina o deje de masturbarse.

- El hombre estruja el pene en la parte superior del tallo, justo debajo del glande. Aplica presión a la zona con el pulgar y el índice o el dedo medio para detener la eyaculación y mantiene la compresión hasta que la sensación del orgasmo cede.
- El hombre repite el proceso cada vez que siente que está a punto de llegar al orgasmo. Se puede hacer cuantas veces se desee para retrasar la eyaculación y prolongar el tiempo total dedicado a la actividad sexual.

El método de compresión y pausa te ayudará a entrenar a tu cuerpo para que puedas reconocer cuando se avecina el orgasmo y sepas mejor cómo controlar y retrasar la eyaculación. Con el tiempo y suficiente práctica, tu pareja y tú tendrán una vida sexual mucho más placentera, pues ya no tendrán que preocuparse por la eyaculación prematura.

Otros tratamientos comunes incluyen el uso de condones que disminuyen la sensibilidad en el pene para retrasar la eyaculación, así como el uso de cremas y aerosoles anestésicos, como benzocaína, lidocaína y prilocaína. Cuando se aplican diez o quince minutos antes del coito, estos agentes insensibilizadores disminuirán la sensación y ayudarán a retrasar la eyaculación. También hay medicamentos para retrasar el orgasmo, aunque ninguno ha sido aprobado aún por la FDA para tratar específicamente este problema, por lo que deberás consultar a tu médico antes de usarlos. Entre ellos están antidepresivos como el escitalopram, la sertralina y la fluoxetina; analgésicos como el tramadol y los inhibidores de la fosfodiesterasa tipo 5; y los mismos medicamentos que se usan para tratar la disfunción eréctil, como sildenafilo, tadalafilo y vardenafilo.

Cáncer de pene: cuidado con esta enfermedad inusual

El cáncer de pene es una afección muy inusual, tanto así que en todo Estados Unidos hay menos de veinte mil casos (es decir, lo desarrolla apenas uno de cada cien mil hombres). En otras partes del mundo, como Asia, Sudamérica y África, puede llegar a representar hasta 10% de los casos de cáncer en hombres.[18]

El diagnóstico oportuno es esencial, ya que puede deformar el pene y poner en riesgo tu vida. Puesto que los hombres ven y tocan su pene a diario al orinar o ducharse, tienen varias oportunidades para identificar tempranamente la aparición de cualquier indicio de cáncer. Basta con hacer una revisión rápida en el prepucio, el tallo y el glande. Si observas alguno de los siguientes cambios, ve al médico cuanto antes:

- Parte de la piel engrosada y/o de color distinto.
- Bultos en el pene.
- Úlceras (que pueden sangrar).
- Irritación rojiza y aterciopelada.
- Pequeños abultamientos que se descarapelan.
- Protuberancias planas de color pardo-azulado.
- Fluido maloliente bajo el prepucio.
- Inflamación.

Ahora bien, la presencia de algunos de estos síntomas no implica necesariamente que se trata de cáncer, ya que podrían ser causados por una infección bacteriana o una micosis, o hasta por una reacción alérgica. No obstante, ignorar los síntomas puede ser letal, ya que retrasar la búsqueda de un diagnóstico permite que el cáncer se extienda y alcance fases en las que el tratamiento es más difícil o inexistente. Por desgracia, muchos hombres no buscan atención médica porque les avergüenza que el médico los revise o temen que se requiera una cirugía. No puedo enfatizar lo suficiente la importancia de buscar atención médica cuanto antes, pues la mejor forma de combatir cualquier forma de cáncer es por medio de la detección oportuna.

No se sabe qué provoca el cáncer de pene, pero sin duda hay factores de riesgo que incrementan las posibilidades de desarrollarlo, entre ellas:

- **El envejecimiento.** Rara vez se presenta en hombres de menos de cuarenta años, y es más recurrente en hombres de sesenta años en adelante.
- **El VPH (virus del papiloma humano).** Aproximadamente la mitad de los hombres con cáncer de pene también tienen VPH, según la Sociedad Oncológica Estadounidense.
- **El tabaquismo.** Las sustancias químicas presentes en los cigarrillos dañan las células del pene e incrementan las probabilidades de desarrollar cáncer en esta parte del cuerpo.
- **El sida.** Es más probable que un hombre con sida sea también fumador y tenga VPH, que son factores de riesgo para desarrollar cáncer de pene.
- **La circuncisión.** La circuncisión reduce el riesgo de contagiarse de VPH.
- **La fimosis.** Esta afección provoca que el prepucio se vuelva demasiado rígido como para retraerlo por encima del glande (en hombres no circuncidados). Si

se dificulta mantener limpia la parte inferior del prepucio, se puede acumular una sustancia espesa y olorosa llamada esmegma, la cual no causa cáncer de pene directamente, pero sí inflama e irrita la zona, lo que incrementa el riesgo de desarrollar cáncer.

- **Falta de higiene.**
- **Tener múltiples parejas sexuales.**

El cáncer de pene se diagnostica por medio de un examen físico y una biopsia. Si se detecta la presencia de cáncer, los médicos usarán, además, estudios de imagen, como tomografías computarizadas, resonancias magnéticas o ultrasonidos para determinar en qué fase se encuentra el cáncer. El tratamiento más común suele ser la cirugía, ya sea cirugía láser, circuncisión, amputación de una parte del pene o del pene entero, y/o extirpación de los nódulos linfáticos de la entrepierna. También es habitual el tratamiento con quimioterapia y radioterapia, muchas veces en combinación con la cirugía. Dependiendo de la fase en la que se encuentre el paciente, se puede considerar el uso de inmunoterapia, un tipo de terapia biológica basada en el uso de sustancias naturales o artificiales que modifican el comportamiento de las células.

Cáncer testicular: enfermedad de jóvenes

El cáncer testicular también es inusual, pues apenas uno de cada doscientos cincuenta hombres estadounidenses lo desarrollará en algún momento de su vida. Sin embargo, en este caso, los más afectados suelen ser hombres jóvenes. La mayoría de los casos se presentan entre los quince y los treinta y nueve años, y la edad promedio para el diagnóstico de este tipo de cáncer es de treinta y tres años. De hecho, apenas 9% de los hombres con cáncer testicular tiene más de cincuenta años.

Este tipo de cáncer desencadena una proliferación anormal de células en los testículos, y entre los posibles factores de riesgo están:

- Ser caucásico, pues los hombres caucásicos tienen entre cinco y diez veces más probabilidades de desarrollar cáncer testicular que los hombres afroamericanos, así como más probabilidades de que ya se haya extendido a los nódulos linfáticos al momento del diagnóstico.[19]
- Ser de ascendencia asiática, latina o nativo americana; la incidencia entre estos sectores de la población también es mayor que entre hombres afroamericanos.
- Tener criptorquidismo.

- Tener antecedentes familiares de cáncer testicular.
- Ser VIH positivo.
- Padecer síndrome de Klinefelter, un trastorno genético que provoca que los testículos no se desarrollen por completo.
- Haber tenido un diagnóstico previo de cáncer de testículo.

Los síntomas más comunes son la inflamación o la aparición de una protuberancia indolora en un testículo, que puede ser apenas del tamaño de un chícharo. La inflamación, por su parte, puede percibirse como un engrosamiento irregular. Otros síntomas son:

- Dolor en la espalda, la ingle, el abdomen bajo o el escroto.
- Cambios en el tamaño habitual o la textura de alguno de los testículos.
- Sensación de pesadez en el escroto o distensión en el abdomen bajo.

Si observas algún cambio en tus testículos, es indispensable que te evalúe un médico cuanto antes. Entre más pronto sepas de qué se trata, más probabilidades tendrás de sobrevivir y recuperarte por completo.

Para realizar un diagnóstico de cáncer testicular, el médico hará un examen físico de los testículos, te mandará a hacer análisis de sangre para medir ciertas proteínas y enzimas relacionadas con tumores cancerígenos, y realizará un ultrasonido que ayude a localizar el tumor y determinar sus dimensiones.

Si se trata de un tumor cancerígeno, la primera parte del tratamiento suele ser la cirugía para extirpar el testículo. El testículo que quede —pues 99% de los afectados sólo desarrolla cáncer en un testículo— seguirá teniendo la capacidad de producir hormonas suficientes para preservar el vello corporal, el deseo sexual, la voz ronca y otras de las cualidades masculinas del paciente.

Después de la cirugía, en ocasiones se recomienda complementar el tratamiento con quimioterapia o radioterapia. No obstante, los pacientes deben discutir con su médico los posibles efectos secundarios de esos tratamientos, en especial en su fertilidad.

Así como instamos a las mujeres a hacerse un autoexamen de mama mensual, todos los hombres deberían hacerse autoexámenes testiculares una vez al mes para familiarizarse con la apariencia y textura normal de sus testículos.[20]

Balanitis: una infección en una zona muy delicada

La balanitis es una inflamación e infección del glande del pene, que es una de las partes más sensibles de este órgano. Si el prepucio también se inflama, la afección se conoce como balanopostitis.

La balanitis es más recurrente entre hombres no circuncidados y se puede presentar a cualquier edad. Si estás circuncidado, es poco probable que la desarrolles. Entre los síntomas que la caracterizan se cuentan: dolor en el pene, inflamación y comezón, irritación y flujo oloroso proveniente del pene.

La causa más común es la mala higiene en hombres no circuncidados.[21] De hecho, hay una alta prevalencia de balanitis (35%) entre diabéticos no circuncidados.[22] Como recordarás, la circuncisión es la cirugía que se hace para retirar el prepucio, la piel retráctil que cubre la cabeza del pene (si el pene fuera una banana, el prepucio sería la cáscara). Retirar el prepucio facilita la higiene del pene; no obstante, a los niños no circuncidados se les puede enseñar a lavarse bien debajo del prepucio y tener una buena higiene.

Cuando no hay una buena higiene, se acumulan bacterias, sudor, células muertas y residuos alrededor del glande que provocan inflamación. Otras posibles causas de balanitis son las dermatitis, las infecciones causadas por levaduras y las enfermedades de transmisión sexual.

Por fortuna, es fácil de tratar. Si sospechas que tienes balanitis, primero consulta a tu médico para descartar que se trate de una enfermedad de transmisión sexual. La balanitis se trata con buenos hábitos de higiene y medicamentos antibióticos o antimicóticos. Sin embargo, si es grave o recurrente, la mejor opción de tratamiento será la circuncisión.

Bultos, protuberancias y úlceras en el pene: ¿será una ETS?

Como lo dice su nombre, las enfermedades de transmisión sexual se transmiten durante el contacto sexual sin protección durante el sexo anal, oral o vaginal.

Muchos hombres creen que se darían cuenta si tuvieran una ETS, y, aunque la mayoría causa síntomas, es fácil que se confundan con los de otras afecciones, además de que en algunos casos son asintomáticas.

El pene nos da indicios para saber si la persona contrajo una ETS, así que, si eres sexualmente activo, es importante que entiendas los riesgos y reconozcas las señales y síntomas de las ETS más comunes entre hombres. He aquí algunos de los síntomas que afectan al pene que podrían ser indicio de una ETS:

- **Flujo proveniente del pene.** Los hombres infectados de gonorrea notarán que de la punta del pene sale un líquido espeso de color blanco, amarillo o verde. Otros síntomas incluyen dolor durante la micción o en la uretra. Para tratar la gonorrea se usan dos medicamentos: una dosis de ceftriaxona intramuscular y azitromicina por vía oral. Estos medicamentos curan la enfermedad, pero no revierten el daño causado por ella.
- **Ardor al orinar.** La clamidia casi no produce síntomas, pero uno de los pocos indicios es la sensación de ardor al orinar, la expulsión de flujo o dolor e inflamación en uno o ambos testículos. Estos síntomas suelen aparecer semanas después del encuentro sexual con una persona infectada.
- **Úlcera en el pene.** La sífilis se puede manifestar en el pene como una úlcera rígida, indolora y del tamaño de una moneda de diez centavos. También se pueden inflamar los nódulos linfáticos de la entrepierna. Para tratarla, se usa una única inyección intramuscular de benzatina bencilpenicilina (un antibiótico de amplio espectro).
- **Protuberancias rojizas en el pene y el escroto.** La aparición de surcos de protuberancias o vesiculitas rojizas que dan comezón es señal de una escabiosis, una infección causada por ácaros. Por lo regular no se incluye en la lista de ETS, pero, dado que es posible que sea consecuencia de un contacto sexual, podemos incluirla aquí. Esta infestación dérmica común puede parecer a simple vista una irritación; si el individuo se rasca los nódulos, corre el riesgo de que se infecten con bacterias. En este caso, el tratamiento consiste en cremas o pomadas para combatir los ácaros.
- **Ronchas o vesículas dolorosas en el pene.** El herpes genital se puede manifestar como un racimo de puntitos rojos dolorosos o que causan comezón, o como pequeñas vesiculitas en el pene. Lo primero que se nota es la comezón y el dolor, y luego la aparición de las vesiculitas. Por desgracia, el herpes no tiene cura, pero existen medicamentos antivirales que acortan y previenen los brotes. Asimismo, el tratamiento antiviral reduce la probabilidad de transmitírselo a una pareja.

Mejores prácticas para prevenir o no transmitir las ETS

- **Abstinencia.** La forma más confiable de evitar las infecciones es no tener relaciones sexuales.
- **Vacunas.** La vacuna del VPH es segura y nos protege contra algunos de los tipos más comunes de VPH.
- **Disminuir el número de parejas sexuales.** Tu pareja y tú deberán hacerse pruebas y ser honestos sobre sus resultados.
- **Monogamia mutua.** Es el acuerdo de sólo tener relaciones sexuales con una persona no infectada.
- **Usar condón.** El uso correcto y constante de condones es muy eficaz para reducir la transmisión de ETS.

Fuente: CDC.gov

RESUMEN

- Los hombres deben conocer bien tanto las estructuras externas como las estructuras internas de su sistema reproductor.
- El pene es un buen indicador de la presencia de problemas de salud de los que quizá no estás consciente.
- La disfunción eréctil afecta la calidad de vida. Suele ser consecuencia de otros problemas de salud, como cardiopatías, hipertensión, diabetes, osteoporosis o deficiencia de vitamina D, así como del consumo de ciertos medicamentos.
- Tener una erección prolongada (que dura más de cuatro horas) se conoce como priapismo y requiere intervención médica de urgencia para prevenir consecuencias a largo plazo en la capacidad de mantener erecciones.
- Un pene que se curvea durante la erección o se ladea puede ser indicio de enfermedad de Peyronie. Cualquier cambio en el aspecto del pene debe ser evaluado por un médico.
- A pesar de que la eyaculación precoz es frustrante, en general es fácil de tratar.

- El cáncer de pene es poco común, pero de cualquier forma es deseable detectarlo a tiempo para evitar que el pene se desfigure o que sea necesario amputarlo. Los hombres deben revisarse el pene con frecuencia en busca de señales o síntomas de esta enfermedad.
- Los hombres no circuncidados corren mayor riesgo de desarrollar balanitis, una infección del glande. Tener una buena higiene y mantener limpio el prepucio es la mejor forma de prevenir esta afección.
- Ciertas ETS afectan directamente al pene. Los hombres deben responsabilizarse de usar condón para protegerse a sí mismos y proteger a su pareja de la transmisión de ETS.

CAPÍTULO 8

El poder del sexo en la salud masculina

Hace como setenta y cinco años, el psicólogo Abraham Maslow hizo una lista de necesidades humanas básicas que no pretendía ser la receta de la felicidad, sino simplemente describir a la gente que está en un estado prolongado de satisfacción. Esta lista, publicada por primera vez en los años cuarenta del siglo pasado, se conoce como "jerarquía de necesidades humanas" e incluye nuestras necesidades fisiológicas (como alimento, agua y sueño), seguridad, amor y sentido de pertenencia, autoestima y actualización personal.[1]

Este capítulo se enfoca en sólo una de esas necesidades humanas: la de amor y pertenencia. Dicho de forma más burda: el sexo y la intimidad sexual. Casi cualquier hombre estará de acuerdo en que la conexión frecuente a través del contacto físico y la interacción sexual es importante no sólo para el bienestar personal, sino también como una forma de autocuidado. A diario recibo hombres que necesitan abordar sus problemas sexuales tanto a nivel físico como psicológico, y mi objetivo como urólogo es guiarlos de tal forma que recobren el bienestar y prioricen el autocuidado; si el sexo es lo que los motiva, ¡qué mejor!

¿Qué es la salud sexual masculina?

Maslow era un hombre brillante y muy perspicaz que sabía lo importante que era el sexo para la humanidad. Para los hombres, en una escala de niveles de importancia que va del 1 al 10, el sexo probablemente ocupa los lugares 12, 13 y 14. Desde que nos despertamos hasta que nos metemos de nuevo bajo las sábanas, pensamos en sexo con mucha frecuencia. Curiosamente, no hay muchos datos científicos sobre la cantidad de pensamientos sexuales que los hombres tenemos a diario, pero creo que podemos coincidir en que son muchos.

El sexo entre humanos tiene dos finalidades principales: la procreación de la especie y el placer. Pero la jerarquía de Maslow permite vincularlo con una tercera razón, que es el fortalecimiento y la consolidación del vínculo entre dos personas. Pero el contacto físico y la intimidad entre un hombre y su pareja son apenas los puntos de partida de una amplia gama de factores físicos, psicológicos, interpersonales y sociales que influyen en la salud sexual del involucrado.

¿Cómo definimos entonces la salud sexual masculina? En términos clínicos, la buena salud sexual de los hombres comprende un deseo sexual contundente (o una libido fuerte) y la capacidad de lograr una erección y mantenerla durante el coito. El deseo de mantener relaciones sexuales y la capacidad de hacerlo dependen en gran medida de nuestra salud mental y emocional. Si acaso estamos sufriendo a nivel mental o emocional —ya sea por estrés, depresión, problemas de pareja u otras situaciones—, es probable que nuestra vida sexual se vea afectada por la falta de libido o por episodios de disfunción eréctil.

Además de estas cuestiones mentales o emocionales, también hay factores físicos que influyen en nuestra salud sexual. Quizá el deseo de tener un encuentro sexual sea intenso, pero también haya factores físicos que inhiban el funcionamiento sexual saludable e impidan tener una interacción sexual satisfactoria. Entre estos factores que arruinan las cosas en la cama están las cardiopatías, la diabetes, los niveles anormalmente bajos de testosterona, la eyaculación precoz y las cirugías urológicas.

Más allá de lo obvio, ¿por qué el sexo es tan importante para los hombres?

Los encuentros sexuales son sumamente placenteros para nosotros, pues la inmensidad de la dicha tan absoluta y la euforia que nos provoca nos hace querer hacerlo una y otra vez.

Lo que quizás algunos hombres no sepan es que las relaciones sexuales también contribuyen mucho a nuestro bienestar y salud en general, pues hacer el amor con nuestra pareja trae consigo beneficios mentales, emocionales y físicos que trascienden la habitación. Gracias a este regalo de la naturaleza, recibimos también una serie de ventajas relacionadas con nuestra confianza personal, virilidad y capacidad de disfrutar la vida.

Ahora bien, ¿qué tan benéfica es la actividad sexual para la salud? He aquí algunas cuantas respuestas:

- **Reduce el estrés.** Este acto tan íntimo es también sumamente poderoso, pues tocar, besar y abrazar a la pareja no sólo es agradable en sí mismo, sino que también libera endorfinas y oxitocina, sustancia que activa los centros de placer del cerebro. Por eso, después de una sesión amorosa, te sientes más relajado y en paz mientras concilias el sueño. Aunque el estrés y la ansiedad no desaparezcan por completo, te sentirás mejor al menos de forma momentánea y verás la vida con más optimismo.
- **Mejora el funcionamiento del sistema inmune.** Tener relaciones sexuales al menos una vez por semana ayuda a incrementar los niveles de inmunoglobulina A (IgA), un anticuerpo esencial para una buena respuesta inmune. Cuando se elevan los niveles de IgA, el cuerpo está mejor preparado para combatir los resfriados y las gripes, pues el sistema inmune está reforzado.[2]
- **Mejora la condición física.** ¿Alguna vez te has preguntado cuántas calorías se queman en la cama? Dependiendo de qué tan vigoroso y enérgico sea el encuentro sexual, el hombre promedio quemará aproximadamente 100 calorías.[3] No está mal para algo tan disfrutable. Puesto que entran en juego los glúteos, la espalda y los muslos, se tonifican un poco estas zonas, y hasta podemos esculpir los brazos, las piernas y el abdomen con algunas posiciones sexuales más creativas.
- **Mejora la calidad del sueño.** Las mujeres no deberían ofenderse si su hombre se da media vuelta y se queda dormido al terminar el encuentro sexual, pues es culpa de dos hormonas: la oxitocina (la hormona del amor), cuyos niveles aumentan, y el cortisol (la hormona del estrés), cuyos niveles disminuyen. En pocas palabras, después del orgasmo nos sentimos amados y menos estresados, que es una combinación idónea para relajarnos mucho, tanto que a veces es inevitable entregarnos a los brazos de Morfeo. La calma que trae consigo este tipo de ensoñación también es conducente a la fase REM (de movimiento rápido de ojos, por sus siglas en inglés), la cual se caracteriza por poco tono muscular, movimiento ocular veloz y sueños. ¿Por qué esta fase es tan importante? Porque el sueño REM estimula zonas del cerebro esenciales para el aprendizaje y para la formación y preservación de recuerdos. Además, le permite al sueño ejercer conexiones neurológicas que son clave para la salud y el bienestar mental y físico.
- **Alivia dolores.** Si bien el acto sexual no elimina por completo los dolores ni los achaques, es un hecho que, si estás un poco adolorido o tienes una ligera jaqueca, la intimidad sexual puede ser un gran tratamiento, tal y como lo

sugiere un estudio en el que se observó que las relaciones sexuales ayudan a algunas personas a sentir menos dolor.[4] ¿Por qué? Pues porque los orgasmos hacen que nuestro cerebro libere oxitocina y endorfinas, lo que ayuda a aliviar jaquecas molestas y otros dolores, cuando menos de forma temporal.

- **Potencialmente reduce el riesgo de cáncer de próstata.** Si estás dispuesto a hacer hasta lo imposible por evitar el cáncer de próstata, ¿por qué no tener relaciones sexuales con cierta frecuencia? Las investigaciones respaldan la noción de que los hombres que eyaculan al menos veintiún veces al mes tienen menos probabilidades de desarrollar cáncer de próstata.[5] Recordarás que en el capítulo 6 se esbozó la hipótesis de que la eyaculación tiene la capacidad de expulsar sustancias carcinógenas y dañinas de la próstata, pero esta conclusión es meramente asociativa. No se trata de que uses el sexo como única estrategia para evitar el cáncer de próstata, pero no está de más aprovecharla, por si acaso es verdad. No tienes nada que perder.
- **Mejora la salud cardiaca.** La principal causa de muerte entre hombres estadounidenses es la enfermedad cardiaca, y he aquí mi recomendación para evitarla: lleva una dieta balanceada y benéfica para el corazón, ejercítate con regularidad, no fumes, reduce tus niveles de estrés y mantén relaciones sexuales entre dos y tres veces por semana. Estoy seguro de que no escuchas esa última recomendación con mucha frecuencia, ¿verdad? Pero es que los hombres que tienen relaciones sexuales dos o tres veces por semana tienen menores índices de cardiopatías que quienes sólo lo hacen unas cuantas veces al mes o hasta menos.[6] Hay un par de hipótesis que explicarían por qué el sexo mejora la salud del corazón: por un lado, el sexo es un tipo de actividad física, así que hay cierto aumento del ritmo cardiaco; por otro lado, los hombres que tienen relaciones sexuales con frecuencia suelen estar en relaciones de pareja amorosas. El vínculo estrecho con una pareja que te apoya fomenta también la salud física y emocional del corazón, pues reduce nuestros niveles de estrés.
- **Nos hace ver más jóvenes.** ¿Quieres frenar el paso del tiempo? Entonces ten relaciones sexuales al menos cuatro veces por semana. Ese acto tan simple y disfrutable provoca que liberemos estrógeno, testosterona y la hormona de la juventud DHEA (dehidroepiandrosterona), lo que tiene el potencial de hacer que un hombre se vea entre siete y doce años más joven.[7]
- **Refuerza la autoestima y la intimidad.** La interacción sexual frecuente que implica el placer de ambas partes estrecha los vínculos de pareja. Gracias a que se libera oxitocina durante el orgasmo, se intensifican las emociones de

afecto, intimidad y cercanía. El acto sexual mismo mejora nuestra calidad de vida, pues nos ayuda a sentirnos mejor con nosotros mismos, con nuestra pareja y con la vida en general.

Cuando la aprehensión afecta el desempeño sexual

Los hombres enfrentan mucha presión social para desempeñarse de forma extraordinaria en la cama. La mayoría lo pensamos en términos de si hicimos las cosas bien o mal, si logramos que nuestra pareja alcanzara el clímax, si duramos lo suficiente o si estuvimos a la altura de lo que se esperaba de nosotros. Y por lo regular este tipo de preocupaciones no son tan abrumadoras como para impedirnos tener relaciones sexuales. Sin embargo, algunos hombres no ven el sexo con tanto entusiasmo porque la relación sexual está enmarcada por un halo de miedo o nerviosismo sobre lo que puede o no ocurrir. Y este tipo de aprehensión tiene nombre: ansiedad por el desempeño sexual.

La ansiedad en torno al desempeño sexual se presenta cuando el hombre siente una tensión o un temor abrumador que afecta su capacidad de excitarse, aunque en términos generales esté sano. La ansiedad acumulada puede provocar también disfunción eréctil, eyaculación precoz, eyaculación retardada o bloqueada, y disminución de la libido. Si al hombre le angustia desempeñarse mal en la cama, aunque le atraiga una persona y quiera acostarse con ella, los pensamientos negativos en torno al sexo le pueden causar esos problemas. Si a eso le sumamos otras presiones de la vida diaria —como las preocupaciones con respecto a las relaciones sociales, los hijos, el trabajo y las cuestiones financieras—, la ansiedad en torno a sus habilidades sexuales puede salirse de control. El estrés de la vida diaria puede afectar a hombres de cualquier edad y estatus sentimental, lo que significa que en cualquier momento podrían desarrollar este tipo de ansiedad sexual.

El estrés tiene un impacto negativo muy potente en nuestra salud y bienestar en general, incluyendo nuestra vida sexual. La principal hormona del estrés que produce el cuerpo, el cortisol, es el sistema de alarma que traemos integrado, también conocido como instinto de lucha o huida en situaciones de crisis. Las glándulas suprarrenales, que, como lo indica su nombre, están arriba de los riñones, son las encargadas de producir dicho cortisol. La mayoría de las células del cuerpo tiene receptores de cortisol, los cuales reciben dicha hormona y la usan de diferentes maneras. Por ejemplo, cuando el cuerpo está en alerta máxima —ya sea porque, por ejemplo, estuviste en un accidente automovilístico o estás terminando un proyecto laboral urgente—, el cortisol es capaz de modificar o bloquear funciones que interfieren con nuestra capacidad de lidiar con la situación estresante. Encima de todo, cuando se libera cortisol, esta hormona inunda el cuerpo y estrecha los vasos sanguíneos. Y, ¿qué crees? Que los hombres necesitamos un buen flujo sanguíneo para poder tener una erección. Sin ella, nuestro desempeño sexual será inexistente.

Si tu vida sexual dista mucho de ser satisfactoria, hay que empezar por reconocer el problema. La disfunción eréctil, la eyaculación precoz y la disminución de la libido pueden ser causadas por muchas cosas distintas a la ansiedad, pero la única forma de saber a ciencia cierta cuál es la causa es yendo al médico. Si no te has hecho estudios de rutina en más de un año, es indispensable que te hagan un examen físico completo que incluya análisis sanguíneos para identificar cualquier problema de salud que pudiera estarte afectando.

Si el médico no encuentra nada fuera de lo común a nivel físico, entonces será hora de considerar otras posibles razones, incluyendo la ansiedad en torno al desempeño sexual. Quizá tu médico te refiera con un psicoterapeuta especializado en el tratamiento de trastornos sexuales, y dicho especialista te enseñará diversas técnicas para retomar el control que te arrebata esa ansiedad.

Ser honesto con tu pareja también será útil para aliviar tus inquietudes con respecto al desempeño sexual. Dicha franqueza puede incluso fortalecer el vínculo entre ustedes y mejorar su interacción sexual. A veces también es útil encontrar otras formas de intimidad sexual que no impliquen el coito. Todos sabemos que el coito es la línea de meta de la intimidad sexual, pero los masajes sensuales, las duchas o los baños en pareja, y la masturbación mutua pueden contribuir a que la noción del desempeño sexual genere menos angustia.

Enfermedades de transmisión sexual: reconocerlas y protegerse de ellas (tanto uno mismo como a otras personas)

Hay que reconocer la realidad: cualquier persona que mantenga relaciones sexuales corre el riesgo de adquirir una enfermedad de transmisión sexual (ETS). A eso hay que agregarle el hecho de que muchos hombres no acostumbran hacerse estudios médicos anuales, por lo que es improbable que se hagan análisis específicos de ETS. Por si eso fuera poco, muchas ETS causan infecciones asintomáticas en los hombres, por lo que pasan desapercibidas o se confunden con otras afecciones. Por todo lo anterior, los hombres deben ser especialmente cuidadosos y estar muy bien informados para reconocer los indicios y síntomas de las ETS más comunes, las cuales presento a continuación:

Clamidia

Cada año, aproximadamente 2.8 millones de estadounidenses se contagian de clamidia. Se le conoce también como una "enfermedad silenciosa" porque más o menos 50% de los hombres y 75% de las mujeres que se contagian no presentan síntomas. Esta infección se transmite entre personas durante el sexo vaginal, anal u oral, pero también se puede transmitir de madres a hijos durante el parto vaginal. Entre más parejas sexuales tenga un hombre, mayor riesgo hay de que la contraiga, y esta enfermedad puede afectar el pene, la garganta o el ano. Si no se trata, puede provocar problemas de salud reproductiva o de otra índole, como la epididimitis, que es una afección testicular dolorosa que puede causar infertilidad.

Síntomas en hombres:

- Dolor al orinar.
- Flujo verde, blanco o amarillo que sale por la punta del pene.
- Inflamación testicular.

Hepatitis B

La hepatitis B es provocada por un virus sumamente contagioso que ataca el hígado y lo inflama y lastima. Es posible adquirirla a través de la interacción sexual, sobre todo si es con múltiples parejas, o por contacto con sangre o fluidos corporales de una persona infectada. Sus síntomas se suelen confundir con los de una gripe, pero, si no se trata, el virus seguirá dañando el hígado. La hepatitis B puede causar infecciones agudas o crónicas; las agudas son breves y no requieren tratamiento en la mayoría de los casos (en adultos sanos).[8] La hepatitis crónica, en cambio, es una infección prolongada en la que el virus persiste y que a la larga puede devenir en cirrosis hepática, fallo hepático y cáncer de hígado. La mejor forma de protegerse de la hepatitis B es vacunándose contra ella. Se administran tres inyecciones en el transcurso de seis meses, y para estar completamente protegido es indispensable tener las tres dosis de la vacuna.

Síntomas en hombres:

- Pérdida del apetito.
- Aletargamiento.
- Febrícula.
- Dolor muscular y articular.

- Náusea y/o vómito.
- Ictericia (coloración amarilla de la piel y oscurecimiento de la orina).

Gonorrea

Se transmite por medio de contacto sexual, ya sea anal, oral o vaginal, y en los hombres afecta el ano, la garganta y la uretra. Si no se trata, puede provocar problemas de fertilidad, inflamación de próstata, formación de cicatrices y estrechamiento de la uretra, y dolor testicular o escrotal.

Síntomas en hombres:

- Ardor al orinar.
- Flujo blanco, amarillo o verduzco que sale por la punta del pene, por lo regular entre uno y catorce días después de la infección.
- Dolor e inflamación testicular.
- Enrojecimiento e inflamación de la uretra.
- Dolor de garganta.

Herpes genital

Es una de las ETS más comunes en Estados Unidos, pues afecta a más de una de cada seis personas entre catorce y cuarenta y nueve años.[9] Es causada por el virus del herpes simple, del cual hay dos tipos: virus de herpes simple tipo 1 (VHS-1) y virus del herpes simple tipo 2 (VHS-2). El primero causa herpes labial, el cual se manifiesta a través de llagas labiales y pequeñas ampollas en los labios y la piel. La mayoría de los casos de herpes genital son causados por el VHS-2, aunque ambos tipos pueden manifestarse en las zonas labial y genital. Se transmite por contacto directo con la boca o los genitales de la persona infectada, ya sea a través del coito, el sexo oral o los besos.

Síntomas en hombres:

- Dos tercios de los casos son asintomáticos.
- Fiebre.
- Dolor de cabeza.
- Cansancio.

- Dolores corporales.
- Inflamación de los ganglios.
- Llagas, vesículas o úlceras dentro o alrededor del ano, o alrededor de las nalgas y los muslos.
- Infección ocular.
- Eczema herpético.

Virus de papiloma humano (VPH)

Casi todas las personas sexualmente activas se contagiarán de VPH en algún momento de su vida, a menos que se vacunen. Este virus se transmite a través del sexo vaginal y anal, vive en la piel o las membranas mucosas, y puede afectar las zonas genitales tanto de hombres como de mujeres. Hay alrededor de cuarenta tipos distintos de VPH, muchos de los cuales desaparecen por sí solos sin causar problemas de salud.

Síntomas en hombres:

- Verrugas genitales que aparecen alrededor del ano o en el pene, escroto, ingle o muslo.
- Cambios precancerosos en el ano o pene.

Para reducir lo más posible la incidencia de ETS debemos estar conscientes de la existencia de estas enfermedades que se pueden prevenir y protegernos y proteger a otras personas de ellas. Si somos cada vez más las personas que tomamos precauciones, podremos reducir significativamente la cantidad de gente (incluyendo niños y bebés) que contraerá una ETS.

Las siete mejores formas de protegerte de una ETS

- **Practica sexo seguro siempre.** Los métodos de barrera, como los condones y las sábanas de látex, no son 100% seguras, pero son mejor que nada.
- **Tu pareja y tú deben hacerse pruebas con frecuencia si apenas iniciaron su relación sexual.** Si estás en tratamiento por una ETS, espera a terminarlo antes de reiniciar tu vida sexual.
- **Sólo mantén relaciones sexuales monógamas.**

- **No bebas ni consumas drogas antes de tener relaciones sexuales.** Es indispensable mantener la claridad mental para tomar decisiones responsables. Cuando estás intoxicado, eres más propenso a tomar malas decisiones, como acostarte con alguien a quien casi no conoces y contagiarte de algo.
- **Limita la cantidad de parejas sexuales.** Entre más parejas sexuales tengas, más expuesto estarás a diversas ETS. Elígelas con cuidado con cuidado, limitándote a personas que compartan tus valores.
- **No delegues la responsabilidad de protegerte.** Eres responsable de tu propia salud, así que no tengas relaciones sexuales hasta que ambas partes estén protegidas.
- **Conoce los indicios y síntomas de las ETS.** Entre más sepas, mejor puedes protegerte.

Fuente: CDC.gov

Cuando la libido se apaga

Este es un tema que los hombres detestan, pues a la mayoría le parece vergonzoso y angustiante, por decir lo menos. Y es que, en la mayoría de las relaciones, por lo regular se espera que el hombre sea quien dé pie a la interacción sexual. Por ende, cuando se vuelven más pasivos y pierden el interés en la actividad sexual, sus parejas lo notan.

La disminución de libido se presenta tanto en hombres como en mujeres, y no es nada del otro mundo que la intensidad de nuestro deseo sexual fluctúe a lo largo de la vida. Sin embargo, cuando se desploma de la nada, es inevitable preguntarnos qué está pasando. Y, dado que los hombres suelen ser muy herméticos al respecto, no sólo su libido se ve afectada, sino que seguramente su salud emocional también paga los platos rotos.

¿En qué consiste la disminución de libido? ¿Trasciende las sábanas? ¿Implica una ausencia absoluta de deseo sexual? Hay ciertos indicios que se asocian con la disminución del deseo sexual, y algunos hombres presentan muchos, mientras que otros sólo unos cuantos. Lo más importante es saber reconocer las señales de que tu vida sexual ha dejado de ser lo que era.

La mayoría sabemos que los pensamientos y los deseos sexuales comienzan fuera de nuestra habitación. Empieza con gestos sencillos, pero potentes, como besarse mutuamente en el cuello, tomarse de las manos o acurrucarse en el sofá frente a la tele. Todo eso manda un mensaje sutil, pero contundente: "Quiero tener intimidad contigo". Sin embargo, si el único lugar en donde tienes contacto físico con tu pareja es la cama, eso podría ser indicio de falta de deseo sexual. Es posible incluso que sigan manteniendo relaciones sexuales, pero que éstas se vuelvan mecánicas o rutinarias, y que la intimidad sea casi inexistente. Eso también puede ser señal de apatía o poco interés por el sexo. Si las cosas han venido a menos y tu pareja y tú sólo hacen el amor una o dos veces al mes —o menos—, es más que evidente que algo no anda bien.

Si notamos que nuestra vida sexual se disipa, es momento de averiguar por qué. ¿Tu falta de deseo sexual es un problema físico, emocional o de índole farmacológico? La mejor forma de saberlo es yendo al médico; aunque sea incómodo discutir los problemas sexuales, te garantizo que tu médico ha escuchado toda clase de cosas similares. Para recobrar el control de tu vida sexual, haz una cita y descubre la verdadera causa.

Todos los hombres son diferentes, como también lo son las causas de la disminución de la libido. En algunos casos es causada por problemas de disfunción eréctil o ansiedad en torno al desempeño. Muchas veces basta con explorar tu salud física y emocional, o hacer ciertos ajustes a tus medicamentos. No obstante, si la falta de deseo sexual deviene de los problemas en tu matrimonio, de dificultades financieras, de estrés causado por la crianza infantil o de una ansiedad o depresión abrumadoras, el remedio requerirá más tiempo y energía.

Aunque pueda ser tardado reencender la chispa de la libido, no es imposible. Y el objetivo no es aumentar la frecuencia de los encuentros sexuales, sino mejorar su calidad para reestablecer las emociones de entusiasmo, intimidad y satisfacción. Es muy útil ser realistas: no todos los encuentros sexuales tienen que ser perfectos. Aprende a reír y a encontrar el humor hasta bajo las sábanas. Parte de lo que hace divertido el sexo es la capacidad de hacer tonteras con tu pareja que los hagan reír a ambos, lo cual también alivia la presión y satisface a ambas partes.

No olvides usar también el cerebro: tener una imaginación activa es sumamente útil para lograr que vuelen chispas en la cama y que el fuego de la pasión se mantenga encendido. La mayoría de los terapeutas de pareja consideran que las fantasías eróticas son benéficas, siempre y cuando ambos cónyuges estén de acuerdo con experimentarlas.

Generar tensión sexual a lo largo del día es una herramienta muy útil para reavivar la llama del amor. Aunque el sexo espontáneo sea maravilloso, no siempre es práctico, pues el trabajo, los hijos y las labores del hogar se interponen en el camino. Lo que sí es práctico es ir generando tensión sexual durante el día para cosechar sus beneficios por la noche. Empieza dándole a tu pareja un beso más largo de lo habitual antes de salir de casa, envíale un mensaje seductor al mediodía y llega a casa por la tarde con una botella de vino y pon música que les guste a ambos mientras cenan. Para cuando lleguen a la cama, se estarán muriendo de ansias de estar juntos.

Asimismo, cuidar el cuerpo en términos de condición física y fuerza también contribuye a la buena salud de tu vida sexual. Ponerse en forma y cuidar la forma no sólo trae consigo beneficios físicos, sino también mentales y emocionales. El ejercicio es indispensable para liberar estrés, quemar calorías de más y generar masa muscular. Y, si te ves y te sientes bien, tendrás más vitalidad y confianza en ti mismo. Esa confianza, a su vez, se traducirá en más arrojo sexual.

Algo que también es muy útil es tener una buena red de apoyo, y no me refiero meramente a amistades en redes sociales de internet. Cuando tú y tu pareja pasan tiempo con sus amistades y salen a cenar o a tomar un trago, asisten a un evento deportivo o van al teatro con ellas, se ven el uno al otro en entornos sociales distintos y pueden admirar cómo interactúa su pareja en presencia de otras personas. Entonces recordarán por qué se enamoraron el uno del otro en un principio.

Si haces estos cambios y tu libido sigue igual, es momento de pedir ayuda profesional. Los especialistas en sexualidad y cuestiones maritales están capacitados para lidiar con este tipo de problemas y pueden salvarte la vida aunque las cosas en la cama parezcan estar muertas.

Cuando la libido está sana, pero el sexo es doloroso

¿En serio el coito puede ser doloroso para un hombre? Aunque no lo creas, la respuesta es *sí*. Quizá te sorprenda porque el coito doloroso suele ser más bien un problema de mujeres que padecen resequedad vaginal, adelgazamiento de la pared vaginal, endometriosis, enfermedad pélvica inflamatoria u otros trastornos. A pesar de que no es común que los hombres experimenten dolor durante el coito, tampoco están exentos de ello, y es algo capaz de convertir un encuentro placentero en un tormento inesperado.

No es normal que los hombres sientan dolor durante el coito, por lo que, si te ocurre, debes ir al médico cuanto antes. A continuación encontrarás una lista de posibles causas que tu doctor explorará y procurará tratar (algunas las reconocerás de secciones previas):

1. **Enfermedades de transmisión sexual,** en especial si no han sido tratadas.
2. **Enfermedad de Peyronie,** la cual dificulta el sexo al causar que el pene se encorve o ladee.
3. **Deformidades del pene,** tales como el hipospadias, en donde la apertura de la uretra se encuentra en la parte inferior del pene y no en la punta.
4. **Fimosis,** que es una afección en la que el prepucio se tensa y no se puede retraer del glande.
5. **Priapismo,** que es una erección que dura más de cuatro horas.
6. **Alergias o sensibilidad** a jabones, cremas o perfumes aplicados a los genitales.
7. **Infecciones del tracto urinario** que pueden causar dolor durante la eyaculación.
8. **Prostatitis,** que es una infección o inflamación de la glándula prostática que provoca dolor durante la erección.

¿Hay hábitos que dificulten tener hijos?

Cuando queremos ser padres, tenemos la visión de que nos casaremos y al poco tiempo llevaremos a casa a nuestro primer bebé… y luego al segundo y al tercero, según nuestros planes. Sin embargo, como dice el dicho, si quieres hacer reír a Dios, cuéntale tus planes. La infertilidad, que es la incapacidad para embarazarse después de doce meses de coito frecuente y sin protección, afecta aproximadamente a una de cada ocho parejas estadounidenses.[10] La dificultad para concebir provoca tensión en las relaciones y genera ansiedad, depresión y hasta culpas.

No debemos dar por sentada nuestra capacidad de traer vida al mundo. Nos han hecho creer que es algo fácil de lograr cuando llega el momento adecuado, y que si no ocurre entonces es culpa de la mujer. Aunque la "dificultad" para concebir puede deberse a un problema de infertilidad en la mujer, en realidad la incidencia de infertilidad entre hombres y mujeres es bastante pareja. Según el Informe de Estadísticas Nacionales de Salud de los CDC de Estados Unidos, como un tercio de los casos se le pueden atribuir a los hombres, un tercio a las mujeres y un tercio a la combinación de factores de ambos individuos o a factores imposibles de identificar.[11] La mayoría de los casos de infertilidad femenina son consecuencia de problemas de ovulación, mientras que la infertilidad masculina suele tener que ver con un bajo conteo de espermatozoides o mala calidad de los espermatozoides (por lo regular, por cuestiones de motilidad o deformidad).

En ocasiones, la infertilidad masculina puede ser resultado de hábitos poco saludables que, sin querer, afectan la capacidad reproductiva de los hombres. De hecho, entre más sano esté un hombre, más sanos suelen estar sus espermatozoides.

Por lo tanto, ¿cuáles son esos hábitos que quizá te están impidiendo tener hijos? He aquí una lista de los cinco hábitos poco saludables que puedes dejar atrás para facilitar la concepción:

1. **Fumar.** En pocas palabras: ¡no fumes! La nicotina y otras sustancias dañinas contenidas en los cigarrillos se asocian con un menor conteo de espermatozoides y con problemas de motilidad de los espermatozoides, entre muchas otras cosas.[12]

2. **Pasar demasiado tiempo con la computadora portátil.** La tecnología se ha apoderado de nuestra vida en general, pero no queremos que también se apodere de nuestra vida sexual y nuestra capacidad de procrear, ¿cierto? Recientemente ha surgido la inquietud del vínculo entre la infertilidad y el tiempo que pasamos con la computadora portátil sobre la entrepierna. Recordarás que una de las razones por las cuales los testículos están fuera del cuerpo es porque necesitan estar a una menor temperatura que el resto de tu organismo. Si se calientan de más, sobre todo con frecuencia, tu capacidad de procrear podría verse afectada. Las investigaciones han observado que el uso de computadoras portátiles (es decir, cuando las apoyamos sobre los muslos) puede aumentar la temperatura escrotal casi hasta tres grados centígrados en una hora.[13] El calor del aparato, aunado al potencial efecto dañino de las frecuencias electromagnéticas producidas por aparatos como los celulares, puede reducir la motilidad de los espermas y dañar su ADN, aunque se requieren más investigaciones para llegar a conclusiones contundentes.[14] Pasar mucho tiempo en tinas con agua muy caliente, saunas y otros lugares muy calurosos también sobrecaliente la zona genital y afecta la fertilidad.

3. **Evitar alimentos con alto contenido de licopeno.** Los hombres que con frecuencia consumen alimentos ricos en licopeno producen más espermatozoides que además son muy veloces, equiparables con nadadores olímpicos.[15] Este potente antioxidante, presente en frutas y verduras rojas como sandías, tomates, cerezas, pimientos rojos y fresas, ayuda a combatir el estrés oxidativo que afecta la salud de tus espermatozoides.

4. **Subir demasiado de peso.** Al parecer, hasta los hombres necesitan bajar unos cuantos kilos para que su pareja logre embarazarse. Investigaciones recientes

sugieren que los hombres obesos son más susceptibles a ser infértiles,[16] pues el exceso de peso mermaría su capacidad de reproducirse al disminuir la calidad y la cantidad de su esperma (o bloquear su producción por completo).

5. **Fumar marihuana.** A pesar de que su consumo está cada vez más difundido y aceptado, se sospecha que puede tener un efecto negativo en la fertilidad masculina. Un estudio concluyó que los hombres que fuman marihuana con regularidad o comen alimentos con cannabis tienen conteos de esperma más bajos.[17] No obstante, otros estudios han observado justo lo contrario, que los hombres que consumen marihuana producen más espermatozoides que hombres que jamás la han consumido.[18] Es probable que en realidad tenga que ver con los niveles de testosterona y la temeridad: los hombres con mayores niveles de testosterona —que de por sí tenían semen de mejor calidad y un mayor conteo de espermatozoides— también tienden a ser más temerarios y, por ende, a fumar marihuana. Lo que sí es un hecho es que no debes empezar a consumir marihuana para aumentar tu producción de esperma, pues esos estudios sólo han observado una correlación entre esos factores y no una relación de causalidad.

¡Auxilio! ¿Cómo mejoro mi desempeño sexual?

Todos los hombres quieren ser bestias indomables en la cama, así que, para muchos, mejorar su desempeño sexual está en los primeros lugares de su lista de prioridades.

Ahora bien, ¿cómo evalúas tu desempeño sexual cuando estás con alguien más? ¿Cuáles son los criterios que definen un "gran desempeño"? ¿Su valor depende siempre de tu capacidad para tener una erección y mantenerla durante el coito? ¿Tu pareja y tú deben llegar al orgasmo al mismo tiempo? ¿O el verdadero placer del sexo radica en lo mutuamente amorosa e íntima que es la relación con tu pareja? Dependiendo de tu salud y circunstancias, la respuesta a cada una de estas preguntas puede ser "tal vez" o "sí".

A la mayoría nos gusta tanto el sexo que querríamos practicarlo a diario de ser posible, en especial si las circunstancias fueran óptimas y tuviéramos la vida resuelta. Sin embargo, si descuidamos nuestra salud a medida que envejecemos, un día caeremos en cuenta de que aquellas sesiones de sexo interminable que disfrutábamos a los veintitantos se transformaron en algo muy distinto veinte años después.

Aun si tu vida sexual ha decaído un poco, ¡no te angusties! Todavía tienes tiempo para recobrar este regalo de la vida. Por el contrario, si en la cama todo va viento en popa, es buen momento para emprender pasos importantes que te permitan preservar y proteger tu salud sexual antes de que surjan los problemas.

Es posible darle un empujón al desempeño sexual al tiempo que mejoramos nuestra salud sexual; basta con adquirir buenos hábitos e ir incorporando a tu vida los siguientes ocho hábitos de los hombres sexualmente sanos:

1. Ejercítate con frecuencia y constancia

¿Quieres acción? Entonces ve al gimnasio, sal a correr, date un chapuzón en la piscina o súbete a la bicicleta. La vida sedentaria es letal para el deseo sexual. Pasar el día sentado no les ayuda en nada a nuestra masa muscular, nuestro peso corporal, nuestro metabolismo y nuestros niveles de energía. Si crees que ejercitarse es de vanidosos, te invito a que lo reconsideres: el ejercicio es más bien la póliza de seguro que garantiza que tu vida sexual se mantenga vigente a pesar del paso de los años. Una sesión de cardio o de entrenamiento de fuerza no sólo fortalecerá tu salud, sino que te hará sentir más atractivo. Empieza a moverte más cada día. Como mínimo, el ejercicio contribuye a liberar endorfinas, que son las hormonas de la felicidad que favorecen la confianza personal, nos llenan de energía e incrementan la libido: todo lo que cualquier hombre requiere para tener una vida sexual más frecuente y satisfactoria.

2. Alimenta tu cuerpo sabiamente

Échale un ojo a tu cena. ¿Un nutriólogo certificado la vería con buenos ojos? ¿O parece más bien algo salido de un restaurante de comida rápida? No hay mayor verdad que aquello de que "eres lo que comes". Y es que lo que nos llevamos a la boca también influye en nuestro desempeño entre las sábanas. Por lo tanto, llena tu plato de alimentos rebosantes de nutrientes, antioxidantes y fibra, que es lo que se requiere para mantener en marcha la maquinaria sexual.

Con cierta frecuencia, los hombres necesitan una ayudadita para llevar más sangre al pene, porque, como recordarás, sin un buen flujo sanguíneo, puede ser difícil tener una erección y mantenerla durante el coito. Ahora bien, aunque no lo creas, algunos alimentos contribuyen a lograrlo:

- **Chiles y pimientos.** ¿Quieres tener un encuentro sexual ardiente? Dale un toque picante comiendo chiles y pimientos, pues estos alimentos ayudan a mejorar el flujo sanguíneo al disminuir la hipertensión y la inflamación.
- **Cebollas y ajo.** Esta es otra mancuerna famosa por mejorar la circulación sanguínea. Sólo no olvides lavarte los dientes antes de demostrar tu afecto.
- **Plátanos (bananas).** Son una excelente fuente de potasio y contribuyen a reducir la presión arterial, lo que mejora el flujo sanguíneo y favorece el desempeño sexual.
- **Huevos.** Este alimento es una excelente fuente de proteínas y vitaminas B, además de que ayuda a equilibrar los niveles hormonales y, por ende, a reducir el estrés, lo que hace más factible tener una erección.

3. Ejercita el músculo del amor

Habría que erigirle una estatua a quien descubrió los ejercicios de Kegel para mejorar la satisfacción sexual, pues son excelentes para fortalecer los músculos del piso pélvico que conectan la base del pene con el cóccix (los mismos músculos que controlan el flujo de orina por la uretra) y que actúan como una especie de arnés que sostiene los órganos internos y los intestinos.

Además de controlar la incontinencia urinaria y fecal, los ejercicios de Kegel también son una opción de tratamiento fundamental para mejorar la función sexual tanto en casos de impotencia sexual como de eyaculación precoz. Fortalecer los músculos pélvicos no sólo refuerza esa parte del cuerpo, sino que contribuye a mejorar las erecciones al incrementar el flujo de sangre que va hacia el pene. Un estudio observó que 40% de los hombres de veinte años en adelante pudo combatir la disfunción eréctil por completo después de seis meses de hacer ejercicios de Kegel. Y los síntomas de otro 35.5% de los participantes mejoraron de forma sustancial.[19] Por si eso no fuera suficiente, tus erecciones serán más... ¡erectas! Dicho de otro modo, en lugar de apuntar hacia abajo o hacia el frente, tu buen amigo apuntará directo hacia el cielo. Las investigaciones también señalan que los ejercicios de Kegel fortalecen el esfínter urinario y otros músculos que ayudan a controlar la eyaculación, lo cual es excelente noticia para quienes sufren de eyaculación precoz.[20] Para recordar cómo hacer estos ejercicios, consulta la sección correspondiente en el capítulo 5.

4. Bájale al alcohol

¿Quieres acabar con tu vida sexual de golpe? Empieza a beber como beodo. Entre más bebas, mayor será el riesgo de padecer disfunción eréctil, infertilidad y cambios en las características sexuales secundarias (por ejemplo, menos vello facial y corporal).[21] Aunque uses el alcohol o hasta dependas de él para sentirte atractivo porque te desinhibe, a la larga también disminuye la libido y entorpece las erecciones. El consumo excesivo de alcohol suele ser un factor implicado en casos de agresión sexual o actividades sexuales de alto riesgo, como relaciones sexuales sin protección, interacción con múltiples parejas sexuales o intimidad con una persona que pueda contagiarte una enfermedad de transmisión sexual.[22] Si decides beber, hazlo con moderación; en el caso de los hombres, eso significa no más de dos bebidas al día (dos cervezas de 350 ml, dos copas de vino de 150 ml o dos porciones de 50 ml de algún licor).

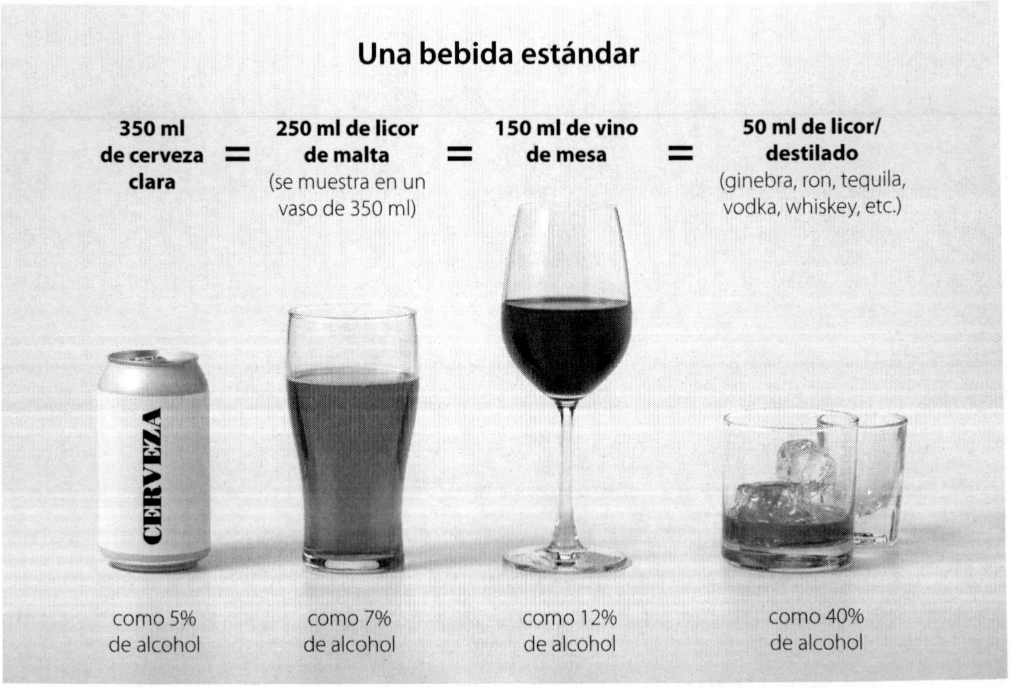

Fotografía: Michael Shay @ Polara Studio

5. Deja de fumar

El tabaquismo influye en gran medida en los problemas sexuales de los hombres, ya que los fumadores son más propensos a padecer disfunción eréctil. Como en otros casos, todo se reduce al flujo sanguíneo que se requiere para tener una buena erección. Fumar durante años daña las arterias pequeñas y reduce el flujo sanguíneo, lo que impide que nuestro amigo quiera salir a jugar.[23] Como ya mencioné anteriormente, fumar también reduce el conteo y la calidad de los espermatozoides.[24]

6. Evita a toda costa las drogas ilegales

A pesar de que es pésima idea consumir drogas ilegales, hay hombres que creen que mejoran su vida sexual. Pero se equivocan. De hecho, la mayoría de las drogas ilegales provoca justo lo contrario, pues a la larga causan disfunción eréctil, disminución de la libido y fatiga. De hecho, hasta los fármacos legales pueden influir de manera negativa en la excitación y el desempeño sexuales. Si es tu caso, habla con tu médico para que evalúe un cambio de medicamento.

7. Adopta prácticas para manejar el estrés

El estrés aniquila el deseo sexual, ya que tiene el don de convertir a los hombres en seres rígidos, nerviosos, ansiosos y sin un gramo de energía. No es nada difícil que esas emociones causadas por el estrés afecten también tu vida sexual, pero practicar técnicas para manejar el estrés puede salvarte la vida, pues son relajantes y te permitirán redescubrir la intimidad con tu pareja.

8. Hazte exámenes anuales de rutina

Hacerse exámenes físicos de rutina cada año es la base de cualquier buena estrategia de cuidado de la salud. Sin importar tu edad ni la fase de la vida en la que estés, hacerte estudios cada año es esencial para preservar la salud. Imagina que tu médico de cabecera y tú son un dúo dinámico, y que aquella visita anual es una buena forma de formar una mejor mancuerna. Aunque acostumbres ir al médico de forma ocasional por alguna enfermedad o lesión, esas visitas sólo se enfocan en el tratamiento del problema específico, mientras que el examen físico y la revisión de los estudios de rutina son una forma de cuidado preventivo que se enfoca en tu bienestar general.

El cuidado preventivo es una de las mejores maneras de identificar y tratar problemas de salud de forma oportuna, antes de que la situación empeore. Dependiendo de tu edad, estilo de vida y antecedentes familiares, los exámenes físicos anuales incluirán por lo regular una medición de la presión arterial, análisis de sangre para conocer tus niveles de colesterol y glucosa en la sangre, y medición de peso y estatura para calcular tu índice de masa corporal. Tu doctor también revisará tu historial de vacunación y quizá te recomiende vacunarte contra la gripe, la neumonía, el VPH, el herpes zóster o la hepatitis B. En caso de que el médico lo considere necesario, podría pedirte estudios de cáncer de colon, pulmón, próstata o piel. Pero no temas, porque es la mejor forma de identificar a tiempo algo de cuya existencia quizá no eres consciente. Además, esa visita es una excelente oportunidad para discutir temas que te preocupan, como tu vida sexual (ya sea activa o inexistente).

Consejos sexuales para los hombres de más de cincuenta

¿Crees que a partir de los cincuenta todo es cuesta abajo? ¿Consideras que el medio siglo es señal de que tus mejores años quedaron atrás? No es inusual empezar a sentirse viejo cuando empiezas a notar las canas y las arrugas, o cuando te duelen los músculos y tus niveles de energía fluctúan. Pero la peor parte es la que compete al sexo; problemas como la disminución de la libido y la disfunción eréctil pueden poner en jaque tu vida sexual. Así que, ¿cómo impedir que ocurran o cómo revertirlos?

Primero que nada, debes saber que no estás solo. Entre los incontables pacientes que he tenido, muchísimos han pasado por lo mismo que tú, pero les cuesta trabajo admitirlo. Algunos incluso se resignan a que su vida sexual se acabe por completo, ¡pero no tiene que ser así! Muchos cincuentones siguen teniendo una vida sexualmente activa, e incluso hay quienes afirman que es mucho mejor que antes. Entonces, ¿cuál es su secreto? ¿Qué saben ellos que tú no?

Vamos por pasos: en primer lugar, mírate el vientre. ¿Qué ves… o no alcanzas a ver? ¿Tu vientre sobresale tanto que no alcanzas a verte los pies? El exceso de grasa visceral es enemiga pública de la vida sexual, pues influye en la capacidad para tener erecciones lo suficientemente sólidas como para consumar el coito. Como ya discutimos, el exceso de peso también fomenta la ateroesclerosis, con lo cual se reduce el flujo de sangre que va al pene y que es indispensable para tener una buena erección.

Para evaluar si tus niveles de grasa visceral están en rangos saludables, debes medir la circunferencia de tu cintura. Para ello, envuelve tu cintura con una cinta métrica en la parte más prominente del vientre, donde la articulación del codo se encuentra con la cintura. Mantén la cinta métrica ceñida, pero sin apretar la piel, e inhala profundo y toma la medición al exhalar. Si la circunferencia de tu cintura excede los cien centímetros, tienes demasiada grasa visceral, lo que pone en riesgo tu salud y tu vida sexual. La grasa visceral se almacena en la cavidad abdominal alrededor de órganos vitales, como el hígado, el páncreas y los intestinos, y es el tipo de grasa que se acumula en las famosas "panzas cerveceras" y que les da a los hombres forma como de manzana. No obstante, la peor parte es que implica un altísimo riesgo de enfermedades crónicas graves, como diabetes tipo 2, cardiopatías y accidentes cerebrovasculares. Las personas obesas tienen de dos a tres veces más probabilidades de desarrollar diabetes que una persona con peso normal, y recuerda que más de 50% de los hombres diabéticos también padecen disfunción eréctil (véase el capítulo 7).

Además de derrumbar la libido, la disminución de los niveles de testosterona provoca aletargamiento. En otras épocas, hombres que trabajaban de sol a sombra seguían teniendo suficientes ganas de echar una canita al aire al llegar a casa, pero hoy en día muchos hombres hasta requieren una siesta vespertina para poder seguir adelante con el día, así que para cuando llega la noche en lo último que piensan es en la intimidad.

Ahora que sabes lo que puede ocurrir a nivel sexual llegados los cincuenta, ¿qué harás para impedir que se interrumpa esta parte tan central de tu vida? He aquí lo que yo recomiendo:

- **Consúltalo con tu médico.** Si quieres atizar la llama del amor, confíale a tu médico lo que te está pasando y desde cuándo tienes problemas.
- **Pide una revisión de función cardiaca.** Si padeces hipertensión, colesterol elevado, disfunción eréctil o diabetes, asegúrate de no tener algún problema cardiaco subyacente.
- **Contempla usar medicamentos.** Si padeces disfunción eréctil, una de las primeras líneas de tratamiento son fármacos como sildenafilo, vardenafilo y tadalafilo. Estos medicamentos pueden ser muy eficaces y ayudarte a mejorar tu desempeño en la cama y recobrar tu vida sexual. Tu médico de cabecera o tu urólogo podrán determinar qué tratamiento te conviene más.
- **Relájate e invierte tiempo en tu sexualidad.** Como ya mencioné con anterioridad, a los hombres que están abrumados por un mundo de responsabilidades y obligaciones rara vez se les antoja tener relaciones sexuales. Si dedicas un tiempo específico a fortalecer tu lado sexual con tu pareja, podrás ir recobrando el deseo. Asimismo, eliminar las barreras que te impiden forjar una relación amorosa y significativa te hará sentir más satisfecho y sentará las bases para una vida sexual extraordinaria.

RESUMEN

- El contacto físico regular y las interacciones sexuales son importantes para el bienestar y el cuidado personal.
- Para los hombres, una buena salud sexual implica una libido sana y la posibilidad de tener una erección y mantenerla durante el coito.
- La actividad sexual les brinda a los hombres varios beneficios, incluyendo menos estrés, un sistema inmune más fuerte, mejor calidad del sueño y menor riesgo de cáncer de próstata.
- La ansiedad en torno al desempeño sexual se puede superar si se atajan los problemas físicos o médicos asociados a ella. Además, ver a un terapeuta especializado en sexualidad puede resultarles útil a muchas personas.
- Reconocer los indicios y los síntomas de las ETS es esencial para protegerte y proteger a otras personas.
- La disminución de la libido en los hombres no es inusual, pero identificar su origen puede ser la clave para revertirla.
- Una tercera parte de los casos de infertilidad entre parejas se atribuye a los hombres, y en parte es consecuencia de malos hábitos de salud.
- El sexo también puede resultarles doloroso a los hombres. Entender las posibles causas es el primer paso para resolver el problema.
- A veces, la vida sexual de los hombres fluctúa. Para reencender la llama y mejorar el desempeño sexual, adopta comportamientos saludables, como ejercitarte con regularidad y aprender a manejar el estrés.

TERCERA PARTE

Hábitos saludables para toda una vida

CAPÍTULO 9

Alimentos saludables, hombres saludables

No hay duda alguna de que los alimentos y la buena nutrición influyen en la salud de los hombres. Antes de que ahondemos en el tema, permíteme hacerte una pregunta: ¿qué entiendes por salud masculina? ¿Te sientes lleno de energía y disfrutas la vida al máximo? ¿O apenas si agradeces poder sobrellevar los días sin mucho dolor ni muchas complicaciones?

Cada hombre tiene su propia definición de salud. Como médico, yo definiría la salud como estar libre de enfermedades y discapacidades, combinado con un estado de absoluto bienestar físico, mental y social. Claro que es inusual que alguien cumpla 100% con estos criterios *todo* el tiempo. Pero no está de más aspirar a alcanzar el mejor estado de salud posible, o cuando menos tomar a diario decisiones que promuevan que nuestra salud sea buena la mayor parte del tiempo.

Por eso, nuestra concepción del panorama completo —es decir, la suma total de cómo tratamos el cuerpo a nivel físico, emocional y mental a lo largo de la vida— determinará cómo será nuestra salud personal con el paso de los años.

Esta sección del libro se enfoca en los principales pilares para promover la salud y el bienestar a lo largo de la vida. Olvídate de las dietas de moda. Deja de buscar soluciones rápidas para cualquier problema, así sea de próstata o para dormir. Lo que necesitas es evidencia científica perspicaz y basada en hechos que te ayude a recobrar la buena salud y conservarla. Enfócate en dormir lo suficiente, moverte más cada día, disminuir el estrés, evitar las sustancias ilícitas y elegir patrones alimenticios lo más saludables posibles. Tal vez estos pilares no sean sensuales ni llamativos, pero te garantizo que son las bases de la salud masculina, y te aseguro que los hombres sanos son hombres muy sensuales.

Si tuviera que elegir un único consejo para darle a cualquier hombre que quiera mejorar sustancialmente su salud, le diría que coma cosas muy nutritivas.

Lo que te llevas al cuerpo puede ser el factor decisivo que determine si llevas una vida sana o si subsistes enfermo y aletargado. Es obvio que hay muchos otros factores que contribuyen a nuestro bienestar en general, pero las elecciones alimenticias encabezan la lista de las estrategias que promueven una buena salud.

A pesar de que se trata de una necesidad humana básica, no necesariamente usamos el instinto cuando vamos al supermercado a comprar cosas para alimentarnos. Si la motivación siempre nos impulsara a elegir alimentos saludables y nutritivos, tendríamos muchas cosas resueltas. Sin embargo, cuando entramos a tiendas donde venden más de treinta mil productos alimenticios que compiten por llamar nuestra atención, no es nada fácil hacerlo.[1] Basta con ver que hay ofertas en frituras, refrescos y embutidos para que nuestra voluntad flaquee. Por ende, para empezar a incorporar alimentos más saludables a tu dieta, primero hay que darse una idea de cuáles son estos alimentos sanos y en qué consiste una dieta saludable.

Nutrición nutritiva para una vida muy nutrida

A lo largo de la vida, la comida que elijas consumir tendrá un impacto sustancial en tu salud en general. A diario debemos decidir qué vamos a comer. Dependiendo de la composición nutricional de cada alimento, es probable que su valor nutrimental tenga efectos acumulativos en el cuerpo. Básicamente, lo que comes a diario determinará cuáles son los nutrientes que recibe tu cuerpo. Pero, para empezar, ¿qué son los nutrientes?

Los nutrientes son componentes de los alimentos que el cuerpo necesita para funcionar de forma adecuada. Nos brindan energía, sirven como combustible para el cuerpo y nos mantienen alerta mientras trabajamos o nos ejercitamos. Los nutrientes no sólo nos ayudan a crecer cuando somos niños o adolescentes, sino que son esenciales para mantener y reparar los tejidos del cuerpo, lo cual se requiere cuando tenemos una herida. Si te faltan nutrientes suficientes, notarás que te falta energía o que tu sistema inmune está debilitado, por ejemplo.

El cuerpo humano requiere seis tipos distintos de nutrientes: carbohidratos, proteínas, grasas, vitaminas, minerales y agua. Los primeros tres —los carbohidratos, las proteínas y las grasas— también son los nutrientes calóricos que nos brindan energía, lo que significa que nos permiten funcionar al usar sus calorías como combustible. También se les conoce como *macronutrientes* ("macro" porque son "grandes"), ya que es indispensable consumirlos en las cantidades sustanciales que el cuerpo requiere. Cada bocado que damos, ya sea de un sándwich de queso fundido o de una ensalada verde, contiene una proporción o combinación de distintos macronutrientes. De hecho, buena parte de los alimentos contienen los tres: una hamburguesa, por ejemplo, combinaría los carbohidratos del pan con la proteína y la grasa de la carne. Algunos alimentos, como los aceites (de oliva o canola) están compuestos 100% de grasas, mientras que una cucharada de azúcar granulado es 100% carbohidratos. Cada uno de estos macronutrientes no sólo nos provee energía, sino que también cumple otras funciones dentro del cuerpo, desde proveer materiales para conformar las estructuras de los tejidos corporales hasta contribuir a la absorción de otros de los nutrientes de nuestros alimentos.

Las vitaminas y los minerales se conocen también como *micronutrientes* porque sólo necesitamos cantidades pequeñas de los mismos; dicho de otro modo, no necesitamos consumirlos en exceso para que cumplan su función en nuestro cuerpo.

Los micronutrientes no nos brindan calorías ni energía, sino que su principal función es actuar como reguladores que intervienen en gran medida en todos los procesos necesarios para la subsistencia: la digestión, el movimiento muscular, la excreción de fluidos, la formación de tejido nuevo, la curación de heridas y la obtención de la energía provista por los carbohidratos, las grasas y las proteínas.

El sexto nutriente —el agua— tampoco provee calorías, pero es esencial para la vida. El agua cumple diversas funciones en el cuerpo, ya sea actuando como lubricante, eliminando los residuos de la sangre, transportando nutrientes y regulando la temperatura corporal. La mayoría de las personas podría sobrevivir varias semanas sin comida, pero nadie puede sobrevivir más de unos cuantos días sin agua. El cuerpo no la produce ni la almacena, y la que desechamos a diario a través del sudor, la orina o la respiración se debe reemplazar bebiéndola o consumiendo otros líquidos o alimentos que la contengan.

Lo ideal sería que la mayoría de la gente consumiera alimentos con una alta densidad de nutrientes, que es la medida de los nutrientes que obtenemos por cada caloría de alimento. Dicho de otro modo, los alimentos con una alta densidad de nutrientes nos proveen vitaminas, minerales y otras sustancias benéficas con un contenido calórico relativamente bajo. Por ejemplo, si quieres incrementar tu ingesta de calcio, podrías elegir entre comer helado o leche baja en grasa. ¿Preferirías una porción de helado que contiene más de trescientas cincuenta calorías o una taza de leche baja en grasa que tiene apenas cien calorías y provee casi el doble de calcio? Este ejemplo deja muy en claro cuál de los dos tiene una mayor densidad de nutrientes.

¿Qué hay de las calorías? ¿Cuántas debemos consumir?

Los hombres acostumbran enfocarse en las calorías para perder peso o mantener su peso, pero el total de calorías que cada persona requiere depende de factores como la edad, la estatura, el peso actual y el nivel de actividad física. Asimismo, hay enfermedades o deficiencias nutrimentales que influyen también en la cantidad de calorías que necesitamos consumir.

En el caso de hombres adultos, el rango de calorías diarias debe estar entre dos mil y tres mil; el rango inferior se recomienda a hombres sedentarios, mientras que el rango superior es preferible para hombres más activos. Conforme envejecemos, la velocidad a la que quemamos calorías disminuye de forma progresiva (sin importar nuestro sexo), por lo que las necesidades calóricas por lo general también se reducen. En el caso de hombres que quieren mantener su peso actual, los siguientes lineamientos sirven como referente de las necesidades calóricas según la edad y los niveles de actividad física:

Necesidades calóricas de los hombres según su edad y nivel de actividad física

Edad	Sedentario	Moderadamente activo	Activo
19–20	2,600	2,800	3,000
21–25	2,400	2,800	3,000
26–35	2,400	2,600	3,000
36–40	2,400	2,600	2,800
41–45	2,200	2,600	2,800
46–55	2,200	2,400	2,800
56–60	2,200	2,400	2,600
61–65	2,000	2,400	2,600
66–75	2,000	2,200	2,600
76 en adelante	2,000	2,200	2,400

Fuente: 2015–2020 Dietary Guidelines for Americans

Nota: La *vida sedentaria* implica únicamente la actividad cotidiana que se hace al ser una persona que vive de forma independiente; la *actividad moderada* incluye actividad física que equivale a caminar entre 2.5 y 5 km al día a una velocidad de entre 5–6.5 km/h, más las actividades cotidianas de la vida independiente; la *vida activa* implica realizar actividad física que equivalga a caminar más de 5 km al día a una velocidad de entre 5–6.5 km/h, más las actividades cotidianas de la vida independiente.

Simplificar las elecciones de alimentos con ayuda de los macronutrientes

Ahora que ya sabes qué son los macronutrientes y los micronutrientes, y que te has dado una mejor idea de cuáles son tus necesidades energéticas diarias, enfoquémonos en elegir los mejores alimentos posibles para llenarte de energía. Y la mejor forma de tomar decisiones inteligentes es categorizar los alimentos según su principal macronutriente: carbohidratos, proteínas y grasas.

Carbohidratos

La clave para elegir carbohidratos sanos radica en tomar en cuenta la fibra. Pocos estadounidenses comen suficiente fibra, a pesar de que las recomendaciones de ingesta diaria (de Estados Unidos) sugieren que los hombres deben consumir 38 gramos de fibra al día, que es más del doble de lo que acostumbramos ingerir (como 15 g de fibra). No escatimes con la fibra, que es la parte no digerible de los alimentos de origen vegetal (visualiza las tiritas que se desprenden del apio cuando lo partes o la cáscara comestible de algunas frutas). La fibra es esencial para protegernos de las cardiopatías, el cáncer y los problemas digestivos; y, dependiendo de si es soluble o indisoluble, también reduce el colesterol, ayuda a controlar el peso y regula los niveles de azúcar en la sangre.

Ingesta diaria recomendada de carbohidratos

Las pautas alimentarias para estadounidenses, publicadas por el Departamento de Salud de Estados Unidos, recomiendan que entre 45 y 65% del total de calorías diarias provenga de los carbohidratos. Si consumes dos mil calorías diarias, esto se traduce en entre 900 y 1,300 calorías provenientes de carbohidratos, o entre 225 y 325 gramos diarios, pues los carbohidratos contienen *cuatro* calorías por gramo. Algunos hombres quizá requieran menos carbohidratos, dependiendo de su estado de salud.

La fibra, que sólo se encuentra en alimentos de origen vegetal (es decir, frutas, verduras, leguminosas, semillas, frutos secos, cereales integrales), es un elemento que el cuerpo humano no puede digerir, por lo que pasa rápido por el tracto digestivo, casi intacto. ¡Pero esto es algo bueno! La fibra no digerida le da consistencia a las heces y ayuda a expulsarlas del cuerpo, junto con carcinógenos dañinos que estén en el tracto digestivo. Se ha demostrado que llevar una dieta alta en fibra disminuye el riesgo de desarrollar diversas enfermedades, incluyendo cardiopatías, diabetes, diverticulitis, estreñimiento y cáncer de colon.[2] El sistema digestivo humano depende de la fibra para barrer las partículas y compuestos que están en los intestinos delgado y grueso, y que podrían dañar nuestra salud.

Hablando de la salud del tracto digestivo, ¿sabías que esta parte del cuerpo alberga más o menos cien billones de bacterias de miles de especies distintas? Este ecosistema sumamente complejo que vive en armonía con nuestro cuerpo pesa como dos kilos. También se le conoce como flora o microbioma intestinal, y en la actualidad se le reconoce como un órgano adicional que es indispensable para la salud digestiva, pues contribuye a metabolizar y absorber los nutrientes, produce vitamina K y funge como barrera protectora que nos protege de infecciones intestinales, entre otras cosas. Las cepas de organismos dinámicos que prevalecen son distintas en cada persona, lo que significa que cada quien tiene su propio microbioma único e individual. Cada vez más estudios demuestran que esta comunidad de microbios intestinales interviene en la función inmune e influye en el riesgo de desarrollar cáncer, cardiopatías, artritis reumatoides y otras afecciones.[3]

Hora de mirarnos las entrañas

Para tener un microbioma intestinal saludable es indispensable procurarlo, ya que requiere que lo alimentemos de forma adecuada para que prevalezcan las bacterias benéficas. Si tus entrañas están contentas, tú lo estarás también. Y esto es lo que puedes hacer para ayudar a tu flora intestinal:

1. No abuses de los antibióticos que pueden aniquilar las bacterias benéficas.
2. Consume más alimentos fermentados. Las bacterias son organismos vivos que requieren alimento, además de que los alimentos fermentados favorecen la diversidad del ecosistema. Entre estos alimentos están el chucrut, los pepinillos, el miso, el yogurt griego y el kéfir.
3. Lleva una dieta alta en fibra:
    - Agrega leguminosas a tus ensaladas o sopas
    - Agrega fruta a tu plato de avena con yogurt
    - 24 almendras contienen 4 gramos de fibra
    - Una taza de chícharos contiene 9 gramos de fibra
    - Una taza de cebada contiene 6 gramos de fibra

La fibra desempeña un papel central en el fortalecimiento de la flora intestinal, pues las bacterias benéficas de la microbiota se alimentan de ciertos tipos de fibra presentes en frutas, verduras, frutos secos, semillas y cereales integrales. Por ejemplo, una de estas fibras es la inulina, que está presente en altas concentraciones en las cebollas, los espárragos y el ajo. Una vez que la fibra pasa del intestino delgado al grueso sin ser digerida, las bacterias empiezan a fermentarla. Mientras la consumen, esta fibra se descompone en otras sustancias. Y este proceso ayuda a disminuir la inflamación al tiempo que refuerza el recubrimiento intestinal, el cual es indispensable para evitar que las bacterias se filtren por ahí y lleguen al torrente sanguíneo, o que te provoquen distensión abdominal, gases o retortijones, por mencionar sólo algunos ejemplos.

Otra buena razón por la que comer más fibra contribuye a la salud intestinal es que, según investigaciones, la cantidad de distintas especies de bacterias que habitan en nuestro intestino varía de forma sustancial dependiendo de si llevamos una alimentación a base de plantas o a base de productos de origen animal. Después de apenas cuatro días de incrementar la ingesta de alimentos de origen vegetal con alto contenido de fibra, la actividad de las bacterias que fermentan la fibra aumenta, lo que disminuye el pH intestinal y refuerza la presencia de las bacterias benéficas. Por lo tanto, si te gusta la carne, mídete con las porciones y asegúrate de combinarla con una ensalada de hojas verdes y otras verduras.[4]

La fibra de los alimentos suele categorizarse como soluble o indisoluble. La fibra soluble hace justo eso: se disuelve en agua con facilidad y adquiere una consistencia gelatinosa. Este tipo de fibra es famosa por su capacidad para reducir los niveles de glucosa en la sangre y de colesterol, contribuir al manejo del peso y promover la salud del colon. La encontramos en la avena, la cebada, las legumbres, las manzanas y los cítricos. La fibra indisoluble no se disuelve en agua ni adquiere consistencia gelatinosa, así que tampoco se fermenta muy bien. Si quieres prevenir el estreñimiento y las hemorroides, y reducir el riesgo de cáncer de colon o de recto, la fibra indisoluble es la respuesta. La encontrarás en el arroz integral; las semillas; las frutas; verduras como la col, la zanahoria, las coles de Bruselas, así como en los cereales integrales. La mayoría de los alimentos que contienen fibra poseen una mezcla de fibra soluble e indisoluble.

Además de ser la principal fuente de energía del cuerpo (el cerebro requiere un suministro constante de glucosa que obtiene a partir de la descomposición de otros carbohidratos), los alimentos ricos en fibra son esenciales para mantener un peso corporal saludable, así que veamos más de cerca su composición para que decidas cuáles consumir a diario:

Alimentos con alto contenido de fibra		
Fruta	**Tamaño de la porción**	**Fibra total (gramos)**
Frambuesas	1 taza	8
Pera	1 mediana	6
Manzana (con cáscara)	1 mediana	4.5
Plátano (banana)	1 mediano	3
Naranja	1 mediana	3
Fresas	1 taza	3
Vegetables	**Tamaño de la porción**	**Fibra total (gramos)**
Ejotes cocidos	1 taza	9
Brócoli	1 taza	5
Hojas de nabo hervidas	1 taza	5
Coles de Bruselas	1 taza	4
Papa al horno (con cáscara)	1 mediana	4
Maíz dulce (elote amarillo) hervido	1 taza	3.5
Coliflor cruda	1 taza, picada	2
Zanahoria cruda	1 medium	1.5
Cereales	**Tamaño de la porción**	**Fibra total (gramos)**
Espagueti integral, cocido	1 taza	6
Cebada perla cocida	1 taza	6
Hojuelas de salvado	3/4 taza	5.5
Quinoa cocida	1 taza	5
Muffin de salvado de trigo	1 mediano	5
Avena (no instantánea)	1 taza	5
Palomitas de maíz (sin grasa)	3 tazas	3.5
Arroz integral cocido	1 taza	3.5
Pan de trigo integral	1 rebanada	2

Legumbres, frutos secos y semillas	Tamaño de la porción	Fibra total (gramos)
Guisantes cocidos	1 taza	16
Lentejas cocidas	1 taza	15.5
Semillas de chía	30 gramos o 2 cucharadas	10
Edamame	1/2 taza	6
Frijoles negros de lata	1/2 taza	5
Frijoles rojos de lata	1/2 taza	5
Almendras	1/2 taza	4
Garbanzos de lata	1/2 ctazap	4
Pistaches sin cáscara	1/4 taza	3
Semillas de girasol	1/4 taza	3
Nueces de Brasil	6 nueces	2
Semillas de calabaza	1/4 taza	2
Nueces de Castilla	1/4 taza	2

Fuente: Nutritiondata.self.com

Proteínas

Quizá las mujeres sientan más antojo de carbohidratos, pero los hombres estamos enamorados de las proteínas. Nos obsesionan las cantidades, la calidad y la fuente de nuestras proteínas, y seguimos religiosamente dietas que se basan en cantidades colosales de este nutriente. ¿Por qué? Porque consideramos que la proteína es la clave para tener un cuerpo atlético, fuerte y lleno de vitalidad. Pero ¿en serio las proteínas son la respuesta a nuestras inquietudes corporales?

Las proteínas son nutrientes extraordinarios y versátiles. Su nombre proviene del griego *proteos*, que significa "de primordial importancia", y sí que lo son, ya que están compuestas de aminoácidos que cumplen muchas funciones en el cuerpo. Hay veinte aminoácidos distintos; el cuerpo humano produce once de ellos, pero los otros nueve (también conocidos como aminoácidos esenciales) debemos obtenerlos de los alimentos. La proteína merece ese nombre porque desempeña un papel central en nuestra configuración y funcionamiento, desde ayudar a sanar heridas hasta crear enzimas, anticuerpos y hormonas;

transportar lípidos, vitaminas, minerales y oxígeno; mantener el equilibrio entre fluidos y electrolitos, y participar en la coagulación de la sangre para evitar que nos desangremos. Y eso no es todo: también es un componente esencial de los dientes, los huesos, la piel, los tendones, los músculos, el cartílago, los vasos sanguíneos y otros tejidos del cuerpo que son esenciales para el buen funcionamiento de nuestro organismo.

¿Es buena idea comer mucha proteína?

Aunque a muchos hombres les preocupa consumir suficiente proteína, la realidad es que casi ninguno de nosotros sufre de una deficiencia de este macronutriente. Por lo regular, lo consumimos en grandes cantidades, sobre todo si practicamos deporte. A fin de cuentas, genera saciedad —lo que ayuda a perder peso— y nos ayuda a aumentar y preservar nuestra masa muscular. De hecho, los músculos contienen como 40% del volumen total de proteínas del cuerpo, lo que ha provocado que mucha gente crea que para tener músculos más grandes es indispensable ingerir mucha proteína. Pero este nutriente no agranda los músculos por sí solo ni por arte de magia. La mejor forma de aumentar la masa muscular es comer cantidades adecuadas de proteína *y* forjarse el hábito de hacer sesiones semanales de entrenamiento de resistencia. En esas circunstancias, la proteína que obtenemos de los alimentos se vuelve esencial para la recuperación y reconstrucción muscular posteriores al entrenamiento.

La dosis diaria recomendada de proteínas para los adultos está en el rango de entre 10 y 35% del total de calorías.[5] Las investigaciones demuestran que comer más proteínas que ésas no brinda beneficio alguno.[6] De hecho, llevar una dieta alta en proteínas puede provocar ciertos desequilibrios nutricionales, pues quienes a diario y a toda hora llenan su plato de proteínas rara vez dejan espacio para otros alimentos de alta calidad que el cuerpo requiere para funcionar de forma adecuada, como frutas y verduras (que ayudan a combatir enfermedades), grasas saludables y cereales integrales (que contribuyen a la buena digestión y la pérdida de peso). Si le das prioridad a algún macronutriente por encima de otro, corres el riesgo de sufrir deficiencias de algún nutriente esencial. Por ejemplo, si 60% de tu dieta son proteínas y sólo 20% son grasas y 20% son carbohidratos, privarás a tu cuerpo de cantidades suficientes de vitaminas B, fibra y energía adicional que por lo regular obtendrías con una dieta balanceada.

Recomendaciones para la ingesta de proteínas

- Las proteínas deben representar entre 10 y 35% del total de calorías diarias, según las recomendaciones estatales.
- La dosis diaria recomendada es de 0.8 gramos de proteína por kilogramo de peso corporal. Por ejemplo, si pesas 70 kg, tu dosis diaria recomendada es de aproximadamente 57 gramos de proteína al día.
- Es posible que los hombres mayores requieran entre 1 y 1.2 gramos de proteína por kilogramo de peso para preservar su masa muscular.
- Los atletas de alto rendimiento pueden beneficiarse de comer entre 1.2 y 1.4 gramos de proteína por kilogramo de peso.
- Los fisicoculturistas pueden beneficiarse de comer entre 1.2 y 1.7 gramos de proteína por kilogramo de peso.

Fuente: Academia Estadounidense de Nutrición y Dietética, Dietitians of Canada y el Colegio Americano de Medicina Deportiva

También podríamos dejar de enfocarnos en la *cantidad* y prestarle más atención al *horario* en el que consumimos proteínas. El cuerpo humano no almacena las proteínas, a diferencia de los carbohidratos y las grasas. Por ende, una vez que obtiene lo que necesita, el resto de la proteína la usa como energía o la almacena como grasa. El exceso de carbohidratos se almacena en los músculos o en el hígado como glicógeno, y, una vez que esas reservas se llenan, el resto se guarda en el tejido adiposo (la grasa corporal). La grasa dietética excedente que el cuerpo no puede aprovechar en un momento específico también termina en el tejido adiposo. Todo esto refleja que el cuerpo no tiene espacio de sobra para guardar proteínas necesarias para cumplir diversas funciones, y por eso las investigaciones confirman que no es buena idea atiborrarse de proteína en una sola comida para tratar de aumentar la masa muscular. La mejor forma de asegurarte de tener cantidades suficientes de proteína a lo largo del día es distribuyendo las cantidades que vas a ingerir a diario en las distintas comidas y colaciones.

¿Recuerdas aquello de que las proteínas están compuestas por aminoácidos, y que estos son los bloques necesarios para la formación de músculo? Un grupo de científicos observó que comer entre 25 y 30 gramos de proteína en cada comida, y entre 10 y 15 gramos de proteína en las colaciones, permite que a lo largo de todo el día el cuerpo tenga a su alcance los aminoácidos que requiere. En lugar de reducir las fuentes de proteína del desayuno o el almuerzo (que son momentos en los que por lo regular comemos 10 y 20 gramos de proteína, respectivamente), y comer el resto en la cena (cuando por lo regular comemos 60 gramos o más de proteínas), divide la ingesta de proteínas de forma más equilibrada para aprovechar los aminoácidos de la mejor forma posible. Esos mismos investigadores observaron que quienes comían 350 gramos de carne de ternera (como 85 gramos de proteína) no obtenían más beneficios musculares que quienes comían 120 gramos de carne (29 gramos de proteína), que es más o menos una porción del tamaño de la palma de la mano.[7] La proteína adicional de ese filete de 350 gramos (o de cualquier otro alimento que contenga más de 30 gramos de proteína) terminará acumulada en el tejido adiposo y no en los músculos.

Los adultos mayores sí pueden beneficiarse de comer un poco más de proteína (bien distribuida a lo largo del día) para preservar sus músculos, pues el envejecimiento conlleva la pérdida de masa muscular, lo que se conoce como sarcopenia. Después de los cincuenta años, perdemos de 0.5 a 2% del total de masa muscular cada año. Y esta pérdida de masa muscular asociada al envejecimiento puede empezar incluso antes si se conjuga una baja ingesta de proteínas con inactividad física. Por eso es importante incluir en cada comida una porción de 120-150 gramos de alguna fuente de proteína de alta calidad (una porción del tamaño de la palma de la mano) para llenar el tanque de proteínas.

Incorpora a la dieta proteínas de alta calidad

Las proteínas de alta calidad provienen de alimentos de origen animal como la ternera, las aves, el pescado, el cerdo, el cordero, los huevos, la leche y el queso. Los alimentos de origen animal contienen los nueve aminoácidos esenciales en la proporción adecuada para cubrir las necesidades del cuerpo, ya que están compuestos de sangre, hueso y tejido muscular, igual que nosotros. No obstante, hay una única fuente de proteínas de origen vegetal que también contiene los nueve aminoácidos: los frijoles de soya.

Los veganos pueden llevar una dieta a base de plantas que sea muy saludable y que contenga la cantidad de proteínas recomendada. Entre las mejores fuentes de proteínas vegetales están los productos de soya, las lentejas, los frijoles, los cereales, los frutos secos y las semillas. Sin embargo, debes saber que las proteínas de estos alimentos están contenidas en paredes celulares vegetales, lo que dificulta que el cuerpo acceda a ellas y las digiera. Aunque las proteínas de origen vegetal no contienen los nueve aminoácidos esenciales, siempre y cuando los veganos incluyan diversas fuentes de proteína vegetal a lo largo de todo el día, cubrirán sus necesidades de forma adecuada sin desarrollar deficiencias.

Alimentos ricos en proteínas		
Alimento	**Tamaño de la porción**	**Cantidad total de proteínas (gramos)**
Huevo	1 huevo grande	7
Queso cottage	1/2 taza	12
Yogurt griego	1/2–1 taza	15–20
Queso	30 gramos	6–10
Leche	1 taza	8
Atún, salmón, fletán o trucha	120 gramos	22–27
Pavo o pollo	120 gramos de pechuga	25
Carnes rojas (ternera, cerdo o cordero)	120 gramos	25–30
Frutos secos (depende de cada uno)	30 gramos	2–6
Frijoles cocidos	1/2 taza	10
Lentejas cocidas	1/2 taza	12
Guisantes cocidos (chícharos)	1/2 taza	12
Tofu	1/2 taza	10
Edamame	1/2 taza	11

Fuente: Nutritiondata.self.com

Grasas

Algo en lo que casi todos los hombres coincidimos es que la grasa hace que la comida sepa mejor. La grasa es una cosa muy especial, desde la tersura y el exquisito sabor del helado de leche hasta el sabor único del aceite de oliva en las ensaladas y el olor del tocino friéndose en la sartén.

Pero… un minuto, ¿no se supone que debemos eliminar las grasas de la dieta? ¿No se supone que la grasa es malísima para la salud? No necesariamente. De hecho, las grasas son nutrientes valiosos y necesarios, pero al final depende de la calidad y la cantidad que consumamos.

Al igual que los carbohidratos y las proteínas, las grasas contienen calorías que nos dan energía, pero en general contienen más del doble que aquellos macronutrientes: las grasas proveen nueve calorías por gramo, mientras que los carbohidratos y las proteínas proveen cuatro calorías por gramo. Por eso es que las dietas altas en grasas pueden provocar aumento de peso.

No obstante, las grasas contribuyen a la salud porque son la principal forma de energía que almacenamos y un componente esencial de las membranas celulares. Además, necesitamos comer grasas para absorber ciertas vitaminas; mantener la piel hidratada; regular la temperatura del cuerpo; proteger los huesos, órganos y nervios; sentirnos saciados por más tiempo, y producir estrógeno y testosterona. De hecho, la composición del cerebro humano es 60% grasa.

¿Cómo elegir grasas saludables?

Durante años nos han transmitido el mensaje de que debemos comer menos grasas, pero recientemente las cosas dieron un vuelco y ahora sabemos que no todas las grasas son malas. De hecho, comer grasas saludables y de buena calidad promueve la buena salud, en lugar de afectarla. Dicho de otro modo, la alimentación balanceada no implica eliminar las grasas por completo. La meta es obtener entre 20 y 35% del total de calorías diarias de grasas saludables y menos de 10% de las calorías diarias de grasas poco saludables. Pero veamos cuál es cuál.

Grasas poco saludables: grasas saturadas y grasas trans. Las grasas saturadas suelen mantenerse sólidas a temperatura ambiente y por lo regular son de origen animal y provienen del cerdo, la res, las aves y los lácteos, además de estar presentes en mucha comida chatarra. Asimismo, una alta ingesta de grasas saturadas se asocia con niveles más elevados de colesterol LDL, que es el colesterol malo que tapa las arterias y provoca problemas cardiovasculares.

Las grasas trans son grasas diseñadas por la industria alimenticia que sirven para reemplazar los aceites por grasas sólidas a través de un proceso llamado hidrogenación. Por ende, si en la lista de ingredientes encuentras algo descrito como "hidrogenado" o "parcialmente hidrogenado", ese alimento contiene grasas trans. Las grasas trans son incluso peores que las saturadas, pues aumentan el riesgo de cardiopatías al disminuir el colesterol HDL (el colesterol bueno) e incrementar los niveles de colesterol LDL (el malo). La buena noticia es que en 2015 la FDA declaró que las grasas trans no eran seguras para consumo humano.[8] Gracias a eso, aunque alguna vez fueron ubicuas en los supermercados y estaban en todas partes, desde las pizzas congeladas hasta el sustituto de crema para café y las palomitas de microondas, cada vez es menos común encontrarlas.

Alimentos ricos en grasas saturadas y grasas trans	
Grasas saturadas (procura que representen menos de 10% de las calorías que ingieres a diario)	**Grasas trans (procura que representen 0% de las calorías que ingieres a diario)**
• Leche entera • Crema • Helado • Quesos hechos con leche entera • Carnes como ternera, aves con piel, cerdo y cordero • Embutidos (tocino, salchichas y otras carnes frías) • Mantequilla y margarina • Aceites tropicales (coco y palma) • Pasteles, galletas y panes dulces • Pizzas, tartas, hamburguesas, tacos y algunos tipos de sándwich	• Margarinas • Galletas y pasteles • Papas a la francesa • Aros de cebolla fritos • Donas

Fuenta: Nutrition Concepts and Controversies

Grasas saludables: grasas monoinsaturadas y poliinsaturadas (ácidos grasos omega-3). Se ha observado que las grasas monoinsaturadas contribuyen a disminuir el riesgo de cardiopatías porque reducen las cantidades de colesterol total y de colesterol LDL, al tiempo que incrementan o mantienen los niveles de colesterol HDL. También son capaces de mejorar el funcionamiento de los vasos sanguíneos, regular los niveles de insulina y controlar los niveles de glucosa en la sangre.

Las grasas poliinsaturadas son otro tipo de grasa saludable que están presentes sobre todo en aceites de origen vegetal, nueces y pescados. Los ácidos grasos omega-3 son un tipo de grasa poliinsaturada que provee muchos beneficios a la salud, pues contribuye al buen funcionamiento del cerebro y el sistema nervioso, disminuye los niveles de colesterol y con eso promueve la salud cardiaca, nos protege del síndrome del ojo seco y disminuye los niveles de inflamación en el cuerpo. Hay tres diferentes tipos de ácidos grasos omega-3:

- **ALA (ácido alfa-linolénico).** Está presente en aceites de origen vegetal como el de canola, en frutos secos como las nueces de Castilla, en semillas como la linaza y en alimentos a base de soya.
- **DHA (ácido docosahexaenoico).** Se encuentra principalmente en pescados y mariscos.

- **EPA (ácido eicosapentaenoico).** Se encuentra principalmente en pescados y mariscos.

El cuerpo humano es incapaz de producir ácidos grasos omega-3, así que debemos obtenerlos de los alimentos. A continuación encontrarás una lista de buenas fuentes naturales de omega-3 y de alimentos fortificados con omega-3, como huevos, leche y bebidas de soya. El cuerpo es capaz de convertir el ALA de los alimentos en DHA y en EPA, pero sólo en cantidades limitadas. Si no consumes suficientes alimentos que contengan omega-3 y crees que quizá sea útil tomar un suplemento, discútelo con tu médico antes de tomar cualquier decisión.

Alimentos ricos en grasas monoinsaturadas, poliinsaturadas y ácidos grasos omega-3		
Grasas monoinsaturadas	**Grasas poliinsaturadas**	**Ácidos grasos omega-3**
• Frutos secos (almendras, nueces de la India, nueces pecanas, pistaches y nueces de macadamia) • Aceite de oliva, canola y cacahuate • Aguacate • Mantequillas de frutos secos (como de almendra o maní) • Aceitunas	• Nueces de Castilla • Semillas de girasol y linaza • Aceites de maíz, soya, girasol y cártamo	• Salmón • Arenque • Sardinas • Trucha de agua dulce • Caballa del Atlántico o del Pacífico • Nueces de Castilla • Semillas de linaza • Semillas de chía • Semillas de cáñamo • Huevos (si las gallinas llevan una dieta alta en omega-3)

Fuente: Nutrition Concepts and Controversies

Ideas fáciles para incluir más grasas saludables en la dieta

Incluir suficientes grasas saludables en la dieta no tiene que ser algo complicado, poco apetitoso ni desgastante. He aquí algunas recomendaciones para incorporarlas a la alimentación diaria con facilidad:

- Combina frutos secos, semillas, cereales secos y frutas deshidratadas como tentempié.
- Usa margarina en lugar de mantequilla, pero asegúrate de que en la etiqueta diga que tiene 0 gramos de grasas trans.

- Opta por un puñado de frutos secos en lugar de una bolsa de papas fritas o frituras.
- Añade semillas de chía, cáñamo o linaza al yogurt griego, los tentempiés horneados o el cereal integral del desayuno.
- Agrega frutos secos a las ensaladas y aderézalas con aceite de oliva y vinagre.
- De postre, opta por una ensalada de frutas en lugar de un helado.
- Agrega aguacate a los batidos o a las ensaladas, o úntalo en el pan tostado en lugar de mantequilla.

Diez alimentos que potencian la salud de los hombres

Ya que tienes una idea más clara de lo que conlleva una dieta nutritiva, quiero traer a colación un tema muy importante: los superalimentos. No importa si consideras que los siguientes son superalimentos o no, pero lo que sí es un hecho es que hay ciertos alimentos que resaltan por lo mucho que contribuyen a nuestra salud. Aunque hay docenas de alimentos que no están en esta lista y que también son benéficos, los siguientes diez se llevan las palmas:

1. **Pescados grasos.** Si te preocupa la salud de tu corazón, opta por pescados grasos como salmón, atún, fletán (halibut), trucha de agua dulce y sardinas, todos los cuales tienen un alto contenido de omega-3. ¿Quieres reducir tus niveles de triglicéridos, tu presión arterial o tu riesgo de embolia? Asegúrate de comer cada semana dos o tres porciones de 85 gramos de pescado a la parrilla o al horno.
2. **Moras y cerezas.** Siempre debes tener algún tipo de moras en tu cocina, ya sean arándanos, fresas, frambuesas, zarzamoras y otros frutos rojos, pues están llenos de antioxidante y es probable que contribuyan a reducir el riesgo de desarrollar cáncer, además de que mejoran la concentración y la memoria. Las cerezas frescas tienen altas cantidades de antocianinas y bioflavonoides, sustancias que ayudan a aliviar el dolor de la artritis, la gota y hasta los músculos adoloridos por el ejercicio. Estos mismos componentes pueden aliviar un poco las migrañas y eliminar los subproductos del estrés oxidativo para ralentizar el envejecimiento. ¿Te cuesta trabajo conciliar el sueño? ¡Come cerezas frescas! Contienen melatonina, la cual ayuda a regular el ciclo circadiano del cuerpo.
3. **Salsa de tomate fresca.** Los tomates tienen altas cantidades de un fitoquímico llamado licopeno, el cual está más biodisponible cuando el tomate está cocido o procesado en forma de salsa o pasta de tomate.

4. **Carnes rojas magras.** Tienen muchas proteínas, hierro, zinc y vitamina B2, además de un aminoácido llamado leucina que es esencial para desarrollar músculos. La clave está en elegir cortes magros de res, que pueden venderse como *filetes o solomillo* (también cortes de *sirloin*). Una porción de 85–110 gramos (del tamaño de la palma de tu mano) dos veces por semana es más que suficiente.
5. **Chocolate amargo.** ¿Chocolate? Sí, pero sólo chocolate amargo con un porcentaje de cacao de cuando menos 70% o más. El cacao contiene flavonoides, que es un nutriente antioxidante de origen vegetal. Los flavanoles, que son el principal tipo de flavonoide del cacao y el chocolate, tienen la capacidad de contribuir a la salud vascular al reducir la presión arterial, mejorar el flujo de sangre al cerebro y el corazón, y hacer menos pegajosas las plaquetas para favorecer la coagulación correcta.
6. **Verduras naranjas y hortalizas de hoja verde.** ¡Los superalimentos por excelencia! Los colores llamativos del camote (batata), la zanahoria, los pimientos, la espinaca, el kale y la acelga, por mencionar sólo algunas, deben estar en tu carrito de compras todas las semanas. Las verduras naranjas son una extraordinaria fuente de betacaroteno, luteína y vitamina C, todo lo cual contribuye a reducir el riesgo de cáncer de próstata. Las hortalizas de hoja verde también protegen la próstata y aportan luteína y zeaxantina, nutrientes necesarios para prevenir las cataratas y la degeneración macular asociada al envejecimiento.
7. **Ciruelas pasas, higos y dátiles.** *¡La tríada perfecta! Las ciruelas pasas* suelen usarse como laxantes y se considera incluso que son más eficaces que el psyllium para combatir el estreñimiento porque contienen sorbitol, un azúcar natural que atrae la humedad hacia el tracto digestivo para suavizar las heces y favorecer el movimiento intestinal. Además, son ricas en manganeso —mineral que nos protege del daño de los radicales libres— y en hierro —mineral necesario para llevar oxígeno al cuerpo y fortalecer el sistema inmune—. Los higos, una de las frutas más ancestrales, contiene mucha fibra (cuatro higos proveen 5 gramos de fibra), así como una dosis saludable de potasio (240 mg) que contribuye a disminuir la presión arterial y prevenir las cardiopatías y los accidentes cerebrovasculares. Los dátiles, por su parte, también son ricos en potasio y fibra, además de contener magnesio —mineral esencial para el fortalecimiento de los huesos— y cobre —indispensable para la producción de glóbulos rojos.

8. **Leche y yogurt griego.** El pasillo de los lácteos es el ideal para encontrar alimentos que contribuyan a la formación de músculos. Al igual que la carne roja, la leche y el yogurt griego contienen leucina, lo que los convierte en excelentes fuentes de proteína (8 gramos por taza de leche y entre 10 y 20 gramos por taza de yogurt). El yogurt griego también contiene cultivos de bacterias vivas, lo que refuerza el microbioma intestinal y mantiene bien afinado el sistema digestivo.
9. **Cereales ancestrales.** ¿Ya te hartaste de comer arroz y pastas integrales? Es hora de echarles un vistazo a los cereales ancestrales, como son el amaranto, el *teff*, el farro, el farik (*frike, freekeh*), el trigo sarraceno y los granos de trigo. Este tipo de cereales son una excelente fuente no sólo de energía, sino también de proteínas, fibra, calcio, magnesio, hierro, potasio y zinc. Y en gran medida son muy nutritivos porque se comercializan de forma integral, con las tres partes del grano intacto: salvado, germen y endospermo.
10. **Almendras, nueces de Castilla y pistaches.** Una dosis diaria de frutos secos también contribuirá a salvarte de ciertas enfermedades. Un estudio realizado por la Escuela de Salud Pública de Harvard demostró que quienes comían un puñado de estos frutos secos al día tenían menos riesgo de desarrollar cardiopatías y cáncer.[9] ¿Buscas un alimento que te llene de energía para hacer ejercicio? Los frutos secos son la respuesta, pues además contribuyen a la pérdida de peso y a reducir la presión arterial. En su mayoría tienen cantidades sustanciales de grasas benéficas, vitamina E, magnesio, selenio, fibra y proteína, y entre sus virtudes está que mejoran los niveles de colesterol, aceleran el metabolismo y favorecen la salud oftálmica. También puedes optar por nueces de la India, nueces de Brasil, avellanas o cacahuates (maní).

Cinco alimentos que dañan la salud de los hombres

Digamos que ya eres el gran varón que se ejercita tres veces por semana, no fuma y, en términos generales, mantiene la calma cuando las cosas se complican. Básicamente llevas un estilo de vida bastante saludable que debería ayudarte a evitar la mayoría de las enfermedades crónicas.

Pero hay una cosa que estás pasando por alto… una buena alimentación. En lugar de consumir alimentos llenos de nutrientes vitales —como antioxidantes, vitaminas, minerales y fibra—, le entras con ganas a las hamburguesas y las papas a la francesa… ¡y ya no puedes seguirlo disimulando!

He aquí una lista de los cinco alimentos más comunes de los que solemos abusar, pero que en realidad deberíamos evitar a toda costa o comer con muchísima moderación:

1. **Comida chatarra/alimentos hiperprocesados.** Llevar una dieta constante de frituras, hamburguesas, embutidos, donas, galletas y toda clase de alimentos azucarados, con un alto contenido de sodio y grasa, no le viene bien a nadie, sin importar tu edad, género o nivel de actividad física. Estos menjurjes hiperprocesados pueden arruinarte la vida, ya que aumentan el riesgo de cardiopatías, ciertos tipos de cáncer, hipertensión, obesidad y diabetes. Tal vez en tus años mozos podías comerlos sin que te causaran muchos problemas, pero hoy en día el exceso de embutidos, grasas poco saludables y alimentos con exceso de sodio te pasan factura a la primera de cambio. Este tipo de alimentos engordan de inmediato, afectan la digestión y causan aletargamiento y falta de energía.
2. **Sopas instantáneas.** La sopa hecha con ingredientes naturales es muy saludable, pero las sopas instantáneas hiperprocesadas traen demasiado sodio, lo que favorece la hipertensión. Aunque son convenientes, económicas y fáciles de preparar, no poseen muchos nutrientes ni proveen suficientes vitaminas o minerales.
3. **Carnes grasosas y procesadas.** Si bien el tocino y un buen filete jugoso son cosas exquisitas, le pasan factura a la salud. Consumir demasiadas carnes grasosas, como tocino, cortes grasosos, embutidos, pollo frito y pescado rebosado conlleva ingerir muchísimas grasas poco saludables, sodio y calorías innecesarias. La mayoría de estas carnes no sólo contiene grasas saturadas que son malas para la salud, sino que para procesarlas o curarlas se añade sal o humo, lo que incrementa el riesgo tanto de cardiopatías como de desarrollar cáncer de colon. En 2015, el Centro Internacional de Investigaciones sobre el Cáncer de la OMS dio a conocer que las carnes procesadas son carcinógenas para los humanos.[10] Además, las carnes procesadas aportan un exceso de calorías que en los hombres suele acumularse como grasa visceral dañina.
4. **Alcohol.** Nadie dice que no puedas beber una cerveza, una copa de vino o un trago de whiskey. Lo importante es hacerlo con moderación, lo que para los hombres se traduce en no más de dos bebidas al día, pues beber más que eso puede provocar aumento de peso y enfermedades crónicas. Según el Instituto Estadounidense de Abuso de Alcohol y Alcoholismo, hay varios trastornos asociados con el consumo excesivo de alcohol, incluyendo cirrosis hepática, cáncer de hígado, pancreatitis, cánceres de cabeza y cuello, hipertensión y algunos trastornos psicológicos.

5. **Comida rápida.** Recurrir con frecuencia al consumo de comida rápida hace que se dispare hasta el cielo la ingesta de sodio, grasas y calorías. La mayoría de las hamburguesas contienen entre 50 y 100% de los requerimientos diarios recomendados de sodio y todas las grasas saturadas para ese día y los que siguen. El exceso de sodio provoca retención de fluidos y aumento de la presión arterial, mientras que las grasas saturadas aumentan el riesgo de cardiopatías. En términos de calorías, una típica hamburguesa con papas fritas y refresco aporta más de novecientas calorías, que es casi la mitad de los requerimientos calóricos diarios de un hombre promedio.

¿Cómo se lee la etiqueta de "Información nutricional"?

Ahora ya sabes por qué es importante limitar la ingesta de alimentos con alto contenido de grasas dañinas, azúcares y sal, así como aumentar la ingesta da alimentos con alto contenido de grasas saludables, fibra, proteína y otros nutrientes. Pero ¿cómo decidir qué es bueno para ti a la hora de ir al supermercado? Los alimentos procesados traen una etiqueta de "Información nutricional" (también llamada "Declaración nutrimental" o "Datos de nutrición") que revela qué contiene lo que te vas a comer. ¿No sabes cómo interpretarlo? No te preocupes, que a continuación te lo explicaré:

- **Tamaño de la porción.** Las cantidades de los nutrientes que se muestran en la etiqueta se refieren a la cantidad de nutrientes por porción. Es decir, si la etiqueta dice que el paquete contiene seis porciones, pero el tamaño de la porción es de una taza, y tú comes dos tazas en lugar de una, habría que duplicar cada una de las cifras de nutrientes.
- **Calorías.** ¿Quieres bajar de peso? Compara el contenido calórico de los alimentos.
- **% del valor diario recomendado.** El valor diario recomendado se basa en recomendaciones nutricionales para dietas de 2,000 calorías diarias (como se indica en la parte inferior de la etiqueta), pero quizá tú necesites más o menos que eso. No obstante, permite comparar y evaluar el contenido calórico y de nutrientes de cada alimento. Un valor de 5% o menos se considera bajo, así que procura elegir alimentos con bajo contenido de grasas saturadas, grasas trans, colesterol y sodio. Un valor de 20% o más se considera elevado, lo que significa que es una buena fuente de ese nutriente. Procura que las cifras de vitaminas, minerales y fibra sean elevadas.

Información nutricional

Porciones por envase: alrededor de 6

Tamaño de la porción 1 taza (140g)

Cantidad por porción

Calorías 170

	% valores diarios recomendados*
Grasa total 8g	**10%**
Grasas saturadas 3g	**15%**
Grasas trans 0g	
Colesterol 0mg	**0%**
Sodio 5mg	**0%**
Carbohidratos totales 22g	**8%**
Fibra dietética 2g	**7%**
Azúcares totales 16g	
Incluye 8 g de azúcares añadidos	**16%**
Proteína 2g	
Vitamina D 0 mcg	**0%**
Calcio 20 mg	**2%**
Hierro 1 mg	**6%**
Potasio 240 mg	**6%**

*El % de los valores diarios recomendados está basado en una dieta de 2,000 calorías e indica qué cantidad de cada nutriente se obtiene con una porción del alimento como parte de una dieta diaria.

- **Grasas saturadas y grasas trans.** Para reducir el riesgo de cardiopatías, busca productos con cantidades muy bajas de grasas saturadas y que no contengan grasas trans.
- **Colesterol.** Los lineamientos relativos al consumo de colesterol cambiaron recientemente, así que no hay límites recomendados.
- **Sodio.** Opta por alimentos bajos en sodio (es decir, con menos de 140 mg por porción).
- **Carbohidratos totales.** Cualquier alimento que tenga azúcares, almidones, azúcares de alcohol y/o fibra contendrán carbohidratos.

- **Fibra.** Elige alimentos que tengan al menos 3 gramos de fibra por porción.
- **Azúcares totales.** El total de azúcares representa los azúcares que se encuentran de forma natural en el producto y los que se le añaden.
- **Azúcares añadidos.** Son los azúcares que no están presentes de forma natural en el alimento, sino que se le añaden. Pueden ser azúcar mascabado, melaza, concentrado de jugo de fruta y jarabe de maíz alto en fructosa. Elige alimentos que casi no tengan azúcares añadidos. El exceso de azúcares provoca aumento de peso y dispara los niveles de glucosa en la sangre.

¿Qué hay de los suplementos alimenticios para hombres?

Los suplementos alimenticios son muy populares, y, curiosamente, entre sus principales consumidores están los hombres. Según una encuesta sobre suplementos alimenticios realizada a consumidores en 2019 por el Consejo de Nutrición Responsable de Estados Unidos, la principal razón por la que 73% de los hombres consumen suplementos es para mejorar su salud y bienestar en general. Esa misma encuesta observó que, de los hombres que toman suplementos alimenticios, 78% toma multivitamínicos, 42% usa suplementos herbales o botánicos, y 38% usa suplementos para mejorar el desempeño deportivo.[11]

Sin embargo, ¿es bueno tomar suplementos? En la mayoría de las circunstancias, no. Los alimentos siempre deben ser nuestra principal fuente de nutrientes. Llevar una dieta balanceada, llena de alimentos de verdad que podamos oler, degustar y masticar es la mejor forma de alimentar el cuerpo. Los suplementos en realidad sólo complementan, no sustituyen, pues no pueden replicar todos los nutrientes y los beneficios de los alimentos de verdad, como las frutas y las verduras. Los alimentos de verdad son complejos y contienen una amplia variedad de micronutrientes y sustancias protectoras, como antioxidantes, que ayudan a ralentizar el envejecimiento de las células y los tejidos. Además, ciertos alimentos se complementan entre sí y aportan una nutrición mucho mayor que por separado, lo que se conoce como *sinergia alimenticia*, que es cuando los nutrientes de los alimentos hacen equipo para brindar más beneficios de los que brindarían por sí solos. Y los suplementos alimenticios no tienen este efecto; sólo se ha observado al comer alimentos de verdad.

Para ser sinceros, la mayoría de los hombres que toma suplementos ya practica hábitos saludables, como ejercitarse, dormir bien, cuidar su peso, no fumar y llevar una dieta balanceada. Por ende, no es necesario que agreguen más nutrientes en forma de suplemento para mejorar aún más su salud, pues los suplementos no son la panacea que cura todos los males.

Antes de tomar cualquier suplemento, pregúntate: "¿De verdad lo necesito? ¿Es seguro consumirlo?" Primero lo primero: los suplementos alimenticios son supervisados por la FDA de Estados Unidos, pero sus normas de regulación son distintas a las de los alimentos y medicamentos convencionales. Los fabricantes de suplementos no están obligados a demostrar que su consumo es seguro antes de sacarlos al mercado. Sin embargo, si se demuestra que son peligrosos una vez que están al alcance del público, entonces la FDA puede retirarlos y restringir su venta.

Si estás pensando si debes tomar un suplemento alimenticio o herbal, primero pregúntale a tu médico de cabecera qué opina al respecto. O, de preferencia, consulta a un nutriólogo capacitado que te ayude a evaluar tu alimentación antes de iniciar cualquier régimen suplementario.

Las siguientes tablas te servirán como guía para determinar si de verdad te vendría bien tomar algún suplemento, pues la mayoría de los hombres no los necesita.

Posibles beneficios y efectos secundarios de los suplementos de vitaminas y minerales

Vitamina o mineral	Dosis diaria recomendada para hombres	Razonamiento para tomarlo	Posibles beneficios	Posibles efectos secundarios dañinos
Vitamina D	• 600 UI hasta los setenta años • 800 UI a partir de los setenta y un años	• Muchos adultos tienen deficiencia de vitamina D, lo que aumenta el riesgo de enfermedades crónicas • Hay pocas fuentes dietéticas naturales	• Compensa la baja ingesta de esta vitamina • Puede disminuir el riesgo de algunos cánceres, incluyendo el de próstata • Mejora la salud ósea	• Daño renal o cardiaco • Formación de cálculos renales • Acumulación de calcio en los vasos sanguíneos y tejidos blandos

Vitamina o mineral	Dosis diaria recomendada para hombres	Razonamiento para tomarlo	Posibles beneficios	Posibles efectos secundarios dañinos
Calcio	• 1000 mg hasta los setenta años • 1200 mg a partir de los setenta y un años	• No se consume lo suficiente • La deficiencia de este nutriente aumenta el riesgo de debilidad ósea y osteoporosis en hombres	• Ayuda a construir y preservar huesos fuertes • Puede proteger del cáncer, la diabetes y la hipertensión • Contribuye a la pérdida de peso	• Estreñimiento • Dolor de huesos • Debilidad muscular • Menor absorción de hierro y zinc • Cálculos renales • Cáncer de próstata
Vitamina C	• 90 mg a partir de los diecinueve años	• Prevenir y tratar resfriados comunes • Prevenir cardiopatías, osteoartritis y arrugas	• Puede reducir la duración de los resfriados • Puede reducir el riesgo de cánceres de estómago, colon y pulmón • Puede ralentizar la progresión de la degeneración macular	• Puede causar diarrea y cólicos estomacales • Las dosis elevadas favorecen la sobrecarga de hierro, y se dañan los tejidos
Vitamina B12	• 2.4 mcg a partir de los diecinueve años	• Para adultos mayores y con problemas digestivos que afectan la absorción de vitamina B12 • Para tratar la deficiencia que presentan algunos veganos	• Para tratar y prevenir la demencia • Para controlar los niveles elevados de homocisteína y prevenir cardiopatías • Puede darte energía y mejorar el desempeño atlético	• El cuerpo sólo absorbe lo que necesita; cualquier excedente se expulsa en la orina • Posibles interacciones con algunos medicamentos

Continúa en la siguiente página

Vitamina o mineral	Dosis diaria recomendada para hombres	Razonamiento para tomarlo	Posibles beneficios	Posibles efectos secundarios dañinos
Ácido fólico (versión sintética del folato presente en los alimentos)	• 400 mcg a partir de los diecinueve años	• Consumo insuficiente de alimentos ricos en folato, como hortalizas de hoja verde	• Mejora la salud cardiaca • Reduce el riesgo de desarrollar ciertos cánceres • Disminuye la depresión • Aumenta el conteo de espermatozoides	• En dosis elevadas puede provocar náuseas, distensión abdominal, gases y problemas para dormir • Puede interferir con medicamentos para la epilepsia • Puede enmascarar una insuficiencia peligrosa de vitamina B12
Multivitamínicos		• Convenientes • Económicos • Buen apoyo para una alimentación deficiente	• Pueden prevenir deficiencias • Pocos efectos secundarios, salvo que se abuse de ellos	• Las dosis elevadas pueden aumentar el riesgo de cáncer de próstata • No hay evidencia contundente de que sean útiles

Suplementos de aceite de pescado

Desde hace décadas, los médicos recomiendan suplementos de aceites de pescado que contengan ácidos grasos omega-3 que nos protegen de cardiopatías y accidentes cerebrovasculares, algunos tipos de cáncer, artritis y otras afecciones. Como ya mencioné, una de las mejores fuentes de omega-3 son los pescados grasos, los cuales contienen DHA y EPA. Si comes pescado al menos dos veces por semana, es probable que no necesites suplementarlo con aceite de pescado.

Si casi nunca comes pescados grasos o frutos secos y semillas (con alto contenido de ALA), sí podrías beneficiarte de los suplementos de aceite de pescado. Sin embargo, antes de comprar el primero que se te ponga enfrente, consúltalo con tu médico. No hay evidencia contundente de que el aceite de pescado contribuya a la salud cardiaca. Un estudio realizado en 2018 observó que los suplementos de omega-3 no servían para reducir la incidencia de infartos, accidentes cerebrovasculares o muerte por cardiopatía entre hombres de mediana edad sin factores de riesgo de cardiopatía conocidos.[12] Otro estudio de 2013 observó que no aportan beneficio alguno a gente con factores de riesgo de cardiopatía.[13] Pero he aquí el detalle: al observar a los subgrupos que no comían pescado, los resultados sugerían que el consumo de suplementos de aceite de pescado sí reducía su riesgo de problemas cardiovasculares. ¿Cuál es el veredicto entonces? Si el médico te lo receta, en especial para reducir tus niveles de triglicéridos, sigue sus instrucciones. Si no comes pescado ni mariscos, quizá te beneficiaría en algo tomar un suplemento de aceite de pescado. Pero, de nueva cuenta, antes que nada consúltalo con tu médico.

Suplementos de selenio

En 1996, un grupo de investigación reportó que el selenio parecía reducir el riesgo de cáncer de próstata. Sin embargo, otros estudios no fueron tan concluyentes, lo que puso en tela de juicio ese supuesto beneficio del selenio. Finalmente, un ensayo internacional de 2009 sobre el consumo de suplementos de selenio y vitamina E, solos o combinados, observó que ninguno de los dos nutrientes aportaba beneficios para prevenir el cáncer de próstata.[14]

Suplementos herbales: ¿salvación o peligro?

¿Qué tendría de malo tomar un suplemento herbal? Es algo "natural", y además usamos hierbas en la cocina, así que deben ser inofensivos, ¿no? ¡No! ¡Ten cuidado! Los suplementos herbales no suelen ser tan seguros ni tan confiables como parecen, sobre todo si tienes ciertas afecciones o tomas ciertos medicamentos. Estos remedios se publicitan como "curas" casi mágicas, pero pueden conllevar muchos peligros.

Regla número uno: si vas a tomar un suplemento herbal, avísale a tu médico. Cuando les pregunto a mis pacientes qué medicamentos toman, les pido que incluyan cualquier suplemento herbal, porque muchos hombres deciden usar suplementos herbales para tratar la disfunción eréctil o darle un empujón a su vida sexual. Pero hasta los remedios "naturales" pueden tener interacciones negativas. He aquí algunos de los suplementos herbales más comunes que podrían tener efectos negativos en tu salud:

- **Epimedium (también conocida como hierba de cabra en celo o yin yang huo).** Esta hierba, convenientemente conocida como la "de la cabra en celo", se usa desde tiempos inmemoriales en China para tratar la disfunción eréctil. Contiene una sustancia llamada icariína que funciona de forma similar al sildenafilo (Viagra). Aunque pueda tener ciertos efectos benéficos, como reducir la fatiga o el dolor articular, los efectos secundarios dañinos superan sus virtudes: sangrado nasal, mareos e interacción con ciertos medicamentos. Piénsalo dos veces antes de tomar este suplemento.
- **Yohimbina.** Antes de que existieran el sildenafilo y medicamentos similares, algunos doctores recetaban yohimbina para la disfunción eréctil, pues favorece el flujo de sangre hacia el pene. Este potenciador sexual sudafricano tiene cierto potencial para tratar la impotencia, pero ha generado ciertas inquietudes porque al parecer puede provocar aumento de la presión arterial, ansiedad, insomnio, sudoraciones, dolores de cabeza y alteraciones cardiacas.
- **Ginseng.** Históricamente se han usado dos variedades de ginseng para tratar la disfunción eréctil: el Panax y el ginseng rojo coreano. Se cree que sus virtudes radican en que mejora la síntesis del óxido nítrico. La principal desventaja del ginseng rojo coreano es que no ha sido aprobado por la FDA como tratamiento para la disfunción eréctil, además de que puede interferir con algunos medicamentos y potenciar los efectos de la cafeína.
- **DHEA (deshidroepiandrosterona).** Esta hormona se convierte de forma natural en testosterona y estrógeno, lo que contribuye a aliviar algunas causas de la disfunción eréctil. Como ya sabes, la testosterona es esencial para tener una libido sana y un funcionamiento sexual normal. Puesto que los hombres que sufren de disfunción eréctil suelen tener niveles bajos de testosterona, se observan ciertas mejorías cuando se les brinda una terapia de reemplazo de testosterona. Sin embargo, este suplemento de venta libre puede causar problemas como acné, caída del cabello y supresión de la glándula pituitaria, además de que se desconoce qué tan seguro es su uso por periodos prolongados.
- **Ginkgo biloba.** Este famoso suplemento herbal se suele usar para mejorar la memoria y contrarrestar la demencia, pero no posee grandes virtudes para tratar la disfunción eréctil, a pesar de que muchos hombres la toman con este fin. De hecho, la mayoría de los médicos afirma que no sirve de mucho. Además, tiene un efecto anticoagulante que hace que sea especialmente riesgoso combinarlo con medicamentos que cumplen esa misma función.

En términos generales, mejor piénsalo siempre dos veces antes de adquirir algún suplemento herbal. En la mayoría de los casos es una pérdida de dinero que puede poner en riesgo tu salud. Lo ideal es que tu médico y tú busquen juntos la solución más segura para mejorar tu vida sexual y tu salud en general. Además de la nutrición, el ejercicio es esencial para alcanzar ambas metas, como veremos en el siguiente capítulo.

RESUMEN

- Es más probable que los hombres que con frecuencia eligen alimentos saludables a lo largo de su vida gocen de una buena salud.
- La ingesta diaria adecuada de macronutrientes y micronutrientes le dará a tu cuerpo lo que requiere para desempeñar distintas funciones.
- Elegir alimentos con alta densidad de nutrientes es esencial para obtener vitaminas, minerales y otras sustancias benéficas con una carga calórica relativamente baja.
- Los carbohidratos deben ser nuestra primera elección para obtener energía y fibra adecuada. Comer a diario entre 30 y 38 gramos de fibra mantiene sana a la flora intestinal y promueve la buena salud intestinal, ayuda a reducir los niveles de glucosa y colesterol en sangre, contribuye a controlar el peso y promueve la salud del colon.
- La proteína es esencial para desempeñar una amplia gama de funciones corporales, desde sanar heridas hasta producir enzimas, anticuerpos y hormonas. Las proteínas de los alimentos también son indispensables para la recuperación después del ejercicio y el desarrollo de masa muscular. Añadir fuentes de proteína magra de alta calidad a nuestra alimentación diaria es esencial para cubrir las necesidades de los hombres.
- Las grasas no sólo le dan mejor sabor a la comida, sino que elegir sabiamente las grasas que consumimos es crucial para mantener sana la piel, regular la temperatura del cuerpo, estar saciados por más tiempo y producir estrógeno y testosterona.
- Ciertos alimentos, como los pescados grasos, las cerezas y la salsa de tomate fresca, se conocen como *superalimentos* y son especialmente benéficos para los hombres porque contribuyen a mejorar la salud cardiaca y disminuir el estrés oxidativo, además de que aportan licopeno, un fitoquímico bueno para la salud de la próstata.

- Todos los hombres, independientemente de su edad y nivel de actividad física, deben evitar los alimentos poco saludables, como los embutidos, las frituras, el exceso de alcohol y la comida rápida.
- La etiqueta de información nutrimental es una herramienta muy valiosa que hay que saber interpretar para comparar alimentos y elegir las mejores opciones.
- Si crees que necesitas un suplemento alimenticio (de vitaminas o minerales) o un suplemento herbal, consúltalo primero con tu médico de cabecera para conocer bien sus posibles beneficios o efectos secundarios dañinos.

CAPÍTULO 10

El movimiento es tu mejor aliado

¿Eres un hombre de acción? ¿Te gusta ejercitarte, entrenar y tener una buena condición física? Estar en forma es una de las principales claves para llevar una vida sana y longeva. Tal vez no te interese vivir muchos años tanto como tener una buena calidad de vida. Si es así, ¡excelente! Aunque no hay garantía de cuántos cumpleaños celebrarás, la actividad física te permitirá tener un cuerpo más esbelto y fuerte, más energía, menos probabilidades de desarrollar enfermedades relacionadas con el envejecimiento y una vida sexual satisfactoria durante toda tu vida. No está mal recibir todo esto a cambio de unas cuantas horas de ejercicio regular cada semana.

Los humanos estamos hechos para movernos. Pasar largos periodos de tiempo sentados y encorvados frente a un escritorio, trasladándonos hacia el trabajo o hacia la casa, o viendo televisión durante horas está acabando con nuestra salud. Nunca des por sentada tu capacidad para moverte. De niños éramos muy activos y corríamos, brincábamos, trepábamos árboles y jugábamos a la pelota sin parar. Era agradable movernos con frecuencia. Pero quizá llegue el día —si no es que ya llegó— en que levantarse de la cama será un suplicio porque sientes el cuerpo agarrotado y adolorido después de años de evitar moverte.

El movimiento es bueno, así que dale espacio en tu vida. Si eres una persona activa, le mandas al cerebro el mensaje de que estás vivo, de que estás bien, de que te importa cuidarte. Pero ¿qué es exactamente lo que pasa dentro del cuerpo cuando nos movemos? He aquí algunas de las recompensas inmediatas que recibirás al ejercitarte:

Mejora significativamente el ánimo y la actitud

Visualiza el ejercicio como una pastillita para la felicidad. El ejercicio es la mejor medicina natural para combatir la tristeza, el miedo y el dolor, y así es como funciona: al entrenar, el cerebro percibe el ejercicio como estrés, y el cuerpo entra en modalidad de lucha o huida. En ese momento, el cuerpo libera las famosas "hormonas de la felicidad", llamadas endorfinas. Conforme se trasladan por el cuerpo, fungen como analgésicos que interactúan con los receptores cerebrales para disminuir la percepción del dolor. La liberación de endorfinas es consecuencia de la interacción de sustancias químicas cerebrales llamadas neurotransmisores. Los receptores neuronales a los que se adhieren las endorfinas son los mismos a los que se adhieren algunos analgésicos; sin embargo, a diferencia de ciertos analgésicos como la morfina, cuando las endorfinas del cuerpo activan esos receptores no se genera una adicción o dependencia.

Otro de los beneficios inmediatos del ejercicio es el "éxtasis del corredor", el cual es producido por otros neurotransmisores: la serotonina y la dopamina. La serotonina, que se produce en el cerebro cuando hacemos ejercicio cardiovascular regular, disminuye la depresión y la hostilidad, y mejora el comportamiento afable.[1] La dopamina, por su parte, mejora el estado de ánimo y la memoria a largo plazo.[2] Ambos neurotransmisores estimulan emociones placenteras en el cerebro, lo que probablemente contribuye a generar la sensación positiva y eufórica que renueva y revitaliza tu visión de la vida. Ahora bien, ¿no te gusta correr? ¡No importa! Puedes obtener esos mismos efectos positivos con una caminata enérgica, jugando tenis, nadando, andando en bicicleta o participando en otra actividad deportiva que disfrutes y que te haga sentir bien a nivel mental.

Evita que los músculos se atrofien

Una cualidad particular del ejercicio es que evita que los músculos se pongan muy rígidos o se atrofien. ¿Por qué se atrofian los músculos? Una de las razones más comunes es la inactividad prolongada. Por ejemplo, pasar días y semanas sentado frente a un escritorio atrofia los músculos. Cuando estás sentado, las caderas están flexionadas, lo que hace que los músculos de la parte frontal de la cadera (los flexores) se acorten y los músculos de la parte trasera (los glúteos) se alarguen. Encima de todo, trabajar frente a una computadora hace que los músculos del pecho (los pectorales) se acorten, y los músculos de la espalda alta (los romboides) se alarguen. Con el paso del tiempo, esto puede causar desequilibrios musculares, pues los músculos acortados se "atrofian" y los músculos alargados se debilitan. Por eso mucha gente tiene tan mala postura (es decir, los hombros redondeados hacia el frente y los glúteos planos). No obstante, mantenernos activos y en movimiento, haciendo, por ejemplo, breves estiramientos durante el día, incrementa el flujo sanguíneo y cambia el estado estático de los músculos por un estado de mucha actividad. Conforme te mueves y el flujo sanguíneo incrementa, los músculos inactivos entran en calor y se relajan. Esta liberación de tensión también permite estirar los músculos con más facilidad al terminar un entrenamiento, lo que ayuda a alargarlos y optimiza su funcionamiento.

Reduce la presión arterial

No hay duda alguna de que el ejercicio es esencial para disminuir la presión arterial. Tras consultar a tu médico, realizar actividades como nadar, andar en bicicleta, caminar a buen paso o trotar puede ayudar a reducir la presión arterial de forma significativa. Conforme envejecemos, las arterias se endurecen, lo que restringe el flujo sanguíneo, y el corazón tiene que esforzarse más para que la sangre pase por esas arterias inflexibles, lo que provoca hipertensión. El ejercicio libera hormonas que ayudan a hacer más flexibles los vasos sanguíneos, lo que, a su vez, previene el aumento de la presión arterial.

Le da un empujón instantáneo al metabolismo

El ejercicio es una de las mejores formas de quemar calorías, ya que acelera el metabolismo. Tan pronto empiezas a moverte, aumenta el ritmo cardiaco, empiezas a respirar más profundo y tus músculos se activan para convertirte en una máquina para quemar calorías. Ahora bien, el ejercicio no sólo activa los músculos, sino también el cerebro. El movimiento regular ayuda al cerebro a liberar sustancias que contribuyen a que sigas quemando calorías incluso después de terminar el entrenamiento, ya sea entre dos horas y dos días después. Sin embargo, para mantener el ritmo metabólico elevado, es indispensable seguir una rutina de ejercicio regular.

Fortalece la creatividad

Si de pronto sientes que tu creatividad está estancada, dedica más tiempo a ejercitarte. Los fanáticos del acondicionamiento físico no me dejarán mentir: el ejercicio tiene un efecto muy significativo en la función cerebral. Las investigaciones indican que el ejercicio regular también mejora el pensamiento creativo. Además de favorecer la reproducción de las neuronas en el hipocampo y mejorar la memoria, hasta una caminata enérgica ayuda a la gente a producir ideas nuevas, mentalidad que persiste una vez concluido el entrenamiento.[3] Ejercitarse con frecuencia mejora tanto el pensamiento divergente como el convergente, los cuales son componentes centrales del pensamiento creativo. El pensamiento divergente implica idear varias soluciones para un mismo problema, mientras que el pensamiento convergente implica pensar en una sola solución para un problema.[4] Para fortalecer aún más tu lado creativo, ejercítate en exteriores, pues pasar tiempo en contacto con la naturaleza también conlleva beneficios cognitivos.[5]

¿Cuánto ejercicio hacer?

Aunque no soy entrenador personal ni fisiólogo del ejercicio, el ejercicio es un tema que me apasiona. A diario, algún paciente me pregunta cuánto ejercicio debe hacer para mejorar su salud. Es la pregunta del millón de dólares, pues no es nada sencillo contestarla. Idealmente, las recomendaciones de ejercicio deberían ser personalizadas y tomar en cuenta capacidades personales, historial médico previo y hábitos y estado de salud actuales. Y eso es justo lo que trato de hacer cuando me hacen esta pregunta. Mi meta es darles a mis pacientes la mejor respuesta posible para que se activen a nivel físico, pues no deja de sorprenderme que menos de una cuarta parte de la población estadounidense cumple con los lineamientos nacionales de actividad física recomendada.[6]

Procuro encaminar a mis pacientes y aconsejarles que se apeguen a los consejos incluidos en los nuevos lineamientos publicados en noviembre de 2018 en la *Physical Activity Guidelines for Americans.*[7] El Departamento de Salud y Servicios Humanos de Estados Unidos coordinó la investigación que recomienda estos lineamientos con fundamento científico, respaldados también por la Asociación Cardiaca Estadounidense. Estos lineamientos evidencian los beneficios incuestionables de la actividad física, además de esbozar la cantidad y el tipo de actividad física que se recomiendan para las distintas poblaciones del país, según su edad.

Estas recomendaciones afirman que los adultos deben aspirar a hacer al menos 150 minutos (2.5 horas) semanales de actividad aeróbica moderada. Esto incluye hacer caminatas enérgicas, bailar, andar en bicicleta o trotar. Para los individuos a los que les gustan actividades más vigorosas —como correr, nadar o jugar tenis o raquetbol—, la recomendación semanal es de 75 minutos (1.3 horas). ¿No estás seguro si estás haciendo ejercicio moderado o intenso? ¡Haz la prueba de la conversación! En el caso de ejercicio moderado, deberías poder mantener una deberías poder conversar, mas no poder cantar, mas no poder cantar. Si haces ejercicio vigoroso, sólo podrás enunciar unas cuantas palabras antes de quedarte sin aliento.

El punto es que cualquier tipo de movimiento o de ejercicio es bueno, pero hacer más es mejor. No obstante, la realidad es que para algunos hombres es difícil hacerse tiempo para realizar una caminata enérgica durante media hora o ejercitarse en el gimnasio. Por eso, los nuevos lineamientos recomiendan realizar varias sesiones de entre cinco y diez minutos a lo largo del día. En lugar de usar el ascensor, sube por las escaleras. Camina mientras hablas por teléfono. Organiza juntas laborales de pie. Haz saltos de tijera o lagartijas o salta la cuerda durante los comerciales televisivos. Cualquiera de estos movimientos veloces y fáciles de hacer marcan la diferencia a la larga.

¿Y si hace años que no te ejercitas? Bueno, no eres el único; la vida es complicada, el tiempo se pasa volando y de pronto el abdomen de acero se vuelve de peluche (o quizá nunca tuviste abdomen de acero). Si necesitas reiniciarte en el ejercicio o tienes más de sesenta y cinco años, hazlo de forma gradual. Los profesionales médicos recomendamos usar una intensidad relativa más que la intensidad absoluta como guía para determinar qué es para ti la actividad moderada o vigorosa. Por ejemplo, evalúa cuánto esfuerzo requiere cierta actividad; digamos que, en una escala del 0 (estar sentado) al 10 (quedarte sin aliento), el ejercicio moderado se definiría como un cinco o seis, mientras que la actividad vigorosa representaría un siete u ocho. Dependiendo de tu condición física actual, hasta el tai chi o el yoga (que por lo regular se consideran ejercicios leves según una escala de intensidad absoluta) podrían contar como actividad moderada o intensa. Con el paso de las semanas y los meses, ve aumentando de forma gradual la intensidad y la duración de las sesiones. Mientras forjas el hábito de hacer actividad física de forma regular, recuerda que hasta la actividad ligera es mejor que no hacer nada.

Es mejor consultar a tu médico antes de iniciar cualquier programa de ejercicio si sientes que pierdes equilibrio, si tomas medicamentos que te provocan mareos o somnolencia, o tienes enfermedades crónicas o de alto riesgo, como cáncer, cardiopatías, hipertensión o diabetes.

Los cuatro tipos de ejercicio que debes incluir en tu rutina

El ejercicio es bueno para todos, y basta con una sola sesión de actividad para beneficiarse de mejorías en la presión arterial; en los niveles de ansiedad, azúcar en la sangre y colesterol; en la calidad del sueño, y en ciertas funciones cognitivas. Además, se ha demostrado que el ejercicio constante ayuda a disminuir la incidencia de cardiopatías, diabetes tipo 2, demencia, depresión, ciertos cánceres y muerte por cualquier causa. Hasta los huesos se fortalecen al tiempo que te sientes mejor con tu imagen corporal, alcanzas un peso más saludable y tu calidad de vida en general mejora.

La actividad física no es una panacea, pero casi toda la gente puede beneficiarse si se mueve más a diario, sin importar su edad, peso, condición física o estado de salud actual. Un editorial del *Journal of the American Medical Association* lo resume a la perfección: "Múltiples estudios demuestran que la reducción más sustancial del riesgo de desarrollar trastornos como enfermedad coronaria se suscita incluso hasta con los niveles más bajos de actividad" (es decir, si se pasa de no hacer actividad alguna a hacer un poco de actividad), y que "se puede disminuir el riesgo de enfermedades y discapacidad con tan sólo empezar a moverse".[8] Lo más importante es que el ejercicio sea divertido; si encuentras algo que disfrutes, ni siquiera te parecerá pesado.

En resumen, sabemos que el ejercicio y la actividad física son buenos para la salud. Pero ¿qué tipos de ejercicio debemos incluir? Para ser una persona en forma y con buena condición física, es necesario incluir estos cuatro componentes esenciales:

1. Flexibilidad
2. Fuerza muscular
3. Resistencia muscular
4. Resistencia aeróbica o cardiorrespiratoria

Si quieres ser capaz de cumplir con las exigencias de la vida diaria, necesitas ejercitar todo el cuerpo. Piénsalo así: si sólo te enfocaras en tratar, pero nunca levantaras pesas, tu resistencia aeróbica sería extraordinaria, pero no podrías decir lo mismo de tu fuerza muscular. O, si priorizas la fuerza y la resistencia muscular, así como el ejercicio cardiovascular, pero rara vez haces estiramientos ni procuras mejorar tu flexibilidad, en algún momento se te dificultará agacharte para recoger algo del suelo o bajarte del auto sin sentir rigidez en la espalda baja o las piernas. Por eso, lo mejor que puedes hacer para alcanzar tu mejor estado físico es combinar actividades físicas que ejerciten las cuatro áreas.

Flexibilidad

La mayoría de los hombres suele ignorar la flexibilidad, uno de los cuatro componentes del acondicionamiento físico. No obstante, es una parte esencial. La flexibilidad determina nuestro rango de movimiento; es decir, qué tanto podemos agacharnos y estirar los músculos y los ligamentos. Sin una buena flexibilidad, hasta las tareas cotidianas se vuelven difíciles. Eso no significa que tengas que ser capaz de hacer un *split* sin esfuerzo, sino que tener rígidos los músculos, los tendones y los ligamentos restringe el movimiento de las articulaciones. Si tienes poca flexibilidad, con el tiempo enfrentarás el predicamento de no poder agacharte con facilidad para atarte las agujetas, dar zancadas al caminar o estirarte para sacar cosas del auto. Mejorar la flexibilidad también reduce el riesgo de sufrir lesiones, desgarres musculares y dolor en los tendones durante el ejercicio.

Basta con dedicar entre diez y quince minutos al día a hacer estiramientos para mejorar la flexibilidad de forma sustancial y poder moverte con más facilidad. ¿No sabes cómo mejorar tu flexibilidad? No pasa nada: a continuación encontrarás algunos de los mejores estiramientos existentes para trabajar el cuerpo entero. Hazlos con ambos lados del cuerpo, sobre un tapete (si quieres), y realiza a diario entre una y cinco series de entre quince y treinta segundos de duración.

Estiramiento de cuádriceps

Estira el cuádriceps, el músculo largo de la parte frontal del muslo.

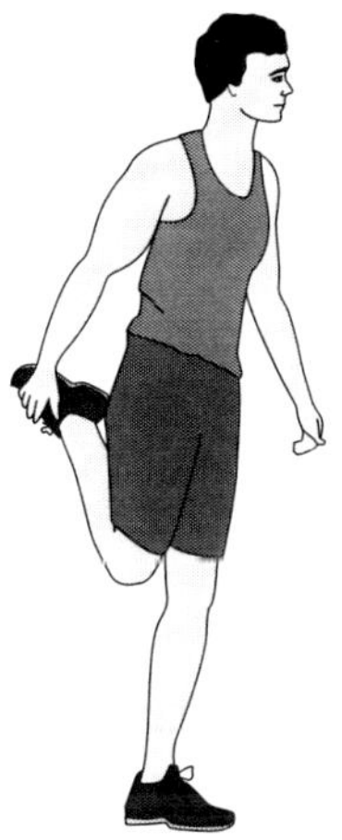

Párate erguido y flexiona una pierna hacia atrás. Agarra el empeine y jala el pie hacia los glúteos tanto como sea posible, mientras la rodilla flexionada está paralela a la rodilla estirada. Empuja la cadera hacia el frente para profundizar el estiramiento. Si lo necesitas, apóyate en una pared para no perder el equilibrio. Repite con la otra pierna.

Estiramiento cruzado del tendón de la corva

Estira la parte trasera del muslo para preservar la flexibilidad y laxitud de esos músculos; mejora la postura y disminuye el dolor de la espalda baja.

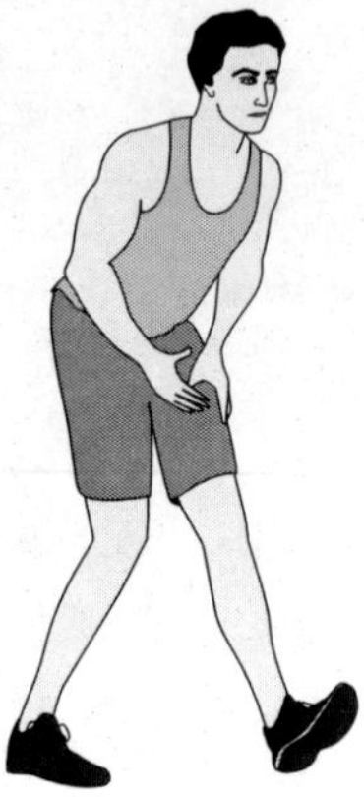

De pie, flexiona una rodilla y extiende la otra pierna hacia el frente, como quince centímetros por delante de la pierna flexionada, con el tobillo en el suelo y los dedos de los pies apuntando hacia arriba. Flexiona la cadera, sin encorvar la espalda. Baja el pecho hasta que sientas que se estira la parte trasera de la pierna flexionada y sostén la posición durante diez segundos o más. Repite con la otra pierna.

Estiramiento de mariposa

Mejora la flexibilidad del cuádriceps y los flexores de cadera; libera la tensión en la espalda baja y las caderas.

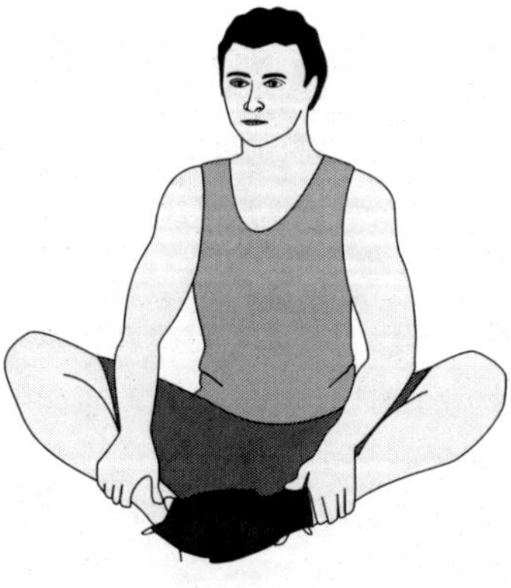

Siéntate con la espalda erguida y las rodillas flexionadas de modo que las plantas de los pies se toquen. Tómate los tobillos con las manos y presiona las rodillas hacia abajo con los codos para profundizar el estiramiento.

Estiramiento "ojo de la aguja"

Alivia la incomodidad; disminuye el agarrotamiento muscular y aumenta la movilidad de la cadera.

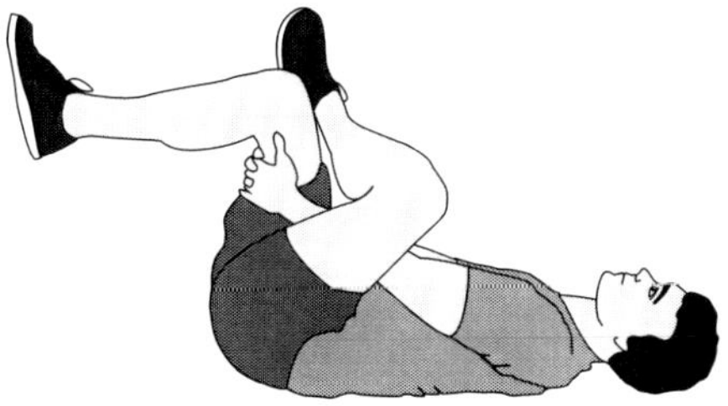

Recuéstate de espaldas, con las rodillas flexionadas y la planta de los pies en el suelo. Abraza la rodilla izquierda y jálala hacia el pecho. Coloca el tobillo izquierdo sobre el muslo derecho. Alza el pie derecho, y luego entrelaza las manos por debajo del muslo derecho. Con las manos, jala el muslo derecho hacia el pecho mientras exhalas, con los pies en flex. Vuelve a la posición inicial y repite del otro lado.

Estiramiento de pecho y hombros

Aumenta la flexibilidad y el rango de movimiento en el pecho; disminuye el dolor en los hombros durante el movimiento y ayuda a mejorar la postura de la parte superior del cuerpo.

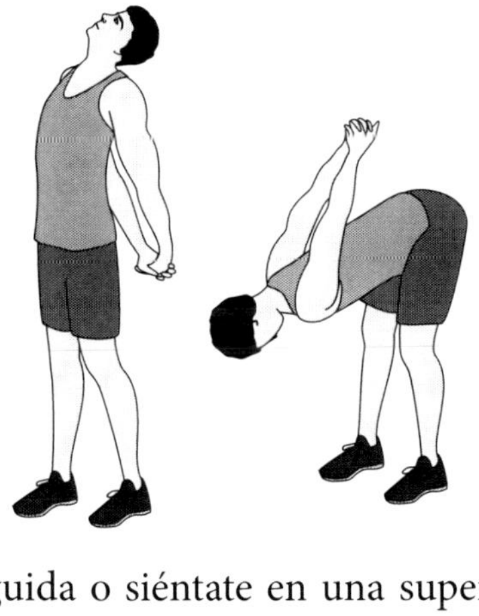

Párate con la espalda erguida o siéntate en una superficie para que tus piernas queden flexionadas en un ángulo de noventa grados. Agárrate las manos detrás de la espalda y mantén los brazos extendidos. Alza las manos hacia el cielo para estirar el pecho y los hombros. Luego, flexiona la cadera hacia adelante, con la cabeza apuntando hacia los pies, y las manos entrelazadas apuntando hacia el techo. Regresa a la posición inicial y repite.

Estiramiento del flexor de cadera

Estira los flexores de cadera, lo cual es esencial para quienes pasan mucho tiempo sentados.

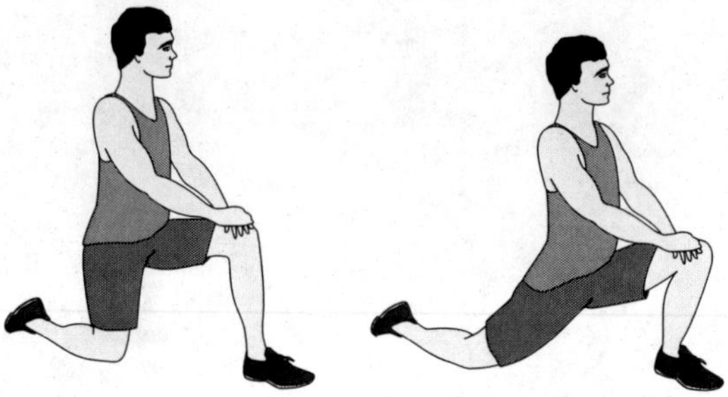

Ponte de rodillas. Alza la rodilla derecha para formar un ángulo de noventa grados y planta el pie izquierdo en el suelo. Exhala e inclínate hacia el frente hasta que sientas que se estiran los flexores de cadera y la parte alta del muslo. La rodilla izquierda no debe rebasar la punta de los pies. La rodilla derecha y los dedos del pie derecho deben permanecer en el suelo durante el estiramiento. Mantén la posición durante treinta segundos. Regresa a la posición inicial y repite del otro lado.

Gusanos

Estira el tendón de la corva, las pantorrillas y la espalda baja; mejora la flexibilidad y el flujo sanguíneo.

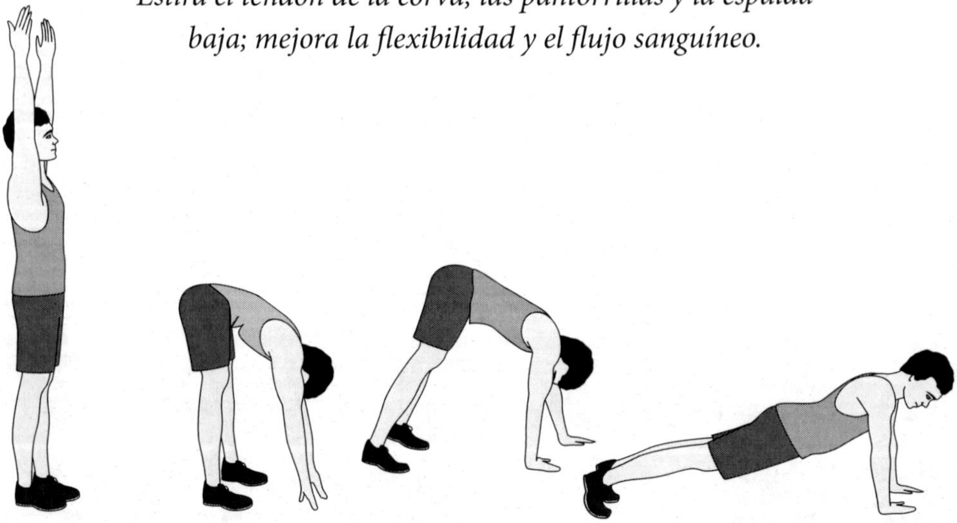

De pie, flexiona las caderas y lleva las manos hacia los pies, hasta tocar el sueño, sin flexionar las rodillas. Si no alcanzas el suelo, flexiona las rodillas ligeramente. Tan pronto pongas las manos en el suelo, avanza con ellas hacia el frente de forma alternada hasta llegar a la posición de plancha. Debes tener las piernas estiradas y mantener paralelas las piernas, la cabeza, los hombros y las caderas. Empieza a caminar con las manos hacia atrás mientras empujas las caderas hacia el techo y bajas los talones hacia el suelo (como imitar el movimiento de un gusano). Mantén las piernas estiradas tanto como sea posible. Vuelve a la posición inicial y repite nueve veces.

Flexión lateral de pie

Sirve de calentamiento para preparar el músculo serrato (que rodea las costillas).

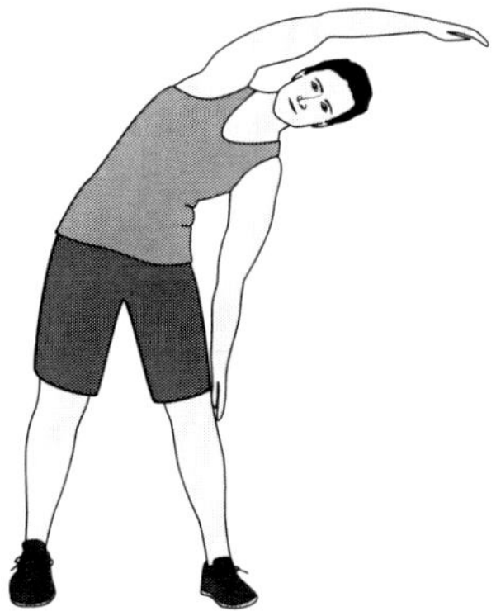

Párate de pie, con las piernas abiertas a la altura de las caderas. Alza el brazo izquierdo por encima de la cabeza y mantén la mano derecha al costado. Tensa los abdominales (imagina que jalas el ombligo hacia la columna) y flexiona la cintura hacia el costado derecho mientras bajas la mano derecha hacia el piso. Mantén la posición unos segundos y luego regresa despacio a la posición inicial. Repite del otro lado. Haz diez repeticiones por lado.

Posición del bebé contento

Abre las caderas, estira las ingles, descomprime y estira la columna vertebral, relaja la mente y libera estrés.

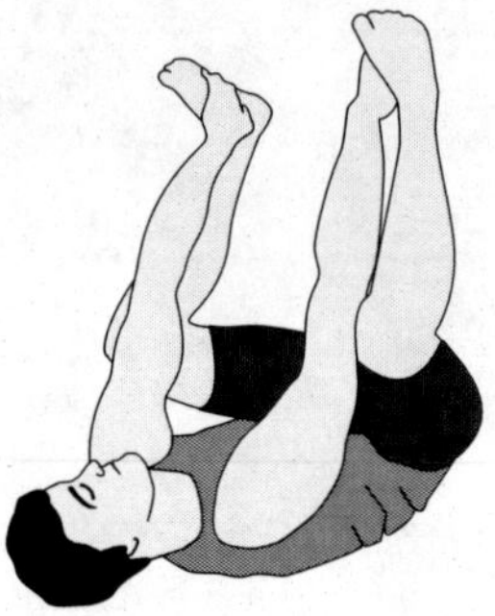

Recuéstate boca arriba. Exhala y lleva las rodillas hacia el vientre. Inhala y agarra la parte externa del pie con las manos. Abre las rodillas un poco más allá del torso y jálalas hacia las axilas. Alinea los tobillos con las rodillas, de modo que tus espinillas queden perpendiculares al suelo. Jala las puntas de los pies hacia el suelo para estirar la planta, mientras empujas el talón hacia el techo y jalas los pies hacia abajo para crear resistencia. Sostén la posición durante diez respiraciones, cuando menos. Entre más tiempo la sostengas, mejor será el estiramiento.

Pose del niño

Ayuda a estirar las caderas, los muslos y los tobillos, además de reducir el estrés y la fatiga.

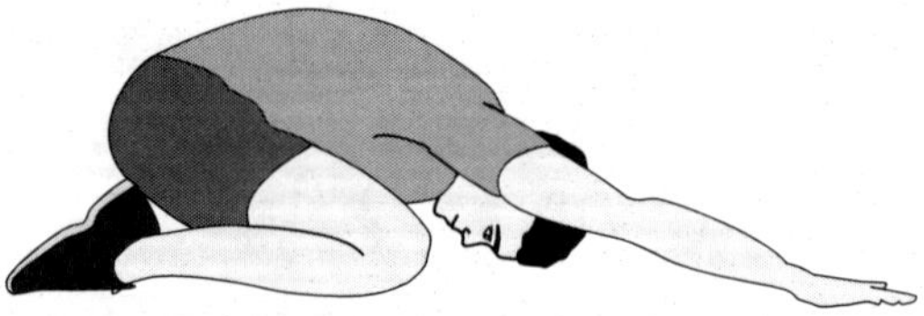

Empieza de rodillas. Baja los glúteos hacia los tobillos mientras estiras la parte superior del cuerpo hacia adelante y hacia abajo. Una vez que estés bien estirado, relaja los brazos en el suelo y apoya el vientre sobre los muslos y la frente en el tapete. Deberías sentir un ligero estiramiento en los hombros y los glúteos, así como en la columna vertebral y los brazos.

Estiramiento pájaro-perro

Fortalece los músculos del tronco, en especial el abdomen, la espalda baja, los glúteos y los muslos.

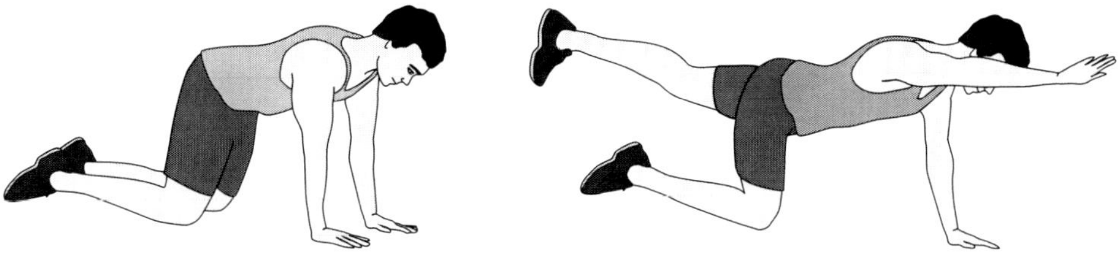

Empieza en posición de mesa, en cuatro puntos, con las rodillas alineadas con la cadera y las manos alineadas con los hombros. Aprieta el abdomen para mantener la espalda en posición neutra. Alza el brazo derecho y la pierna izquierda, manteniendo los hombros y las caderas paralelas al piso. Alarga la nuca y pega la barbilla al pecho para bajar la mirada al suelo. Mantén esa posición unos cuantos segundos y luego regresa a la posición inicial. Alza entonces el brazo izquierdo y la pierna derecha, y mantén esa posición durante unos cuantos segundos antes de volver a la posición inicial. Haz tres series de entre ocho y doce repeticiones.

Fuerza y resistencia muscular

Los hombres queremos envejecer con gracia, y para ello es indispensable preservar la fuerza y la resistencia de los músculos. Por eso, es importante que a diario realices actividades físicas que promuevan ambas cosas. Quizá te preguntes qué diferencia hay entre una cosa y la otra, así que permíteme explicarla a continuación.

La fuerza muscular es lo que nos permite realizar tareas como levantar o empujar algo. Si pierdes la fuerza muscular conforme envejeces, te será muy difícil, si no es que imposible, sacar el galón de leche del refrigerador con una sola mano, sacar el bote de basura a la calle o mover el sofá de lugar.

La resistencia muscular es la capacidad para realizar actividad muscular repetitiva, como palear nieve o barrer la hojarasca. Si en el bachillerato o la universidad fuiste atleta competitivo y corrías largas distancias, o si competiste alguna vez en un triatlón, es posible que tuvieras y quizá sigas teniendo una gran resistencia muscular.

A diario realizamos tareas que requieren que usemos los músculos: alzar una maleta pesada, cargar una bolsa de comestibles o abrir por la fuerza una caja cerrada con cinta adhesiva. Para aumentar tanto la fuerza como la resistencia de los músculos es necesario usar de forma repetitiva los músculos en actividades que requieren ejercer cierta resistencia. Este tipo de ejercicio de fortalecimiento muscular también se conoce como entrenamiento de resistencia. Uno de los mejores ejemplos de ejercicios que cubren esta necesidad es el levantamiento de pesas, el cual estresa los músculos y los obliga a adaptarse y aumentar su tamaño y fuerza (por medio de un proceso denominado hipertrofia). Entre más largos y fuertes estén los músculos, con más facilidad pueden levantar la misma cantidad de peso. Los músculos que no se usan durante periodos de reposo por lesiones o enfermedad, disminuyen de tamaño y se debilitan. A esto se le conoce como atrofia. Como dice el refrán: "el que se fue a la villa perdió su silla".

Si ya realizas entrenamientos de fuerza y resistencia con pesas o máquinas en el gimnasio, o si tienes un entrenador personal que te ponga rutinas, sigue así. Si hace tiempo que no levantas pesas, empieza despacio y de forma gradual. Algunos ejercicios, como las lagartijas o las dominadas, sólo requieren el peso corporal para fortalecer y desarrollar los músculos. Por lo demás, un par de mancuernas de distintos pesos te ayudarán a generar músculo, quemar calorías y mejorar tu condición cardiovascular. He aquí algunos buenos ejercicios para empezar a levantar pesas en casa:

Sentadilla copa

Activa los glúteos al tiempo que mejora la movilidad torácica y de las caderas.

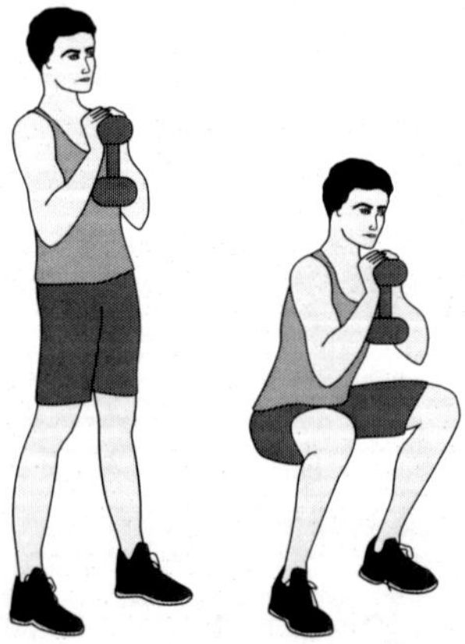

Párate con los pies separados a la altura de los hombros y sostén una mancuerna con ambas manos frente al pecho. Haz una sentadilla profunda, manteniendo las rodillas alineadas con los dedos de los pies, y luego empuja el suelo con los talones y exhala mientras te levantas y llevas las caderas hacia el frente para apretar los glúteos. Completa una serie de cinco repeticiones, y procura hacer entre tres y cinco series (o más).

Remadora inclinada

Fortalece los trapecios, los romboides, los laterales y los bíceps; es ideal para ensanchar los hombros y resaltar la forma de V.

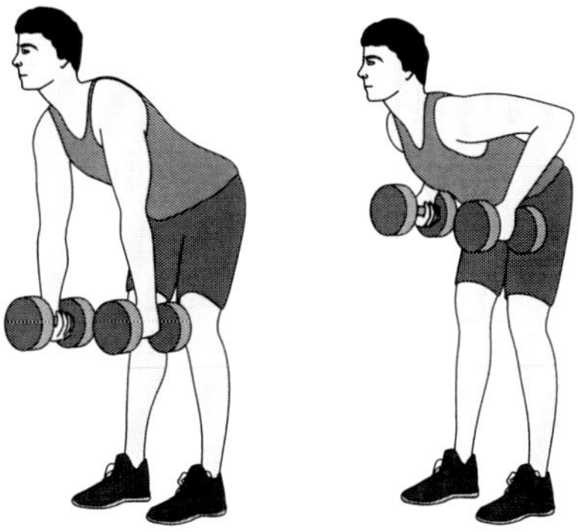

Con las piernas ligeramente separadas, el abdomen apretado y la espalda estirada, inclínate hacia abajo mientras echas la cadera hacia atrás, hasta que la parte superior del cuerpo quede casi paralela al suelo. Jala las pesas hacia la parte baja del pecho. Haz una pausa, baja las pesas despacio mientras cuentas hasta cinco, y repite el ejercicio; haz entre ocho y doce repeticiones por cada brazo, descansa dos minutos y haz otra serie por cada brazo.

Oscilación de un solo brazo

Si se hace con la forma adecuada, mejora la coordinación, fortalece el agarre, los músculos de la espalda baja, los cuádriceps y los hombros.

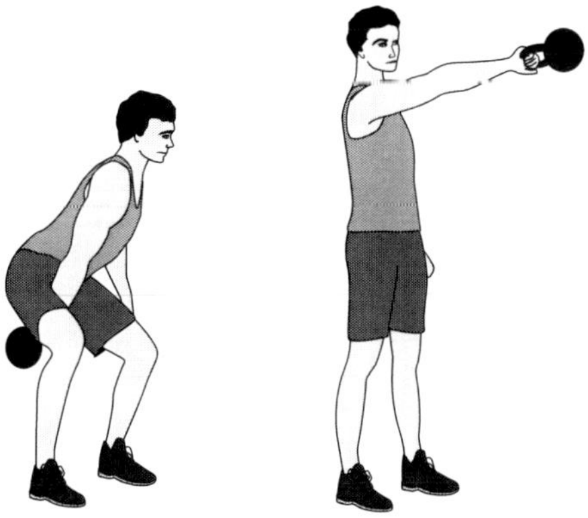

De pie, con las piernas abiertas a la altura de los hombros y las rodillas ligeramente flexionadas, agarra una mancuerna o pesa rusa con una mano, haz una sentadilla y oscila la mancuerna entre las piernas. De inmediato empuja la cadera hacia el frente y sube la pesa hacia arriba y hacia el frente mientras aprietas los glúteos. Repite el movimiento entre ocho y doce veces, y luego cambia de mano. Descansa dos minutos y haz una serie más por cada brazo.

Press de pecho con mancuernas

Fortalece los pectorales, la espalda y los hombros.

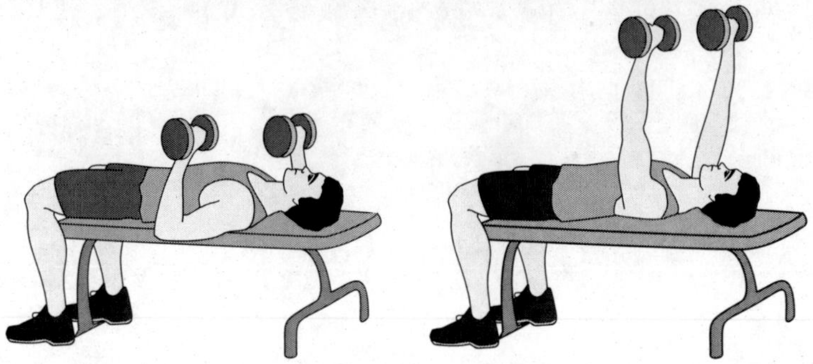

Recuéstate boca arriba en una banca, con los pies plantados en el piso, y agarra una mancuerna con cada mano, a la altura del pecho, con los codos flexionados como a 90º y apuntando apenas por debajo del torso. Sostén las mancuernas con las palmas de las manos viendo hacia los pies y empújalas hacia el techo mientras aprietas los pectorales y estiras los codos. Detente cuando las mancuernas queden a un par de centímetros de distancia. Luego, vuelve despacio a la posición inicial. Haz entre ocho y doce repeticiones, descansa y haz otra serie.

Martillo cruzado con mancuernas

Al enfocarte en ejercitar un brazo a la vez, involucras al sistema nervioso y más fibras musculares.

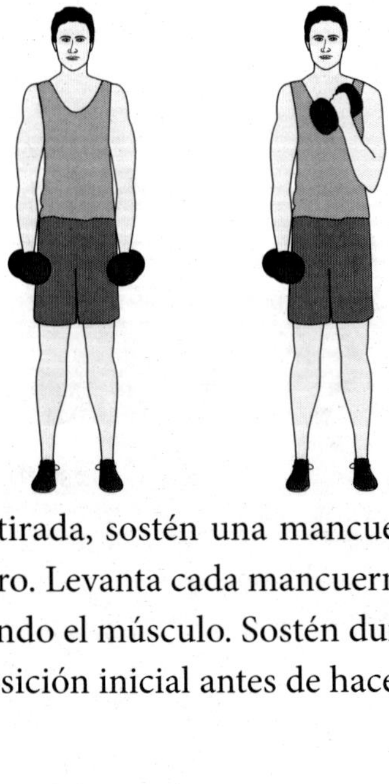

De pie y con la espalda estirada, sostén una mancuerna en cada mano, con las palmas viendo hacia adentro. Levanta cada mancuerna hacia el hombro opuesto, aislando el bíceps y estrujando el músculo. Sostén durante una cuenta y baja lentamente la pesa hacia la posición inicial antes de hacerlo con la otra mano.

Escalones

Activa el músculo glúteo mayor, el principal músculo responsable de permitir la extensión, rotación, aducción y abducción desde la articulación de la cadera.

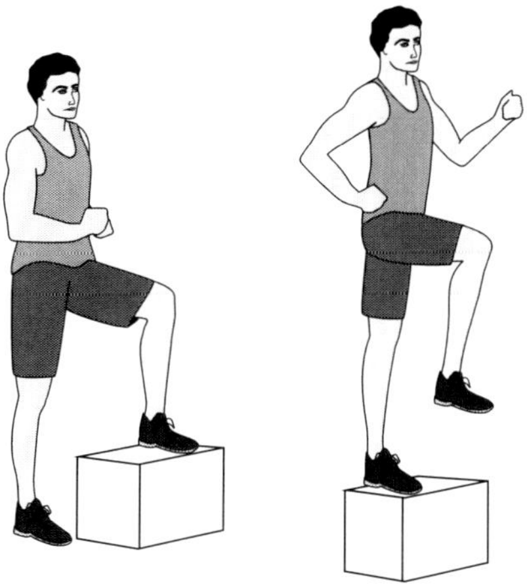

Coloca el pie izquierdo en una plataforma elevada y empuja la superficie con el talón para levantarte y apoyar el pie derecho sobre la plataforma. Baja el pie derecho y luego el izquierdo. Repite del lado contrario. Haz entre ocho y doce repeticiones por pierna, y dos series por cada pierna. Si necesitas más resistencia, sostén una mancuerna en cada mano.

Levantamientos laterales

Fortalece los deltoides; previene ciertas lesiones si se realiza de forma regular, pues la articulación del hombro es la menos estable del cuerpo; ensancha y fortalece los hombros.

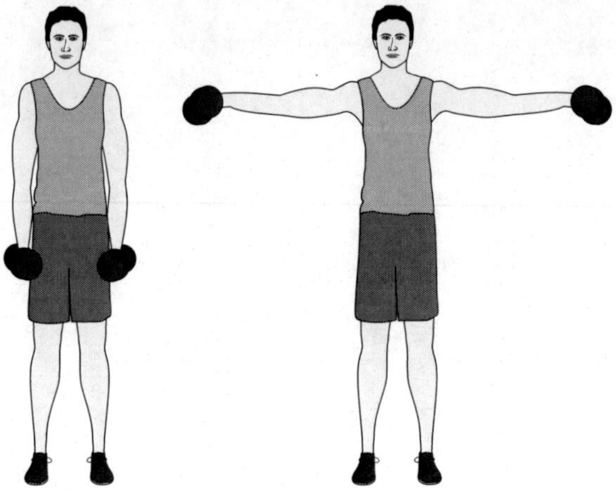

Párate con la espalda erguida y los pies separados a la altura de las caderas. Agarra una mancuerna con cada mano y pon las manos a los costados, con las palmas viendo hacia adentro. Revisa tu postura girando los hombros hacia atrás y hacia adelante, mientras aprietas el torso y miras hacia el frente. Con los codos ligeramente flexionados, alza los brazos hacia los costados hasta llegar a la altura de los hombros. Haz una pausa y luego baja las pesas despacio hasta llegar a la posición inicial. Durante cada repetición, concéntrate en hacer movimientos lentos y controlados. Haz entre ocho y doce repeticiones, descansa, y luego haz otra serie.

Fuerza y equilibrio

El entrenamiento de fuerza también ayuda a mejorar el equilibrio. Tener un mal equilibrio incrementa el riesgo de caídas peligrosas por culpa de la pérdida de fuerza muscular y flexibilidad articular, así como por problemas de visión y retraso en el tiempo de reacción. Desarrollar y conservar un buen equilibrio no es cosa fácil, pues el proceso implica varios sistemas sensoriales y motores, incluyendo la visión (para percibir la dirección y el movimiento), el sistema vestibular del oído interno y otro componente importante llamado *propiocepción*, que es la capacidad para percibir dónde está ubicado el cuerpo en el espacio y con relación al resto del entorno. Por sí sola, la capacidad de mantenerse estable con ambos pies en el piso requiere bastante fuerza muscular y un buen tiempo de reacción.

Aunque seas una persona ágil por naturaleza, todos necesitamos reforzar nuestro equilibrio a medida que envejecemos. Así como nos esforzamos por conservar la fuerza muscular y la flexibilidad, hay que ejercitar el equilibrio con técnicas específicas que nos ayuden a mantener la estabilidad. Y he aquí unos consejos sencillos para ejercitar el equilibrio que puedes poner en práctica en casi cualquier lugar.

Entrenamiento de equilibrio para hacer en cualquier lugar

- Practica pararte sobre una sola pierna mientras te lavas los dientes, cocinas, te duchas o te cepillas el cabello.
- Párate en una sola pierna durante entre diez y quince segundos, y luego cambia de pierna; repite diez veces. Luego vuelve a hacerlo, pero con los ojos cerrados.
- Levanta objetos (el periódico, tus zapatos, un bolígrafo, etc.) parado en una sola pierna.
- Camina apoyando primero el talón y luego los dedos de los pies. Da veinte pasos hacia el frente en línea recta, y luego diez pasos hacia atrás, apoyando primero los dedos de los pies y luego el talón.
- Sin agarrarte de nada, ponte de puntitas diez veces. Luego repite el ejercicio, pero con los ojos cerrados.
- Con las manos en las caderas, párate sobre un pie y apoya el otro pie sobre la rodilla de la pierna de soporte. Luego, ponte de puntitas con la pierna de soporte y mantén esa posición hasta veinticinco segundos. Repite del otro lado.
- Párate con los pies juntos y los tobillos tocándose, y cruza los brazos frente al pecho. Cierra los ojos y cuenta sesenta segundos sin mover los pies. Luego, pon un pie directamente enfrente del otro y vuelve a cerrar los ojos. Apoya el peso en cada uno de los pies hasta durante treinta segundos.

Resistencia aeróbica o cardiorrespiratoria

Si eres como yo y te gusta andar en bicicleta, jugar tenis o dar caminatas enérgicas, necesitarás una buena condición cardiorrespiratoria. Imagina que te estás ejercitando y empiezas a sudar. Se aceleran tu respiración y ritmo cardiaco. La sangre te corre por las venas para llevar oxígeno a los músculos y mantenerte en marcha. Este tipo de ejercicio es el que se conoce como ejercicio aeróbico.

La palabra *aeróbico,* que significa "con oxígeno", implica que durante el ejercicio circula por los tejidos sangre con mucho oxígeno que llega a los músculos que se están ejercitando. Para esto, es necesario que aumente la frecuencia cardiaca y el volumen sistólico, que es la cantidad de sangre que el corazón bombea con cada latido.

Para tener una buena idea de tu capacidad aeróbica o cardiorrespiratoria, necesitarías medir la máxima cantidad de oxígeno que consumen tus músculos durante el ejercicio, lo que se conoce como VO_2 máx. Si estás muy en forma, tendrás un VO_2 máx más elevado y la capacidad de ejercitar con una mayor intensidad sin fatigarte, en comparación con alguien que tiene una menor condición cardiorrespiratoria.

Todos deberíamos enfocarnos en mejorar nuestra capacidad cardiorrespiratoria, en especial porque las cardiopatías son la principal causa de muerte en Estados Unidos y es indispensable que reduzcamos la incidencia de esas afecciones. El ejercicio aeróbico es ideal para reducir la frecuencia cardiaca en reposo, la hipertensión, el colesterol y los niveles de estrés, además de que contribuye a la pérdida de peso.

Por fortuna, hay muchas formas de hacer ejercicio aeróbico, como correr, andar en bicicleta, nadar, caminar, hacer senderismo, bailar, esquiar y hacer *kick boxing.* Encuentra al menos un tipo de ejercicio aeróbico que disfrutes hacer, pues es más probable que se vuelva un hábito si es algo que te gusta hacer.

He aquí otras buenas razones para combinar el ejercicio aeróbico con ejercicios de flexibilidad y fuerza y resistencia muscular como parte de tu régimen de entrenamiento físico:

Beneficios de una buena condición física

Beneficio	Cómo funciona
Menor riesgo de cardiopatías	Las investigaciones señalan que hacer actividad física moderada reduce la presión arterial[9] y se asocia con mayores niveles de colesterol HDL (el colesterol bueno).[10]
Mejor composición corporal	El ejercicio ayuda a quemar el exceso de grasa corporal acumulada y a desarrollar una mayor masa muscular magra. Quienes hacen ejercicio aeróbico tienen menos grasas total y grasa visceral en comparación con quienes no hacen ejercicio aeróbico o no se ejercitan en absoluto.[11]

Beneficio	Cómo funciona
Menor riesgo de desarrollar diabetes tipo 2	El ejercicio ayuda a controlar los niveles de glucosa en la sangre al incrementar la sensibilidad a la insulina.[12]
Menor riesgo de desarrollar ciertos tipos de cáncer	Una mayor actividad física se asocia con una reducción del riesgo de desarrollar cáncer de colon, de mama, de endometrio y de pulmón.[13]
Mejoría de la salud ósea	Se ha demostrado que mejora la densidad ósea al hacer ejercicios de peso y entrenamiento de resistencia, lo que reduce el riesgo de osteoporosis.[14]
Fortalecimiento del sistema inmune	Hacer ejercicio moderado con regularidad fortalece el sistema inmune al aumentar las inmunoglobulinas en el cuerpo, las cuales nos protegen de resfriados y otras enfermedades infecciosas.[15]
Mayor bienestar mental	El ejercicio regular nos protege de trastornos depresivos y de ansiedad.[16]
Mayor calidad del sueño	La gente que se ejercita con regularidad suele dormir mejor gracias a sus efectos ansiolíticos y antidepresivos, además de generar cambios de temperatura corporal que también promueven la calidad del sueño.[17]

RESUMEN

- Mantenerse en buena forma física es una de las piedras angulares de la buena salud.
- Los periodos prolongados de inactividad pueden provocar problemas de salud diversos.
- La actividad física trae consigo beneficios inmediatos, como mejorar el ánimo, disminuir la rigidez muscular, disminuir la presión arterial, acelerar el metabolismo para quemar más calorías y mejorar la capacidad cognitiva.
- Los lineamientos oficiales recomiendan hacer al menos 150 minutos a la semana de actividad aeróbica moderada o 75 minutos de actividad aeróbica vigorosa.

- Para estar verdaderamente en forma y tener buena condición física, debes practicar los cuatro componentes esenciales: la flexibilidad, la fuerza muscular, la resistencia muscular y la resistencia cardiorrespiratoria o aeróbica.
- La flexibilidad es esencial para mantener un buen rango de movimiento y facilitar las tareas cotidianas.
- La fuerza muscular es necesaria para realizar tareas como cargar y empujar cosas, mientras que la resistencia muscular mejora nuestra capacidad de hacer actividad muscular repetitiva durante un periodo de tiempo.
- La resistencia aeróbica o cardiorrespiratoria trae consigo muchos beneficios a la salud, desde reducir la presión arterial hasta fortalecer el corazón. Algunas formas de ejercicio aeróbico son caminar de forma enérgica, nadar y bailar.

CAPÍTULO 11

El némesis dual de los hombres: falta de sueño y sobrecarga de estrés

La falta de sueño y el estrés son una verdadera arma de doble filo, ninguno de los cuales es bueno para ti. Cuando un hombre no duerme lo suficiente, sus niveles de estrés incrementan; y, cuando estamos más estresados, dormimos menos. Todos hemos sentido el embate del estrés y sabemos el efecto tan poderosamente dañino que tiene en todos los aspectos de nuestra vida, en particular en el sueño.

Puesto que el estrés nunca desaparece por completo y que dormir bien es esencial para tener una buena salud, este capítulo está ideado para ayudarte a encontrar el equilibrio perfecto entre ambos factores. En especial quisiera evitar que tengas esta conversación contigo mismo mientras intentas conciliar el sueño:

Tú: Quiero dormir.

Tu cerebro: Yo no. Voy a mil por hora y no puedo dejar de pensar en cada uno de los problemas que te están afectando en este momento de tu vida.

Tú: Bueno, pues pensemos en eso, si tanto insistes. Pero en serio preferiría dormir.

¡Qué conversación tan estresante! Si alguna vez te ha ocurrido algo así mientras intentas conciliar el sueño, este capítulo es para ti. Cuando lidiamos con estrés y falta de sueño, ponernos a pensar en nuestros problemas justo cuando nos metemos a la cama no hace más que exacerbar el problema. Una vez que aprendas cómo descansar bien durante la noche y lidiar de forma más eficaz con situaciones estresantes, habrás conquistado una de las dinámicas más problemáticas de la vida humana, lo que sentará las bases para una vida más sana y feliz.

Dormir: lo más valioso que haces durante el día

Si les preguntas a varios hombres cuál es para ellos la actividad más importante del día, probablemente ninguno contestará que dormir bien. Muchos consideran que el sueño es una pérdida de tiempo que les impide trabajar más o lograr más cosas. Pero esta mentalidad es muy dañina. La falta de sueño suele ser un obstáculo que nos impide aprovechar al máximo las ventajas de una mente y un cuerpo bien descansados. De hecho, los hombres que se esfuerzan por dormir bien cosechan los beneficios del descanso en casi cualquier otra actividad que realicen en la vigilia. Dormir bien noche tras noche te permite pensar mejor, sentirte mejor y desempeñarte mejor en cualquier circunstancia. Además, nos permite aprovechar mucho mejor el tiempo y la energía durante el día, ya que el cuerpo sabe que recibirá un bien merecido descanso cuando llegue la noche.

Además, el sueño de buena calidad también nos ayuda a controlar el estrés y mejora nuestro bienestar en general. Dormir le permite al cuerpo sanar, recargarse y restablecerse. Si escatimas en sueño, esa deuda afectará todos los otros aspectos de tu funcionamiento cotidiano y tu salud, desde la memoria hasta el estado de ánimo y la frecuencia con la que te enfermas, por no hablar del riesgo de sufrir un infarto. Por ende, es esencial dormir lo suficiente.

Cómo la falta de sueño afecta la salud

Seguramente cada vez que vas al médico te dice algo así como: "Come sanamente y haz ejercicio". Es un buen consejo para cualquiera, sobre todo para los hombres. Sin embargo, aunque hagas ambas cosas, la falta de sueño y descanso provoca que tus esfuerzos no sirvan de mucho. Entonces, ¿cuánto tiempo necesitamos dormir? Según el número de 2015 de la revista *Sleep Health*, publicada por la Fundación del Sueño de Estados Unidos, donde se ofrecen recomendaciones actualizadas sobre la cantidad de horas que debemos dormir, la respuesta depende de la edad:[1]

- Adultos mayores (de sesenta y cinco años en adelante): entre siete y ocho horas
- Adultos (de entre veintiséis y sesenta y cuatro años): entre siete y nueve horas
- Adultos jóvenes (de entre dieciocho y veinticinco años): entre siete y nueve horas

Ahora bien, dependiendo de tu carga genética, ciertos factores ambientales y conductuales determinarán cuánto tiempo necesitas dormir para estar lo más sano posible y desempeñarte lo mejor posible a diario.

Cuando escatimas en horas de sueño, el impacto en tu salud a corto plazo es negativo y se observa en:

- Inatención
- Deficiencias de memoria
- Problemas en las relaciones
- Mala calidad de vida
- Mayor probabilidad de sufrir un accidente al volante

La privación de sueño crónica también afecta la apariencia, pues provoca la aparición prematura de arrugas en el rostro y de ojeras y bolsas bajo los ojos.

¿Por qué dormir bien es la mejor medicina?

Si jamás has considerado que el sueño es uno de los recursos más importantes que tienes para cuidar tu salud, es hora de que empieces a hacerlo. Pero, en caso de que aún no estés convencido, a continuación te explicaré a detalle cuál es el papel que desempeñan el sueño y el descanso en tu salud:

- **Favorece la salud cardiaca.** El sueño de mala calidad se asocia con problemas de salud cardiaca, como hipertensión e infartos. Privarte de sueño también puede desencadenar una mayor producción de hormonas de estrés, como el cortisol. Aunque el estrés es parte normal de la vida, su presencia constante en nuestra cotidianidad hace que se eleven los niveles de colesterol, triglicéridos y azúcar en la sangre, además de favorecer la hipertensión, todo lo cual es factor de riesgo para desarrollar cardiopatías. Asimismo, favorece la acumulación de placa en las arterias, lo que incrementa el riesgo de accidentes cerebrovasculares e infartos cardiacos.
- **Previene el aumento de peso.** ¿Quieres librarte de esos kilitos de más? Duerme lo suficiente. Los científicos han observado vínculos entre la falta de sueño y cambios negativos en el metabolismo. Los adultos que duermen apenas cuatro horas (en lugar de diez) sienten más hambre y antojo de alimentos muy calóricos y altos en carbohidratos.[2] La falta de sueño detona la producción de la hormona ghrelina (la cual se encarga de hacernos sentir apetito) y reduce la producción de la hormona leptina (la cual manda señales de saciedad al cerebro). Estar estresado, tener poca energía y no dormir lo suficiente es una combinación infernal si quieres evitar los antojos de comida

chatarra. Si cedes ante la seducción del chocolate de la máquina expendedora de la oficina, se dispararán tus niveles de azúcar y luego caerán en picada, lo que detonará de nuevo el ciclo de los antojos voraces.

- **Fortalece el sistema inmune.** El sueño de buena calidad mantiene a las células y proteínas del sistema inmune en excelente forma para combatir resfriados, gripes y otras infecciones.
- **Mejora la salud neurológica.** Es triste ver lo que le pasa al cerebro con la falta de sueño: los desvelos constantes provocan que no puedas pensar con claridad, que no logres concentrarte y que se te dificulte recordar cosas. Esto, a su vez, puede hacer que cometas errores desastrosos en el trabajo o en tu hogar. En resumen, dormir de forma adecuada mejora la concentración y promueve una función cognitiva más sofisticada.
- **Atiza tu vida sexual.** Estar tan cansado que no quieres intimidad con tu pareja no es vida. Sin embargo, cuando no duermes bien, los niveles de testosterona se ven afectados. Los hombres que duermen menos de seis horas por noche tienen niveles más bajos de testosterona, lo cual puede dañar tu vida sexual, en especial porque la falta de testosterona puede provocar disfunción eréctil.
- **Te provoca menos dolores de cabeza.** La falta de sueño es una de las causas más comunes de cefaleas. La gente que vive con dolores de cabeza frecuentes suele padecer insomnio con el doble de frecuencia que quienes no tienen dolores de cabeza frecuentes. Y una buena forma de empezar a combatir esas jaquecas es durmiendo bien todas las noches.
- **Mejora tu estado de ánimo.** Descansar bien por las noches hace que despertemos con una visión más optimista de la vida, ya que tenemos más energía y ánimos, y es menos probable que los pequeños desafíos de la vida (como la carga laboral o el tráfico vehicular) nos provoquen frustración e ira. La falta de sueño, en cambio, nos pone irritables y hace que seamos más vulnerables al estrés y la ansiedad.

Los seis factores principales que impiden que los hombres duerman bien

Hay varias razones comunes por las cuales los hombres no duermen bien o no duermen lo suficiente, y es probable que te identifiques con alguna de ellas:

1. Exigencias laborales

Los hombres suelen tener trabajos demandantes que no les dejan tiempo suficiente para dormir de forma adecuada. Para no retrasarse, algunos trabajan horas extra o en fines de semana, o son los primeros en llegar a la oficina. Si a eso le sumamos el tiempo de traslado en medio del tráfico vehicular, son muchísimas las horas del día que pasan sin dormir. Cuando por fin llegan a casa, el trabajo sigue consumiendo su tiempo. Quizá deban terminar de llenar formularios, contestar correos, tomar llamadas importantes... y, sin darse cuenta, otra vez volvieron a desvelarse.

Los empleos demandantes y estresantes afectan la calidad del sueño, en especial cuando las preocupaciones, las dudas y la ansiedad se apoderan de tus pensamientos tan pronto apoyas la cabeza en la almohada. La mente no deja de dar vueltas, y el cuerpo no logra relajarse y conciliar el sueño. Entonces pasas otra noche dando vueltas y mirando el reloj hasta que suena la alarma.

¿Qué hacer? Empieza por dejar las responsabilidades laborales en el trabajo. La mente y el cuerpo necesitan descansar y relajarse, lejos de los deberes laborales. Es importante poner límites, pues tu tiempo personal es muy valioso. Si trabajas desde casa, encuentra estrategias para salir a tomar aire, relajarte y despejar la mente. Conversar con tu cónyuge o un buen amigo que sepa escucharte te ayudará a liberar parte del estrés acumulado. Asimismo, el ejercicio regular ayuda a liberar tensiones y detona la producción de endorfinas que nos hacen sentir bien tanto a nivel físico como mental. Y, sobre todo, recuerda que la cama es sólo para relajarse y hacer el amor, no para rumiar las preocupaciones.

2. Falta de conciencia de que no duermen lo suficiente

Si alguna vez te han preguntado si estás cansado, es probable que tu respuesta haya sido: "¡Siempre estoy cansado!" De no ser tu caso, es probable que hayas escuchado a otro hombre expresar que padece agotamiento crónico. Cuando nos acostumbramos a estar cansados, asumimos que es porque trabajamos arduamente y que así son las cosas. Además, sobreponernos a esa sensación nos permite tener más tiempo para trabajar. No obstante, la mayoría de los adultos necesita entre siete y ocho horas de sueño en promedio todas las noches para estar alerta y sentirse descansado durante la vigilia. Muy pocos hombres cubren esa necesidad de forma regular, lo que nos impide funcionar al máximo de nuestra capacidad energética y de concentración.

¿Cómo saber si no estás durmiendo lo suficiente? He aquí algunas pistas:

- Te sientes cansado y con poca energía durante el día
- Se te dificulta poner atención en el trabajo o en las juntas
- Te sientes desmotivado
- Estás irritable y te enojas con facilidad
- Siempre necesitas poner una alarma para despertar
- Te sientes somnoliento mientras conduces

¿Qué hacer? Quizá suene demasiado obvio, pero empieza por irte más temprano a la cama. Planea irte a la cama lo suficientemente temprano como para poder dormir al menos siete u ocho horas antes de la hora en la que debes levantarte. No consumas cafeína al menos seis horas antes de irte a la cama y deja de beber líquidos al menos dos horas antes. Date una ducha con agua caliente y haz estiramientos para relajar los músculos y la mente. Y hazle el amor a tu pareja, que siempre es una excelente forma de terminar el día.

3. Exceso de actividades

Nuestro peor enemigo (y el que más horas de sueño nos quita) es el exceso de planes. Por un lado, está bien involucrarnos en trabajo de voluntariado, con la familia, con nuestros pasatiempos, en el gimnasio o como parte de una organización. Todo eso nos beneficia de múltiples maneras. Sin embargo, si la lista de gente, lugares y actividades te tiene exhausto, es hora de postergar algunas de ellas.

¿Qué hacer? Define tus prioridades para organizar mejor tus tiempos. Determina qué cosas disfrutas hacer y cuáles son obligaciones inescapables. Si te quita tiempo ser parte de un comité, contempla la posibilidad de renunciar y volver en otra ocasión. Está bien hacerse a un lado, sobre todo si no es algo esencial. Recuerda que dormir bien debe ser una de tus principales prioridades, así que ponla en los primeros lugares de tu lista.

4. Cambios en el estilo de vida

Si hay una certeza en la vida es que siempre hay cambios, para bien o para mal. Los cambios positivos conducen a una vida más plena y satisfactoria: casarse, tener un bebé, empezar un nuevo trabajo, mudarse. Los cambios negativos, por el contrario, pueden quitarte el sueño: perder a un ser querido, perder tu empleo, divorciarte, recibir un diagnóstico grave, estar en un accidente automovilístico. Los cambios menos deseados provocan desesperanza y depresión, y entonces no sólo se ve afectada la calidad del sueño, sino que también podrían faltarte ganas para salir de la cama. Dormir mal también conduce a que descuidemos otros hábitos y que dejemos de ejercitarnos, consumamos alcohol o drogas, y perdamos interés en las actividades normales de la vida que antes nos generaban placer.

¿Qué hacer? Una de las peores cualidades de los hombres es que por lo regular nos negamos a pedir ayuda cuando la necesitamos. Debemos entender que es muy normal experimentar emociones negativas y que no basta con ignorarlas porque entonces le pasarán factura a nuestra salud. Si te abruma algún cambio negativo en tu vida, habla primero con tu cónyuge o tu pareja, con amigos, con tu médico, con tu líder espiritual o con tu psicoterapeuta. No tienes por qué enfrentar solo esta batalla.

5. Malos hábitos que afectan la calidad del sueño

El consumo de alcohol, nicotina, cafeína y comidas cuantiosas afectan la calidad del sueño, en especial si lo haces cerca de la hora de dormir. Es probable que tu sueño no sea reparador. Además, tener horarios irregulares para dormir también genera dificultades para conciliar el sueño y mantenerse dormido toda la noche.

¿Qué hacer? Entre las soluciones más sencillas está evitar el consumo de alcohol y cafeína varias horas antes de dormir, dejar de fumar, almorzar más pesado y cenar más ligero, e irse a la cama y despertar todos los días a las mismas horas. Al reloj interno del cuerpo le gustan los patrones de sueño y vigilia regulares, incluso en fines de semana y días festivos. Ahora bien, si te sientes muy cansado, vete a dormir más temprano de lo habitual. Si vas a tomar una siesta, hazlo en las primeras horas de la tarde y no duermas más de media hora.

6. Afecciones médicas

Ya sea una gripe, un esguince de tobillo, artritis o alguna afección crónica, hay varios problemas de salud que nos impiden dormir bien. Por desgracia, conforme envejecemos estas afecciones se vuelven más comunes. Y hasta algunos de los medicamentos que tomamos para tratar nuestros padecimientos pueden afectar la calidad de nuestro sueño.

¿Qué hacer? Si es una afección temporal, haz ajustes para descansar más durante el día y tratar de estar lo más cómodo en las noches. Si algún medicamento para tratar afecciones crónicas te provoca nerviosismo o somnolencia excesiva durante el día, háblalo con tu médico. Vean si es posible cambiar la dosis o el horario en el que tomas dicho medicamento para descansar mejor por las noches.

Si no duermes bien o estás muy agotado durante el día porque padeces apnea obstructiva del sueño o narcolepsia, debes consultar a un especialista en problemas del sueño para recibir un diagnóstico adecuado y el mejor tratamiento posible para tu situación.

Cómo mejorar la higiene del sueño de los hombres

Para tener noches de sueño reparador hay que empezar forjando buenos hábitos relacionados con el sueño. La higiene del sueño incluye diferentes prácticas y hábitos indispensables para que la calidad del sueño por las noches sea buena y estemos bien despiertos durante el día. Si se practican de forma regular, pueden marcar una diferencia sustancial en cómo te sientes, te ves y te desempeñas en el trabajo y en casa. Estas son las mejores prácticas para una buena higiene del sueño, algunas de las cuales ya se discutieron en la sección anterior:

Prácticas para una buena higiene del sueño

- No tomes siestas diurnas de más de treinta minutos al día.
- Evita estimulantes como la cafeína y la nicotina horas antes de dormir.
- El ejercicio promueve la calidad del sueño.
- Antes de dormir, evita consumir alimentos pesados, fritos, grasosos, picantes y cítricos, así como bebidas carbonatadas, pues pueden provocar acidez estomacal e indigestión.
- Durante el día exponte a la luz natural, pues eso ayuda a afinar el ciclo de sueño y vigilia (el reloj biológico).
- Establece una rutina diaria de relajación antes de irte a la cama que incluya cosas como una ducha caliente, leer un libro o hacer ligeros estiramientos.
- Crea un entorno agradable: duerme en un colchón cómodo con almohadas cómodas, mantén fresca la habitación (entre 16 y 19° C) y desconecta, apaga o deja fuera todos los aparatos electrónicos (celulares, computadoras, tabletas, laptops y pantallas de televisión). De ser posible instala cortinas que oscurezcan la habitación, usa antifaces y tapones para dormir, e incorpora un ventilador u otro aparato que produzca ruido blanco para que tu habitación sea más relajante.

Fuente: Sleepfoundation.org

Los efectos del estrés en la salud masculina

¿Crees que eres inmune al estrés? ¿Qué tan bien lidiaste ayer con el tráfico de hora pico que provocó que llegaras a casa cuarenta y cinco minutos más tarde de lo habitual? ¿Con cuánta frecuencia te resulta inevitable mascullar maldiciones contra tu jefe o tus compañeros de trabajo? ¿Qué tan bien lidiaste con el problemita informático reciente que te hizo perder horas de trabajo invertidas en un proyecto importantísimo? Tenemos que admitir que el mundo moderno es sumamente estresante, tanto que, en 2015, la Asociación Psicológica Americana observó que, en una escala del uno al diez, los niveles de estrés en Estados Unidos aumentaron de 4.9 en 2014 a 5.1 en 2015. Ese mismo año, 24% de las personas encuestadas dijo haber experimentado más estrés que el año anterior, en comparación con 18% en 2014.[3] Asimismo, la pandemia de la Covid-19 ha sido evaluada como la época más estresante en la historia estadounidense, pues ha afectado a toda clase de personas, desde niños hasta ancianos. Los índices de empleo sin precedentes, el cierre de las escuelas, los confinamientos, el distanciamiento social y los altos índices de mortalidad han provocado muchísima ansiedad, incertidumbre y depresión, tanto entre hombres como entre mujeres.[4]

A diario enfrentamos algún tipo de estrés, pues es algo inevitable. No obstante, no todo el estrés es malo. Ver el nacimiento de tu primer hijo o tener tu primera cita con alguien que te gusta genera estrés positivo. Por otro lado, las cosas que provocan estrés poco saludable van desde sucesos relativamente pequeños, como una discusión con tu pareja o un embotellamiento, hasta situaciones muy significativas, como que te diagnostiquen cáncer o pierdas a un ser querido.

Cada quien reacciona a su manera ante el estrés. Como ya vimos, muchos sólo empeoramos las cosas cuando nos enfocamos en nuestras preocupaciones justo antes de dormir. Sin embargo, si el estrés se ha convertido en una nube borrascosa que ensombrece tu vida, o si con frecuencia te saca de quicio, tarde o temprano verás las consecuencias negativas en tu salud. Las jaquecas frecuentes, el insomnio y la falta de productividad en el trabajo pueden ser producto del estrés constante.

Esta era tecnológica, tan moderna y acelerada, hace que se nos dificulte seguirles el paso a las responsabilidades diarias, lo que genera tensión y conflictos que, a su vez, pueden provocar trastornos crónicos como cardiopatías, hipertensión, diabetes, cáncer y un sistema inmune debilitado. Hasta los episodios breves de estrés incrementan la ansiedad, el insomnio, la fatiga y la depresión, además de contribuir a la disfunción eréctil, como explicamos en capítulos previos. Cuando los hombres están bajo mucha presión, en ocasiones recurren a hábitos poco saludables, como beber demasiado, fumar, comer en exceso o consumir drogas ilegales.

Cómo bajarle el volumen al estrés del cuerpo

En otras épocas, el estrés distaba mucho de ser el gran problema de salud que es en la actualidad. Los animales salvajes perseguían a los hombres que buscaban comida para su familia, lo que desencadenaba la reacción instintiva de lucha o huida. Dicha reacción generaba ciertos cambios físicos en el cuerpo que le permitían al perseguido salir de aquella situación tan perturbadora.

Hoy en día, el cuerpo sigue reaccionando de esa forma cuando se ve sometido a estrés, pero la diferencia es que ya no nos persiguen animales salvajes, sino fechas de entrega y preocupaciones financieras. Y la reacción física sigue siendo la misma:

- Aumenta la frecuencia cardiaca para enviar más sangre al cerebro y mejorar la claridad del razonamiento.
- Aumenta el flujo sanguíneo a los músculos largos de los brazos y piernas para reforzar la velocidad y la fuerza física.
- Aumentan los niveles de azúcar en la sangre para proveer fuentes inmediatas de energía.
- La sangre se coagula más rápido después de una herida o lesión para impedir la pérdida excesiva de sangre.

Estas reacciones son extraordinarias cuando necesitamos pelear o huir, pero no necesariamente cuando lo que más deseamos es relajarnos y estar menos ansiosos. La próxima vez que sientas que el estrés te domina, recuerda estas estrategias sencillas para aliviar un poco sus efectos tóxicos:

1. **Lleva una dieta saludable.** La nutrición y el estrés están entrelazados; si alimentas mal a tu cuerpo, te lo cobrará incrementando el riesgo de desarrollar problemas de salud en el futuro, sobre todo relacionados con el estrés. En vez de eso, haz de la comida tu mejor aliada al elegir alimentos saludables que contrarresten el impacto negativo del estrés. Consume más frutas, verduras, legumbres y cereales integrales, y disminuye la ingesta de alimentos procesados y refinados. No abuses de la comida chatarra, la cual sólo engorda.
2. **Ejercítate con regularidad.** No hay nada mejor que el ejercicio para liberar la tensión y la ansiedad acumuladas.
3. **Duerme bien.** Como ya mencioné, irse a dormir siempre a la misma hora y evitar consumir cafeína y alcohol varias horas antes de dormir previene interrupciones del sueño, la somnolencia diurna y la ansiedad.

4. **Evita las situaciones estresantes.** Sé que no es tan sencillo como parece, pero es un consejo muy eficaz. Por ejemplo, si te genera mucho estrés conducir en horas pico, trata de cambiar de ruta. ¿Hay personas a las que no soportas y que te sacan de quicio? Evítalas tanto como sea posible.
5. **Averigua qué te está causando tanto estrés.** A la mayoría de los hombres le gusta encontrar soluciones a los problemas, así que, si desciframos qué nos está causando tensión, es probable que encontremos una solución efectiva.
6. **Medita.** Tal vez creas que la meditación no es muy masculina o que es una pérdida de tiempo, pero cerrar los ojos y pasar entre cinco y diez minutos de contemplación silenciosa te puede brindar mucha paz y claridad mental.
7. **Evita saturarte de responsabilidades.** Asumir demasiadas responsabilidades y siempre decirle que sí a todo nos puede pasar factura. Evita aceptar demasiados compromisos y date tiempo para terminar lo que ya empezaste antes de aceptar otras responsabilidades.
8. **Aprende a hacer primero lo primero.** Por lo regular, los hombres somos muy buenos para esto, pero a veces, si tenemos demasiadas cosas que hacer, nos resulta muy estresante. Empieza haciendo lo más importante y continúa con tareas menos prioritarias.
9. **Dedica tiempo a hacer cosas divertidas.** Todos necesitamos descansar de las rutinas estresantes, y una buena forma de relajarnos y sacar la tensión es hacer cosas divertidas. Dedica tiempo a hacer cosas que disfrutes, pues eso promueve la relajación, la espontaneidad y el bienestar.
10. **Escucha música.** Ciertos tipos de música, como la música clásica, tienen efectos relajantes en muchas personas, lo que te puede hacer sentir más centrado, además de reducir la ansiedad, la depresión y la producción excesiva de cortisol (la hormona del estrés).
11. **Ríe un poco (o mucho).** Unas buenas carcajadas tienen efectos impresionantes a corto plazo: estimulan el corazón, los pulmones y los músculos (porque inhalas más aire rico en oxígeno), además de incrementar la producción de endorfinas en el cerebro. Además, la risa activa de forma temporal la reacción de estrés, lo que incrementa el ritmo cardiaco y la presión arterial, de modo que te sientes relajado tan pronto la reacción se apacigua. Tener un buen sentido del humor también contribuye a fortalecer el sistema inmune, aliviar el dolor, mejorar el ánimo y disminuir la ansiedad y la depresión.

12. **Aprende a poner las cosas en perspectiva.** Nadie va por la vida sin altibajos. ¡Nadie! Al indagar qué nos está estresando, podemos también preguntarnos: "¿Puedo ver esta situación bajo una óptica distinta?" Eso nos recuerda que la vida tiene momentos buenos y momentos malos, y que siempre hay gente que está en circunstancias peores que las nuestras. Los buenos tiempos volverán, y, a la larga, sobrellevar las dificultades sólo nos hará más fuertes.

Ya que ahondamos en lo relacionado al sueño y el estrés, es hora de dedicar el último capítulo a una de las principales pasiones de los hombres: la comida.

RESUMEN

- Dormir lo suficiente y tener un sueño reparador es indispensable para tener más energía, disminuir el estrés, mejorar la función inmune y tener una mejor calidad de vida.
- El sueño mejora la salud cardiaca y neurológica, ayuda a mantener un peso corporal saludable y revitaliza tu vida sexual.
- Muchos factores impiden que los hombres duerman lo suficiente o que descansen bien. Usa estrategias como priorizar tus tareas y ejercitarte con regularidad para superar esos obstáculos.
- Práctica una buena higiene del sueño para dormir mejor.
- El estrés afecta a todo el mundo, pero la salud de los hombres depende en parte de cuánto estrés experimenten y de cómo respondan a él.
- Diseña un plan para liberar el estrés que te ayude a evitar sus efectos tóxicos.

CUARTA PARTE

Recetas nutritivas y sabrosas para planear tus comidas

CAPÍTULO 12

Recetas deliciosas para promover la salud masculina

Junto con el sexo y los masajes en la espalda, la buena comida mantendrá a la mayoría de los hombres felices y satisfechos. No hay duda: a los hombres les encanta comer. Y no tiene nada de malo. Sin embargo, promover y proteger nuestra salud de la mejor manera es algo que comienza al elegir comida que nutra, pero que también sepa deliciosa. Seamos realistas: podríamos hablar de la comida más saludable del universo, pero si sabe asquerosa, no hay forma de que alguien quiera comerla. Este capítulo contiene veinticuatro deliciosas recetas que se enfocan en el valor nutrimental y en por qué y cómo cada una de ellas es buena para los hombres. Las recetas se eligieron con base en su atractivo para los hombres, simpleza y sencillez en la preparación y, sobre todo, sabor. Todas utilizan ingredientes fáciles de encontrar y son platos que pueden servirse como un desayuno, un almuerzo rápido o una cena para algún día entre semana. Mi salmón mediterráneo (página 216) es uno de mis favoritos y lo he disfrutado en varias ocasiones en compañía de familia y amigos; espero que a ti también te guste. Cada receta contiene ingredientes frescos de fruta, verduras, carne magra, pollo y pescado, nueces, lácteos bajos en grasa y cereales que cumplen sin problema con los requisitos nutrimentales para una buena salud cardíaca, de próstata y del cerebro.

Antes de ir a las recetas, hablemos un poco sobre cómo acondicionar la habitación más importante de tu casa para alcanzar una excelente salud: la cocina.

Abastecer una cocina saludable

El camino a la salud empieza en la cocina. Una vez que tu alacena, refrigerador y congelador estén bien surtidos con alimentos llenos de nutrientes, hierbas y especias, habrás dado un gran paso para mejorar tu salud y la de todos en tu hogar. Por lo tanto, forjar hábitos alimenticios saludables implica hacer un inventario integral de los alimentos que se pueden quedar y los que se tienen que ir. Al eliminar los alimentos poco saludables, como las papas fritas, las pizzas congeladas, los refrescos, galletas y cereales azucarados, no sólo te será más fácil tener hábitos alimenticios más saludables, sino que también tendrás más espacio para las opciones nutritivas.

Alacena

Para empezar, veamos los elementos esenciales para una alimentación saludable. No hace falta que corras a comprar todo lo que aparece en la lista; en vez de eso, intenta agregar cada semana unos cuantos alimentos que no tengas en la alacena aún. Tener estos ingredientes básicos y económicos para preparar tus comidas te facilitará la vida a la vez que mejorará la salud de todos en tu hogar.

Al asomarte a la alacena, deberías ver alimentos con alto contenido de fibra y proteína y bajos en azúcares, sal y grasas saturadas. A continuación, encontrarás una lista de alimentos que cumplen con estos requisitos.

Alimentos a tener en tu alacena	
Frijoles, lentejas y chícharos en lata o secos	Palomitas de maíz (rosetas de maíz)
Frijoles refritos enlatados, sin grasa	Papas y camotes
Caldos enlatados y bajos en sodio	Semillas como chía, linaza, cáñamo, calabaza y girasol
Verduras enlatadas, bajos en sodio y sin sal añadida	Salsa para espagueti
Tomates enlatados, puré de tomate, pasta de tomate, sin sal añadida	Vinagres: balsámico, de vino tinto y de vino blanco
Frutas enlatadas, sin endulzar o en su propio jugo	Cereales integrales (cuando menos 5 gramos de fibra por porción)
Atún, salmón o pollo, enlatado y en agua	Granos integrales como cebada, trigo, bulgur, arroz integral y farro
Fruta deshidratada	Pan 100% de trigo (cuando menos 2 gramos de fibra por porción)
Aceites saludables: oliva, canola y aceite antiadherente para cocinar	Galletas de trigo integral (cuando menos 2 gramos de fibra por porción)
Frutos secos, incluyendo maní, sin sal añadida	Pasta integral

Mantequillas de frutos secos, como mantequilla de maní natural o de almendra	Tortillas de harina integral
Avena cortada al acero o avena irlandesa (no instantánea)	Varias especias como canela, pimentón y ajo en polvo; hierbas secas, como tomillo y albahaca

Y a continuación te comparto una lista de alimentos a sacar de tu alacena. Varios de estos alimentos procesados son fuentes de grasas trans y saturadas, altos excesivos de sodio, cereales refinados y bajos en fibra, y azúcares añadidos.

Alimentos a sacar de la alacena	
Mezcla para pastel, panecillos y otros postres	Bebidas azucaradas como refrescos, bebidas deportivas, limonada y tés endulzados
Dulces, mermeladas y gelatinas	Papas fritas, galletas, galletas saladas (no integrales) y pretzels
Barritas de granola	Cereales azucarados (de más de 6 gramos de azúcar por porción)

Refrigerador y congelador

Gracias a los electrodomésticos modernos podemos darnos el lujo de comer una inmensa variedad de alimentos nutritivos durante todo el año. A continuación encontrarás una lista de alimentos que deberías ver al abrir el refrigerador o el congelador.

Alimentos que debes tener en el refrigerador y congelador	
Huevo	Proteína animal magra, como res, pollo, pescado, cerdo, cordero y pavo
Frutas y verduras frescas	Sobras y extras precocinados, como frijoles, arroz o quinoa
Hierbas frescas	Queso reducido en grasa, incluyendo mozzarella fresca, queso cottage, queso parmesano y quesillo
Verduras congeladas, sin salsa	Leche sin grasa o baja en grasas y alternativas no lácteas, como leche de almendra o de soya
Frutas congeladas, sin endulzar	Yogurt griego, bajo en grasas o sin grasa
Verduras de hoja verde, como arúgula, kale y espinaca	Humus

Alimentos a sacar del refrigerador y congelador	
Bebidas alcohólicas, salvo que sean en moderación	Helados gourmet
Mantequilla o margarina en barra	Embutidos como salami y salchichas o carnes frías
Dedos de pescado	Refrescos y otras bebidas endulzadas
Burritos congelados, Nuggets de pollo, dedos de pescado, comidas instantáneas, papas a la francesa y pizza	Aderezos cremosos para ensaladas

Plan de comidas

Sin un plan, hasta las mejores ideas se pueden descarrilar, sobre todo cuando se trata de tomar buenas decisiones alimenticias. Por eso, tener un plan de comidas de dos semanas no sólo es un buen comienzo para una alimentación saludable, sino también una plantilla que te obligue a rendirte cuentas a ti mismo para alcanzar tus metas. Este plan de comidas es sólo una guía para obtener ideas; ten la libertad de variar las comidas según tu cronograma personal. La mayoría de las comidas son fáciles de armar, sin demasiada preparación previa. Y, si quedan sobras, puedes comerlas al día siguiente para ahorrar tiempo y dinero.

Al seguir esta guía, tendrás una mejor idea de cómo y qué comer. Mejor aún, planear el menú te ahorrará tiempo y dinero, pues contribuirá a evitar que comas fuera de casa después de un largo día. Cuando tienes bien planeada la semana, es fácil comprar y preparar todo durante el fin de semana, para que lo único que tengas que hacer antes de comer sea armar el plato. Comencemos.

Semana uno				
	Desayuno	**Comida**	**Cena**	**Colación**
Lunes	Yogurt griego con frutos rojos y nueces; dos rebanadas de pan integral tostado	Atún con arroz integral y jugo de limón amarillo; ensalada de verduras de hoja verde	Espagueti integral con albóndigas; mezcla de verduras; fresas	Gajos de mandarina o cualquier otra fruta; palomitas de maíz

	Desayuno	Comida	Cena	Colación
Martes	Batido de plátano con chocolate (página 209). Añade una cucharada de proteína de suero de leche (*whey*) sabor vainilla o chocolate para aumentar el contenido proteínico	Pasta primavera vegetariana (página 230). Añade garbanzos para aumentar el contenido proteínico	Chili de pollo en olla de cocción lenta, quinoa y habas (página 219); papas al horno y espárragos	Almendras sin sal; verduras frescas picadas con humus
Miércoles	Cereal integral con leche; fruta	Ensalada mixta con sobras de pollo en trozos y verduras picadas	Tacos; frijoles refritos; fruta fresca	Rebanadas de manzana; almendras o nueces
Jueves	*Parfait* de yogurt con proteína añadida*	Pasta de espinaca con garbanzo (página 229); rebanadas de melón	El salmón mediterráneo del Dr. David Samadi (página 216); arroz integral; brócoli	Salsa de frijol y elote con galletas saladas integrales (página 236)
Viernes	Huevos revueltos con verdura y queso (página 214)	Sándwich de pavo con verduras picadas frescas, como zanahoria y calabacín	Brochetas de solomillo marinado en cítricos y brochetas de fruta (página 217); elote asado	Zarzamoras con crema dulce de nueces de la India y almendras (página 238)

* Mezcla media cucharada de proteína de suero de leche (*whey*) sabor vainilla con una taza de yogurt griego natural. Complementa con media taza de frutos rojos congelados, rebanadas de almendra y una cucharadita de linaza molida.

Semana dos				
	Desayuno	**Comida**	**Cena**	**Colación**
Lunes	Una taza de queso cottage reducido en grasas con fruta y chía o semillas de linaza	Ensalada mixta con otras verduras, nueces picadas y queso feta	Pollo rostizado; camote al horno y ejotes	Quesillo, uvas o rebanadas de manzana
Martes	Avena "del día anterior" (página 211)	Burrito con tortilla de harina integral, sobras de pollo rostizado, humus, tomate deshidratado y verdura; fruta	Tortitas de salmón o atún sencillas (página 236); arroz integral; zanahorias y calabacín cocidos	Verduras frescas picadas con humus o dip de yogurt griego
Miércoles	*Parfait* de yogurt con proteína añadida*	Sopa de tomate y chícharo (página 234); dos dedos de mozzarella	Fritatta de camote (página 227); ensalada para acompañar; frutos rojos	Salsa de frijol y elote (página 236) con pan pita integral
Jueves	Batido de frutos rojos para el cerebro (página 210). Añade media cucharada de proteína de suero de leche (*whey*) en polvo	Sándwich de queso a la parrilla con tomate; cóctel de fruta	Pescado al horno; papas; verduras al vapor	Huevo cocido con fruta
Viernes	Pizza picante de desayuno (página 213)	Ensalada mixta con sobras de algún pescado; nueces; otras verduras; fruta fresca	Tacos de filete y frijol negro (página 224); ensalada de hoja verde; sandía	Guacamole tropical con mango (página 237) y totopos

RECETAS PARA EL DESAYUNO

Batido de plátano con chocolate

Principales nutrientes: Gran fuente de proteína y calcio; reducido en sodio y grasas.

Por qué es bueno para los hombres: Hacer este batido con leche con chocolate te da una opción fácil y deliciosa para recuperarte después de hacer ejercicio. Después de un duro entrenamiento, la leche con chocolate tiene carbohidratos para recuperar las energías, proteínas para ayudar a reparar y reconstruir los músculos, y fluidos y electrolitos para rehidratar y reabastecer algunos de los nutrientes esenciales que se pierden con el sudor. La leche con chocolate reducida en grasas tiene también la proporción de carbohidratos a proteínas que la ciencia ha demostrado es la correcta para reavivar a los músculos exhaustos a toda velocidad (https://builtwithchocolatemilk.com/).

Rinde dos porciones de 1 taza

Ingredientes

1 cucharadita de extracto de vainilla
1 plátano maduro, pelado y congelado
1 taza de leche descremada o leche con chocolate
1 cucharadita de polvo de cacao sin endulzar
(si está hecho con leche normal; opcional)

Instrucciones

1. Mezcla todos los ingredientes en la licuadora.
2. Tapa la licuadora y licúa hasta que no haya grumos.
3. Sirve de inmediato.

Información nutricional: Si usas leche con chocolate baja en grasa: 140 calorías; 0 gramos de grasas totales; 0 gramos de grasas saturadas; 3 miligramos de colesterol; 5 gramos de proteína; 30 gramos de carbohidratos; 2 gramos de fibra; 91 miligramos de sodio; 153 miligramos de calcio.

Si usas leche baja en grasa: 100 calorías; 0 gramos de grasas totales; 0 gramos de grasas saturadas; 5 miligramos de colesterol; 5 gramos de proteína; 20 gramos de carbohidratos; 2 gramos de fibra; 55 miligramos de sodio; 154 miligramos de calcio.

Receta cortesía de www.milklife.com

Batido de frutos rojos para el cerebro

Principales nutrientes: Gran fuente de vitaminas A y C, ácidos grasos omega-3, antioxidantes y fibra.

Por qué es bueno para los hombres: La ciencia ha demostrado que los antioxidantes y fitoquímicos en los frutos rojos pueden mejorar la función cognitiva y la memoria. Lo que es bueno para el cerebro también es bueno para otras partes del cuerpo, así que no dudes en probar este delicioso, inolvidable y neurofantástico batido.

Rinde dos porciones de 1¼ tazas

Ingredientes

½ taza de jugo de naranja
1 taza de yogurt griego natural
1½ taza de mora azul congelada
½ taza de frambuesa congelada
1–2 cucharaditas de chía
¼ taza de nuez

Instrucciones

1. Mezcla el jugo de naranja y el yogurt en una licuadora.
2. Añade las moras azules, frambuesas, chía y nueces.
3. Licúa hasta que no haya grumos.

Información nutricional: 180 calorías; 2 gramos de grasas totales; 0 gramos de grasas saturadas; 0 miligramos de colesterol; 10 gramos de proteína; 30 gramos de carbohidratos; 5 gramos de fibra; 35 miligramos de sodio.

Avena del día anterior

Principales nutrientes: Excelente fuente de proteína y calcio; baja en sodio. Esta receta es una fuente de grasas saludables gracias a las nueces.

Por qué es bueno para los hombres: La avena del día anterior es fácil de armar con tiempo de anticipación, y usar leche en vez de agua le añade proteínas de alta calidad u otros nutrientes como calcio, potasio y vitamina D.

Rinde una porción

Ingredientes

⅓ taza de avena en hojuela (no instantánea ni de cocción rápida)
½ taza de leche descremada o reducida en grasas
¼ cucharadita de extracto de vainilla
2 cucharadas de mezcla de frutas secas o frescas, picadas
1 cucharada de miel
1 taza de leche descremada o baja en grasas

Instrucciones

1. Mezcla la avena, la leche y la vainilla en un tazón o frasco.
2. Tapa y guarda en el refrigerador durante toda la noche.
3. En la mañana, antes de servir, añade y mezcla la fruta, las nueces y la miel.
4. Disfruta tu avena con un vaso de leche.

Información nutricional: 400 calorías; 6 gramos de grasas totales; 0 gramos de grasas saturadas; 10 miligramos de colesterol; 18 gramos de proteína; 68 gramos de carbohidratos; 4 gramos de fibra; 180 miligramos de sodio; 470 miligramos de calcio.

Receta cortesía de www.milklife.com

Avena cortada al acero con chabacano, tahini y canela

Principales nutrientes: Buena fuente de proteína y fibra; reducida en grasas y sodio.

Por qué es buena para los hombres: Si quieres aumentar los niveles de fibra y fruta en una comida, prueba esta receta. Requiere un poco más de tiempo de preparación que la avena normal, pero vale la pena. Si no estás familiarizado con el tahini, es una pasta hecha de ajonjolí que suele usarse en la cocina mediterránea y del Medio Oriente.

Rinde dos porciones

Ingredientes

1½ tazas de leche
½ taza de avena cortada al acero, sin cocer
2 chabacanos frescos, picados / o 4 chabacanos deshidratados y picados en cada tazón
1 cucharada de tahini
1 cucharadita de miel
Canela al gusto

Instrucciones

1. En una olla pequeña, hierve la leche y la avena, añade los chabacanos, el tahini y la miel. Revuelve.
2. Tapa, baja la flama y cocina a fuego lento entre 15 y 20 minutos. Revuelve ocasionalmente.
3. Quita la olla del fuego y deja que repose, tapada, durante 5 minutos. Divide la avena en dos tazones y añade una pizca de canela encima.

Información nutricional: 290 calorías; 7 gramos de grasas totales; 1 gramo de grasas saturadas; 0 miligramos de colesterol; 13 gramos de proteína; 45 gramos de carbohidratos; 5 gramos de fibra; 80 gramos de sodio.

Receta cortesía de Oldways Whole Grains Council, www.wholegrainscouncil.org

Pizza picante para desayunar

Principales nutrientes: Excelente fuente de proteínas y calcio; reducida en sodio.

Por qué es buena para los hombres: ¿A quién no le gusta una buena pizza? Esta receta es fácil de preparar y estará lista en menos de 30 minutos. También es una forma sencilla de obtener una gran variedad de alimentos nutritivos, como leche, aceite de oliva, huevo, espárrago, arúgula y cereales integrales.

Rinde seis porciones

Ingredientes

4 huevos
2 cucharadas de leche descremada o reducida en grasa
1 taza de espárrago fresco, cortado en trozos de 2 centímetros
1 cucharada de cebollín fresco, picado
1 base de masa integral para pizza de 30 centímetros
¾ de taza de queso mozzarella semidescremado
1 taza de arúgula fresca
Sriracha (opcional)

Instrucciones

1. Precalienta el horno a 220° C.
2. Bate los huevos con la leche en un tazón pequeño.
3. Cubre una sartén de teflón con aceite para cocinar. Calienta la sartén a fuego medio. Añade el aceite de oliva. Añade el espárrago y cocina durante 3 a 5 minutos o hasta que se suavice un poco.
4. Agrega y mezcla el huevo con la leche y cocina hasta que se asiente, revolviendo con frecuencia con una espátula. No permitas que se cueza de más. Quita la sartén del fuego e incorpora el cebollín.
5. Para armar la pizza, pon la mezcla de huevo sobre la masa de pizza. Espolvorea el queso mozzarella y hornea hasta que se derrita, durante unos 5 minutos.
6. Añade arúgula y Sriracha al gusto. Corta en 6 rebanadas y sirve con un vaso de leche de 250 ml.

Información nutricional: 210 calorías; 7 gramos de grasas totales; 3 gramos de grasas saturadas; 135 miligramos de colesterol; 18 gramos de proteína; 18 gramos de carbohidratos; 1 gramo de fibra; 280 miligramos de sodio.

Receta cortesía de www.milklife.com

Huevos revueltos con verduras y queso

Principales nutrientes: Fuente de proteína, vitaminas A y C, antioxidantes y fibra.

Por qué es bueno para los hombres: ¿Buscas algo distinto al cereal frío y el pan tostado? Este desayuno lo tiene todo: bastante proteína, verduras y nutrientes adicionales cuando le agregas un poco de fruta. Añadir verduras al inicio de tu día puede ser complicado, pero esta receta lo facilita mucho.

Rinde dos porciones de 1 taza

Ingredientes

1 cucharada de aceite de oliva
5 huevos
Sal y pimienta al gusto
2 tazas de espinaca *baby*, lavada y picada
3 piezas enteras de cebollín, picadas
12 tomates *cherry*, en mitades o cuartos
2 cucharadas de albahaca fresca, picada
½ taza de queso rallado, el que quieras, y un poco más para decorar

Instrucciones

1. Calienta una sartén a fuego medio-alto y añade el aceite de oliva.
2. Bate los huevos en un tazón. Sazona con sal y pimienta.
3. Añade la espinaca y el cebollín a la sartén. Saltear hasta que la espinaca se marchite un poco, menos de un minuto.
4. Añade la mezcla de huevo a la sartén y revuelve de forma constante con una espátula. Cuando los huevos estén casi asentados, añade los tomates, la albahaca y el queso. Sigue revolviendo para incorporar los ingredientes.
5. Cuando los huevos se asienten, sácalos del fuego, decora con queso rallado y sirve de inmediato.

Información nutricional: 138 calorías; 10 gramos de grasas totales; 4 gramos de grasas saturadas; 280 miligramos de colesterol; 10 gramos de proteína; 2 gramos de carbohidratos; 2 gramos de fibra; 85 miligramos de sodio.

Muffins de plátano

Principales nutrientes: Bajos en grasas; buena fuente de fibra, proteína y algunos ácidos grasos omega-3.

Por qué es bueno para los hombres: No vuelvas a tirar un plátano que se pasó de maduro; reduce el desperdicio de comida a la vez que aumentas el valor nutrimental de este popular bocadillo. Esta sabrosa receta de trigo integral puede prepararse en muy poco tiempo y con ingredientes fáciles de encontrar en tu cocina. Recárgate con estos muffins después de hacer ejercicio, restaurando el glucógeno muscular con carbohidratos saludables y una buena dosis de proteínas de buena calidad.

Rinde diez muffins

Ingredientes

- 3 plátanos pasados de maduros
- 2 huevos grandes
- 2 tazas de harina de trigo integral para hornear (o harina blanca de trigo integral)
- ⅓ taza de azúcar
- 1 cucharadita de sal
- 1 cucharadita de bicarbonato de sodio
- ½ taza de nueces, picadas

Instrucciones

1. Precalienta el horno a 180° C. Pon una delgada capa de grasa y harina en 10 moldes para muffin.
2. Mezcla los plátanos y huevos con una batidora eléctrica.
3. Pasa los ingredientes secos (harina, azúcar, sal, bicarbonato de sodio) por un tamiz. Añade a la mezcla de plátano y huevo.
4. Agrega las nueces y mezcla hasta que todo esté incorporado. (Mezclar de más hará que los muffins queden densos).
5. Vierte la mezcla a los moldes; llénalos a ¾ de su capacidad.
6. Hornea durante 20 minutos o hasta que un palillo salga limpio al insertarlo en el muffin.

Nota: Puedes estirar la receta hasta a 12 muffins, pero serán más pequeños. Si usas un molde de pan de 9x5, aumenta el tiempo en el horno a una hora y pruébalos con un palillo.

Información nutricional: 200 calorías por muffin; 5 gramos de grasas totales; 0.5 gramos de grasas saturadas; 50 miligramos de colesterol; 5 gramos de proteína; 34 gramos de carbohidratos; 5 gramos de fibra; 370 miligramos de sodio.

Receta cortesía de Oldways Whole Grains Council, www.wholegrainscouncil.org

RECETAS PARA LA COMIDA Y LA CENA

El salmón mediterráneo del Dr. David Samadi

Principales nutrientes: Excelente fuente de proteína, vitamina B12, ácidos grasos omega-3, potasio y selenio.

Por qué es bueno para los hombres: Si cocinar pescado te parece intimidante, aquí hay una audaz receta que lo hace todo más sencillo. En sólo veinte minutos, puedes disfrutar de un salmón rebosante de sabor y lleno de grasas monoinsaturadas y ácidos grasos omega-3 para el corazón y el cerebro. Comer pescado dos veces por semana puede reducir el riesgo de infartos, accidentes cerebrovasculares y problemas cognitivos.

Rinde cuatro filetes de 85 g (aprox.)

Ingredientes

½ taza de aceite de oliva
¼ taza de vinagre balsámico
4 dientes de ajo, triturados
4 filetes de salmón de 85 gramos (aprox.)
1 cucharada de cilantro fresco, picado
1 cucharada de albahaca fresca, picada
1½ cucharaditas de sal de ajo

Instrucciones

1. Mezcla el aceite de oliva y el vinagre balsámico en un tazón pequeño.
2. Acomoda los filetes de salmón en una bandeja para hornear. Frota el ajo triturado sobre los filetes y viérteles la mezcla de aceite y vinagre encima; dales la vuelta para barnizar.
3. Sazona con cilantro, albahaca y sal de ajo. Deja marinar durante 10 minutos.
4. Precalienta el horno. Coloca la bandeja a unos diez centímetros de la fuente de calor y asa durante 15 minutos, bañando ocasionalmente los filetes con la salsa de la bandeja. Dales vuelta una vez o hasta que estén dorados por ambos lados y puedan deshacerse sin problemas con un tenedor.

Información nutricional: 235 calorías; 12 gramos de grasas totales; 4 gramos de grasas saturadas; 60 miligramos de colesterol; 30 gramos de proteína; 2 gramos de carbohidratos; 1 gramo de fibra; 50 miligramos de sodio.

Receta cortesía del Dr. David Samadi, experto en urología oncológica y reconocido cirujano robótico, www.prostatecancer911.com

Brochetas de solomillo marinado en cítricos y brochetas de fruta

Principales nutrientes: Excelente fuente de proteína, vitamina B12, hierro y zinc.

Por qué es bueno para los hombres: Al usar carne magra, esta receta es un ejemplo de buen comer con un giro. Reducido en grasas totales y saturadas, alto contenido de hierro y zinc y lleno de antioxidantes gracias a la fruta, tu salud —y tus papilas gustativas— están en muy buenas manos con este plato.

Rinde cuatro porciones —1 brocheta de solomillo y 1 brocheta de fruta

Ingredientes

1 naranja mediana
¼ taza de cilantro fresco, picado
1 cucharada de pimentón ahumado
¼ cucharadita de pimienta roja molida (opcional)
1 centro de filete de solomillo, sin hueso (aprox. 400 g)
4 tazas de mango, sandía, durazno y/o ciruela, en trozos
Cilantro adicional para decorar (opcional)

Instrucciones

1. Ralla la cáscara de la naranja y exprime dos cucharadas de jugo de la naranja; reserva.
2. Mezcla la ralladura de naranja, el cilantro, el pimentón y la pimienta, si gustas, en un tazón pequeño.
3. Corta el filete en pedazos de 3 centímetros.
4. Pon la carne y 2½ cucharadas de la mezcla de cilantro en una bolsa hermética resellable; sacude para cubrir toda la carne.
5. Pon el resto de la mezcla de cilantro y la fruta en una bolsa hermética y resellable separada; sacude para cubrir toda la fruta.
6. Cierra las bolsas. Marina la carne y la fruta en el refrigerador entre 15 minutos y 2 horas.
7. Remoja en agua ocho brochetas de bambú durante 10 minutos. Coloca los pedazos de carne en cuatro brochetas, dejando un pequeño espacio entre los pedazos. Pon la fruta en las brochetas restantes.

8. Coloca las brochetas en la parrilla de carbón. Asa las brochetas de carne cubiertas, de 5 a 7 minutos (sobre un fuego medio en una parrilla de gas precalentada durante 7 u 8 minutos) para cocinar de término medio (65° C) a tres cuartos (71° C), dándoles vuelta ocasionalmente. Asa las brochetas de fruta de 5 a 7 minutos o hasta que se suavicen y comiencen a dorarse, dales sólo una vuelta.
9. Vierte el jugo de naranja restante sobre las brochetas de fruta. Decora con cilantro, si gustas.

Información nutricional: 239 calorías; 5.7 de grasas totales; 1.8 de grasas saturadas; 69 miligramos de colesterol; 28 gramos de proteína; 22 gramos de carbohidratos; 3.4 gramos de fibra; 53 miligramos de sodio.

Receta cortesía de www.beefitswhatsfordinner.com

Chili de pollo, quinoa y frijol blanco en olla de cocción lenta

Principales nutrientes: Excelente fuente de proteína; buena fuente de calcio.

Por qué es bueno para los hombres: Puedes poner casi todos los ingredientes en la olla de cocción lenta, volver a casa unas horas después y tener tu comida casi lista. Lo único que tienes que hacer es añadir los frijoles, desmenuzar el pollo y ponerle los condimentos. También es una forma sencilla de incorporar ingredientes nutritivos pero poco familiares, como la quinoa.

Rinde para nueve porciones de 1 taza

Ingredientes

450g de pollo fresco, sin piel y sin hueso
¾ taza de quinoa sin cocer
2 tazas de caldo de pollo bajo en sodio
1½ tazas de leche
3 tazas de salsa verde en frasco (o la salsa poco picante que elijas)
2 dientes de ajo, triturados
1 cebolla mediana, en trozos
2 pimientos, en trozos
2 tazas de granos de elote congelados
1 cucharada de comino
850 gramos de frijol blanco enlatado, enjuagado y drenado
Cilantro fresco, picado (opcional)
Cebollín, picado (opcional)
Queso rallado (opcional)
Crema (opcional)
Aguacate, en trozos (opcional)
Totopos (opcional)

Instrucciones

1. Mezcla todos los ingredientes, salvo los frijoles, en la olla de cocción lenta y revuelve bien.
2. Tapa y cocina durante 2 ½ horas a fuego alto o entre 5 y 6 horas a fuego bajo, hasta que la pechuga de pollo esté bien cocida y pueda desmenuzarse con dos tenedores.
3. Incorpora los frijoles. Pasa la pechuga de pollo de la olla a un plato o tabla para picar y, con dos tenedores, desmenúzala. Devuelve el pollo desmenuzado a la olla y revuelve para incorporar.
4. Sirve en un tazón y añade el cilantro, cebollín, queso rallado, crema y aguacate. Acompaña con totopos, si gustas.

Información nutricional: 320 calorías; 4 gramos de grasas totales; 0.5 gramos de grasa saturada; 30 miligramos de colesterol; 23 gramos de proteína; 47 gramos de carbohidratos; 9 gramos de fibra; 530 miligramos de sodio.

Receta cortesía de www.milklife.com

Filete de res con ensalada de tomate y ejote

Principales nutrientes: Excelente fuente de proteína, hierro y zinc.

Por qué es bueno para los hombres: Este plato, fresco, colorido y certificado por la Asociación Cardiaca Estadounidense como una receta para la salud cardiaca, es perfecto para aumentar tu consumo de proteínas para construir músculos y contiene una buena dosis de zinc, 45% del requerimiento diario. El zinc tiene un papel importante en la producción de testosterona. Muchos adultos no consumen suficiente zinc, y si tienes deficiencia de este mineral, podría desembocar en disfunción eréctil.

Rinde cuatro porciones

Ingredientes

450 gramos de filete, sin hueso, corte de 2 centímetros de grosor
¼ taza y 2 cucharadas de vinagreta balsámica reducida en grasas, dividida
2 ½ tazas de ejotes frescos, cortados en trozos de 3 centímetros
1 cucharadita de aceite de oliva
1 taza de tomates, en mitades
Sal y pimienta al gusto
5 tazas de espinaca *baby* fresca
¼ taza de queso parmesano rallado

Instrucciones

1. Corta el filete por la mitad, luego en la dirección perpendicular para obtener tiras de entre 3 y 5 milímetros de grosor. Mezcla dos cucharadas de vinagreta balsámica con la carne en un tazón mediano. Revuelve para cubrir la carne. Tapa y deja a marinar en el refrigerador entre 30 minutos y 2 horas.
2. Calienta una sartén de teflón grande a fuego medio-alto. Agrega los ejotes y el aceite de oliva; saltea durante 5 minutos. Añade tomates; saltea durante 2 o 3 minutos o hasta que los frijoles estén tiernos pero crujientes y los tomates comiencen a dorarse. Sacar de la sartén. Salpimentar al gusto. Mantener caliente.

3. En esa misma sartén, añade la mitad de la carne; saltea de 1 a 3 minutos o hasta que el exterior de la carne deje de estar rojo. Saca de la sartén. Repite con el resto de la carne.
4. Distribuye la espinaca en cuatro partes iguales. Ponle encima la carne y las verduras. Espolvorea con queso. Vierte el ¼ de taza restante del aderezo.

Información nutricional: 230 calorías; 9 gramos de grasas totales; 2.9 gramos de grasas saturadas; 72 miligramos de colesterol; 30 gramos de proteína; 12 gramos de carbohidratos; 3.2 gramos de fibra; 448 miligramos de sodio.

Receta cortesía de www.beefwhatsfordinner.com

Sencillo salmón capeado con nueces

Principales nutrientes: Excelente fuente de proteína, potasio y grasas monoinsaturadas y ácidos grasos omega-3 benéficos para el corazón.

Por qué es bueno para los hombres: Esta receta de altos vuelos lleva salmón y nueces, buenos para el corazón, combinado con un delicado toque de miel y mostaza que resultan en un plato rápido y sencillo. Acompáñalo de ensalada de espinaca con verduras en trozos para una cena perfecta.

Rinde cuatro porciones de filete de salmón

Ingredientes

4 filetes de salmón de 100 gramos
¼ cucharadita de sal
¼ cucharadita de pimienta negra
½ taza de migajas de pan integral
1 taza de nueces
1 diente de ajo, triturado
1 cucharada de miel
1 cucharada de mostaza Dijon
4 cucharaditas de aceite de oliva

Instrucciones

1. Precalienta el horno a 220° C y forra una bandeja para hornear con papel encerado.
2. Espolvorea ambos lados de los filetes con sal y pimienta. Reserva.
3. Pon las migajas, nueces, el ajo, la miel y la mostaza en un procesador de alimentos hasta que todos los ingredientes estén bien incorporados. Coloca la mezcla en un plato plano.
4. Presiona los filetes sobre la mezcla hasta cubrirlos por los cuatro lados. Coloca los filetes sobre la bandeja para hornear y viérteles el aceite de oliva encima.
5. Hornea los filetes entre 10 y 12 minutos, hasta que estén dorados por fuera y cocidos por completo.

Nota: pueden sustituirse los filetes de salmón por cuatro filetes de pechuga de pollo de 100 gramos. Baja la temperatura del horno a 180 °C y hornea durante 45 minutos.

Información nutricional: 230 calorías; 12 gramos de grasas totales; 2 gramos de grasas saturadas; 65 gramos de colesterol; 24 gramos de proteína; 4 gramos de carbohidratos; 1 gramo de fibra; 250 miligramos de sodio.

Tacos de filete y frijoles negros

Principales nutrientes: Excelente fuente de fibra, proteína, hierro, niacina, tiamina, vitamina B6, vitamina B12, zinc y selenio; buena fuente de colina.

Por qué es bueno para los hombres: Esta receta fantástica para el corazón, certificada por la Asociación Americana del Corazón, te regala una suculenta comida con un extra de sabor gracias a los frijoles, la salsa y los complementos frescos. Podrás disfrutar de su robusto sabor mientras alimentas a tu cuerpo con nutrientes saludables.

Rinde cuatro porciones

Ingredientes

1 taza de salsa, dividida
2 cucharaditas de chile en polvo
1½ cucharaditas de comino molido, divididas
450 gramos de filete de lomo de 6 milímetros de grosor
1 lata de frijoles negros sin sal
8 tortillas de maíz, calientes
1 taza de tomate en trozos
½ taza de lechuga, picada
½ taza de cebolla morada, picada
2 cucharadas y 2 cucharaditas de cilantro fresco, picado
1 aguacate mediano, maduro, cortado en 8 rodajas
1 limón, en cuartos

Instrucciones

1. Mezcla ½ taza de salsa, el chile en polvo y 1 cucharadita de comino. Coloca los filetes en bolsas herméticas y resellables; sacude para cubrirlos. Cierra la bolsa y dejar marinar en el refrigerador durante 6 horas o toda la noche, sacudiendo ocasionalmente.
2. Mezcla 1 taza de frijoles negros, la ½ taza de salsa restante y la ½ cucharadita sobrante de comino en un tazón mediano para microondas. Machaca con un tenedor para formar una pasta. Tapa y pon en el microondas entre 1 y 2 minutos o hasta que esté caliente, mezcla una vez. Mantén caliente.

3. Mientras tanto, calienta una sartén a fuego medio-alto; quita la sartén del fuego y cúbrela con aceite para cocinar. Saca los filetes de la marinada; tira la marinada. Cocina en porciones, si es necesario. Coloca los filetes en la sartén (no la llenes demasiado) y cocina entre 2 y 3 minutos a término medio (65° C); voltéalos una vez. Evita que se cuezan de más. Saca los filetes de la sartén; mantenlos calientes. Repite con los demás filetes.
4. Unta la mezcla de frijoles en las tortillas. Corta los filetes en cuatro pedazos cada una y distribúyelos en las tortillas. Añade ½ taza restante de frijoles, los tomates, la lechuga, la cebolla morada, el cilantro, el aguacate y el jugo del limón al gusto. Dobla las tortillas para servir.

Nota: en el paso 4, los filetes pueden cortarse en trozos más pequeños.

Información nutricional: 478 calorías; 16 gramos de grasas totales; 3 gramos de grasas saturadas; 66 miligramos de colesterol; 36 gramos de proteína; 56 gramos de carbohidratos; 13.6 gramos de fibra; 450 miligramos de sodio.

Receta cortesía de www.beefitswhatsfordinner.com

Sencillas tortitas de atún/salmón

Principales nutrientes: Excelente fuente de proteína, ácidos grasos omega-3, selenio, potasio, y vitaminas A y C; baja en carbohidratos y grasas.

Por qué es buena para los hombres: ¿Buscas un plato sencillo, rápido, barato y saludable que tome menos de diez minutos para preparar? Esta deliciosa receta está repleta de nutrientes que ayudan a la salud del cerebro y el corazón. Puedes usar atún o salmón, según prefieras.

Rinde tres porciones de 85 gramos

Ingredientes

2 latas o sobres de 170 gramos de salmón o atún
2 huevos, batidos
½ taza de cebolla, bien picada
½ taza de pimientos, rojos o verdes, en trozos pequeños
½ cucharadita de sal
½ cucharadita de pimienta
2 cucharaditas de jugo de limón
6–8 cucharadas de migajas de pan (compradas o caseras)
4 cucharaditas de aceite de oliva

Instrucciones

1. Mezcla el salmón o el atún con el huevo, la cebolla y el pimiento.
2. Sazona con sal, pimienta y jugo de limón; mezcla.
3. Añade 2 cucharadas de migajas.
4. Forma las tortitas del tamaño de la palma de tu mano y cúbrelas con más migajas.
5. Calienta el aceite de oliva en una sartén a fuego medio-alto.
6. Coloca las tortitas sobre la sartén con aceite y cocina entre 2 y 3 minutos de un lado, hasta que se doren; voltéalas y cocina hasta que el otro lado se dore también.

Nota: esta receta puede prepararse con un día de anticipación: después del paso 4, coloca las tortitas en un plato, cúbrelo con plástico y refrigera hasta que estés listo para continuar con el paso 5.

Información nutricional: 180 calorías; 10 gramos de grasas totales; 2 gramos de grasas saturadas; 25 miligramos de colesterol; 20 gramos de proteína; 2 gramos de carbohidratos; 1 gramo de fibra; 315 miligramos de sodio.

Fritatta de camote

Principales nutrientes: Excelente fuente de calcio y proteína; buena fuente de fibra y antioxidantes; baja en carbohidratos.

Por qué es buena para los hombres: Aquí tienes una receta llena de ingredientes saludables, lo que la separa de la mayoría de los platos hechos con huevo. La *fritatta* es un plato italiano, perfecto para demostrar tu creatividad y añadir algunas verduras que los hombres pueden dejar de lado. Siéntete con la libertad de añadir más verduras, como champiñones, pedazos de espárragos, brócoli, calabacín, tomates e incluso berenjena para darle un extra a su poder nutricional.

Rinde seis porciones

Ingredientes

2 cucharadas de aceite de oliva
¼ taza de cebolla morada, bien picada
1 pimiento morrón, en trozos
1 camote mediano, pelado y trozado
2 tazas de kale *baby*
6 huevos
¼ taza de leche descremada
½ cucharadita de sal
¼ cucharadita de pimienta
½ cucharadita de tomillo
½ taza de queso mozzarella rallado

Instrucciones

1. Precalienta el horno a 190° C. Rocía aceite para cocinar en una sartén que se pueda meter al horno.
2. Vierte el aceite de oliva en la sartén y calienta en la estufa a fuego medio-alto.
3. Añade la cebolla morada, el pimiento y el camote al aceite de oliva. Saltea en el aceite caliente hasta que se suavicen, entre 6 y 8 minutos.
4. Añade kale a la sartén y saltea hasta que se marchite.
5. Bate los huevos con ¼ de taza de leche, sal, pimienta y tomillo en un tazón aparte.

6. Vierte la mezcla de huevo sobre las verduras en la sartén; cocina durante 4 o 5 minutos o hasta que el huevo comience a asentarse.
7. Espolvorea el queso mozzarella.
8. Pasa la sartén al horno precalentado entre 10 y 14 minutos adicionales o hasta que esté inflado y asentado.

Información nutricional: 200 calorías; 13 gramos de grasas totales; 4 gramos de grasas saturadas; 248 miligramos de colesterol; 12 gramos de proteína; 10 gramos de carbohidratos; 2 gramos de fibra; 368 miligramos de sodio.

SOPAS, GUARNICIONES Y ENSALADAS

Ensalada de pasta con espinaca y garbanzo

Principales nutrientes: Fantástica fuente de fibra y proteína.

Por qué es bueno para los hombres: Ésta es una receta perfecta para un fin de semana o para una semana muy ocupada. Frío o a temperatura ambiente, este plato sabroso, sencillo y económico se prepara en muy poco tiempo.

Rinde cuatro porciones

Ingredientes

170 gramos de pasta integral, rotini, de preferencia
El jugo de 1 limón
3 cucharadas de aceite de oliva extra virgen
2 dientes de ajo, triturados
4 tazas de hojas de espinaca, picadas
1 lata de garbanzo, enjuagada y colada
50 gramos de queso feta, desmoronado

Instrucciones

1. Hierve una olla con agua y cocina la pasta según lo que indique el empaque.
2. Mientras la pasta se cocina, mezcla el jugo de limón, el aceite de oliva y el ajo en un tazón para ensalada grande.
3. Cuando la pasta esté lista, cuélala y ponla en el tazón para que absorba la salsa de limón.
4. Añade el garbanzo y la espinaca y revuelve bien. Espolvorea con queso feta cuando esté lista para servir.

Información nutricional: 411 calorías; 15 gramos de grasas totales; 4 gramos de grasas saturadas: 0 miligramos de colesterol; 14 gramos de proteína; 59 gramos de carbohidratos; 5 gramos de fibra; 498 miligramos de sodio.

Receta cortesía de Oldways Whole Grains Council, www.wholegrainscouncil.org

Pasta primavera vegetariana

Principales nutrientes: Excelente Fuente de fibra, vitaminas A, C y E, folato, magnesio, betacaroteno y luteína; buena fuente de proteína; baja en grasas y sodio.

Por qué es bueno para los hombres: Si buscas incluir más verduras en tu comida, esta receta es justo lo que necesitas. La pasta integral es una base perfecta para las verduras al incrementar la fibra, el fósforo, el magnesio y el folato. Es un plato delicioso y nutritivo así como se sugiere aquí o con trozos de pollo o res para una dosis extra de proteína y hierro.

Rinde cuatro porciones (½ taza de pasta y ½ taza de verduras)

Ingredientes

230 gramos de pasta integral, rotini, espagueti, farfalle, lo que prefieras
Brócoli, coliflor y zanahorias, en trozos (1 taza de cada verdura)
1 taza de chícharo congelado
2–4 cucharaditas de aceite de oliva
2 cucharaditas de vinagre de vino tinto
2 cucharaditas de jugo de limón
1 taza de tomate, en trozos
1–2 cucharadas de albahaca fresca, picada
Queso parmesano (opcional)

Instrucciones

1. Sigue las instrucciones del empaque para cocer la pasta.
2. Mientras tanto, hierve una olla de agua con sal; añade el brócoli, la coliflor, las zanahorias y los chícharos congelados. Cocina de 3 a 5 minutos o hasta que las verduras estén tiernas pero crujientes.
3. Mientras las verduras y la pasta se cuecen, prepara el aderezo de aceite de oliva, mezclando el aceite, el vinagre y el jugo de limón.
4. Cuela la pasta y las verduras en coladores separados.

5. Pon la pasta sobre un plato, añade las verduras encima de la pasta y luego agrega los trozos de tomate y la albahaca picada.
6. Vierte el aderezo sobre la pasta y las verduras. Si gustas, añade queso parmesano.

Nota: si gustas, puedes agregar una proteína como pollo o res en el paso 5.

Información nutricional (sin la proteína adicional añadida): 252 calorías; 4.5 gramos de grasas totales; 0 gramos de grasas saturadas; 0 gramos de colesterol; 8 gramos de proteína; 45 gramos de carbohidratos; 12 gramos de fibra; 75 miligramos de fibra.

Brócoli al limón con cerezas deshidratadas

Principales nutrientes: Fuente de vitaminas A, C y K, ácidos grasos omega-3, fibra, folato, magnesio, betacaroteno y luteína.

Por qué es bueno para los hombres: ¿Quién dijo que a los hombres no les gustan los alimentos verdes? Si no te encantan ahora, te encantarán después de probar esta receta. Desde la acidez del aderezo al toque de dulzura de las cerezas y hasta lo nutritivo del brócoli lleno de importantes nutrientes, no querrás perderte de esto.

Rinde cuatro porciones de ½ taza

Ingredientes

1 cabeza de brócoli grande, cortada en floretes, con los tallos pelados y trozados en rebanadas de 1 centímetro
¼ taza de aceite de oliva extra virgen
2 cucharadas de vinagre de vino tinto
½ cucharadas de jugo de limón
1 cucharadita de ralladura fina de limón
½ echalote pequeño, triturado
½ taza de cerezas deshidratadas
Sal kósher y pimienta negra al gusto

Instrucciones

1. Llena una olla grande con agua salada y ponla a hervir.
2. Añade los floretes de brócoli y cocina durante 5 minutos o hasta que estén tiernos y adquieran una tonalidad verde brillante. Vierte en el colador y enjuaga con agua fría para detener la cocción. Sécalos.
3. En un tazón grande, bate el aceite de oliva con el vinagre, el jugo de limón, la ralladura de limón, el echalote y las cerezas. Sazona con sal y pimienta.
4. Agrega el brócoli, revuelve y sirve.

Información nutricional: 162 calorías; 6 gramos de grasas totales; 0.5 gramos de grasas saturadas; 0 miligramos de colesterol; 2 gramos de proteína; 25 gramos de carbohidratos; 6 gramos de fibra; 50 miligramos de sodio.

Ensalada frutal cremosa con limón

Principales nutrientes: Fuente de vitaminas A, C, E y K, fibra, antioxidantes, betacaroteno, luteína y zeaxantina.

Por qué es buena para los hombres: Ésta es una ensalada de frutas más que probada, sin las cantidades excesivas de azúcar y grasas que las ensaladas de frutas suelen tener. Ésta usa yogurt para darle un toque dulce y resaltar la llamativa mezcla de sabores frutales. Un apetecible postre, desayuno o colación, tiene también una buena mezcla de antioxidantes importantes y fibra.

Rinde ocho porciones de ½ taza

Ingredientes

¼ taza de coco rallado, tostado
2 contenedores de yogurt griego con sabor a tarta de limón
4 cucharadas de jugo de naranja fresco
2 tazas de trozos de piña fresca
1 taza de fresas, en mitades
2 tazas de uva verde, en mitades o enteras
1 taza de arándanos
2 tazas de melón, en trozos

Instrucciones

1. Para tostar el coco, calienta una sartén a fuego medio-alto. Añade el coco y remueve con frecuencia entre 6 y 12 minutos hasta que quede dorado.
2. Mezcla el yogurt y el jugo de naranja en un tazón.
3. Coloca en un tazón transparente las frutas en el orden indicado en la lista de ingredientes.
4. Vierte la mezcla de yogurt sobre la fruta y espolvorea encima el coco tostado. Sirve de inmediato.

Nota: si prefieres, cambia el yogurt sabor a tarta de limón por yogurt griego sabor vainilla. Aunque le tendrás que cambiar el nombre a la receta.

Información nutricional: 130 calorías; 2 gramos de grasas totales; 1 gramo de grasas saturadas; 0 miligramos de colesterol; 10 gramos de proteína; 26 gramos de carbohidratos; 3 gramos de fibra; 15 gramos de sodio.

Sopa de tomate y chícharo

Principales nutrientes: Excelente fuente de fibra, vitaminas A, C, E y K, antioxidantes y potasio; buena fuente de proteína; baja en grasas.

Por qué es buena para los hombres: Cada cucharada de esta sopa está repleta de vegetales ricos en antioxidantes que pueden faltar en tu dieta. Además de las enormes cantidades de fibra y nutrientes saludables, las sopas suelen ser buenas para la hidratación y para crear una sensación de satisfacción con la comida. Acompáñala con un pan crujiente y tendrás una comida celestial.

Rinde ocho porciones de ½ taza

Ingredientes

1 cucharada de aceite de oliva extra virgen
½ cebolla grande, bien picada
1 tallo de apio, picado
2 dientes de ajo, bien picados
2 zanahorias grandes, en trozos pequeños
1 taza de granos de elote congelados
1 lata de frijoles negros, colada y enjuagada
½ calabacín mediano, en trozos pequeños
2 cubos de caldo de pollo reducido en sodio
1 cucharadita de tomillo
¼ cucharadita de pimienta negra
2 latas de tomates pequeños, sin drenar
1 taza de chícharos secos o lentejas
4 tazas de agua

Instrucciones

1. Calienta aceite en una olla de tres litros a fuego medio. Cuece la cebolla, el apio y el ajo en el aceite unos 5 minutos o hasta que se suavicen.
2. Añade y mezcla los ingredientes restantes. Sube la flama hasta que hierva, luego baja la flama para terminar de cocer. Tapa y deja cocer entre 20 y 30 minutos o hasta que esté bien caliente.

Información nutricional: 190 calorías; 2 gramos de grasas totales; 1 gramo de grasas saturadas; 0 miligramos de colesterol; 13 gramos de proteína; 30 gramos de carbohidratos; 12 gramos de fibra; 150 miligramos de sodio.

Espárragos al horno con limón y parmesano

Principales nutrientes: Buena fuente de fibra, grasas monoinsaturadas saludables y ácidos grasos omega-3.

Por qué es bueno para los hombres: Si prefieres evitar verduras de sabores fuertes, como el espárrago, hornearlas te ayudará a caramelizar el sabor y reducir su amargura natural. El espárrago es una muy buena fuente de nutrientes como las vitaminas A y C, lo que ayuda al funcionamiento del sistema inmune de los hombres.

Rinde cuatro porciones de 1 taza

Ingredientes

1 puñado de cabezas de espárrago
3 cucharadas de aceite de oliva extra virgen
1 cucharada de queso parmesano
1 diente de ajo, picado
1 cucharadita de sal
½ cucharadita de pimienta
1 cucharada de jugo de limón

Instrucciones

1. Precalienta el horno a 220° C.
2. Lava y corta los espárragos.
3. Coloca los espárragos en una bandeja para hornear. Vierte el aceite de oliva sobre el espárrago y mueve para cubrirlos por completo.
4. Distribuye de forma pareja sobre los espárragos el queso parmesano, el ajo, la sal, la pimienta. Luego baña en el jugo de limón.
5. Hornea hasta que estén tiernos, entre 12 y 15 minutos.

Información nutricional: 113 calorías; 5 gramos de grasas totales; 0.5 gramos de grasas saturadas; 0 miligramos de colesterol; 2 gramos de proteína; 12 gramos de carbohidratos; 3 gramos de fibra; 45 miligramos de sodio.

Salsa de frijol negro y elote

Principales nutrientes: Buena fuente de fibra, proteína, antioxidantes, vitamina C y luteína.

Por qué es buena para los hombres: Ésta es la salsa perfecta para disfrutar de un partido o de un picnic con la familia. Acompañada de totopos o pan pita, e incluso servida sobre carne asada, esta salsa recibirá las mejores reseñas. No sólo sabe fantástico, sino que está llena de beneficios para tu salud y prepararla toma sólo cinco minutos.

Rinde ocho porciones de ½ taza

Ingredientes

1 lata de frijoles negros reducidos en sodio, drenados y enjuagados
1 lata de granos de elote reducidos en sodio, drenada
1 lata de tomates pequeños en trozos, drenada
½ taza de cebollín, picado
2 cucharadas de cilantro fresco, picado
½ taza de aderezo italiano para ensalada
2 chiles serranos, sin semilla y desvenados (opcional)

Instrucciones

1. Mezcla todos los ingredientes en un tazón grande. Revuelve bien.
2. Refrigera hasta el momento de servir.

Información nutricional: 144 calorías; 8 gramos de grasas totales; 2 gramos de grasas saturadas; 0 miligramos de colesterol; 4 gramos de proteína; 14 gramos de carbohidratos; 4 gramos de fibra; 90 miligramos de sodio.

Guacamole tropical con mango

Principales nutrientes: Excelente fuente de grasas monoinsaturadas saludables y fibra; bajo en sodio; buena suerte de vitaminas A, C y E.

Por qué es bueno para los hombres: Aquí tienes una receta de guacamole a la que volverás una y otra vez. Con una llamativa combinación de colores, gran sabor, fácil armado y nutrientes esenciales para los hombres, es un plato ganador. Es una interpretación del guacamole clásico con la adición de algunos ingredientes inusuales: mango, jícama y semillas de granada. Créeme, te va a encantar.

Rinde ocho porciones de ½ taza

Ingredientes

1 mango maduro en trozos de medio centímetro
¼ taza de jícama en trozos de medio centímetro
¼ taza de cebolla morada, bien picada
¼ taza de ajo, bien picado
2 cucharadas de jugo de limón fresco
½ cucharadita de sal
¼ cucharadita de pimienta negra
2 aguacates maduros
2 cucharadas de cilantro fresco, picado
1 cucharada de semillas de granada para adornar (opcional)

Instrucciones

1. En un tazón mediano, mezcla el mango, la jícama, la cebolla, el ajo, el limón, la sal y la pimienta. Reserva.
2. En otro tazón, coloca el aguacate y machaca hasta que se suavice.
3. Añade la mezcla de mango al aguacate y revuelve.
4. Adorna con el cilantro y las semillas de granada.

Información nutricional: 251 calorías; 15 gramos de grasas totales; 2 gramos de grasas saturadjas; 0 miligramos de colesterol; 3 gramos de proteína; 26 gramos de carbohidratos; 9 gramos de fibra; 300 miligramos de sodio.

Receta cortesía del National Mango Board

Zarzamoras con crema dulce de almendras y nuez de la India

Principales nutrientes: Buena fuente de fibra, manganeso, grasas monoinsaturadas y antioxidantes.

Por qué es buena para los hombres: Esta mezcla de crema dulce no sólo va bien con todo tipo de bayas (fresas, frambuesas y arándanos) sino que también contiene menos azúcar y es una fuente de grasas más saludable que la crema batida. Además de su sabor increíble, esta receta está llena de antioxidantes y es buena para la salud del corazón, la próstata y el cerebro.

Rinde cuatro porciones de ½ taza

Ingredientes

1 taza de nueces de la India
3 cucharadas de jarabe de maple
¼ a ½ taza de leche de almendras con vainilla, sin endulzar
2 cucharadas de jugo de limón
1 pizca de sal
½ cucharadita de extracto de vainilla
Zarzamoras o cualquier otra mora que prefieras

Instrucciones

1. Coloca las nueces en un tazón mediano, cubre con agua caliente y deja a remojar durante 30 minutos.
2. Cuela las nueces. Viértelas a un procesador de alimentos junto con el resto de los ingredientes, salvo por las moras. Licúa hasta que no queden grumos.
3. Adorna con las moras. Guarda la crema en un recipiente cubierto en el refrigerador hasta por 4 días.

Información nutricional: 170 calorías; 6 gramos de grasas totales; 1 gramo de grasas saturadas; 0 miligramos de colesterol; 26 gramos de carbohidratos; 4 gramos de fibra; 20 miligramos de sodio.

BIBLIOGRAFÍA

Introducción

1. Xu J, Murphy SL, Kochanek KD, Arias E. "Mortality in the United States, 2018". *NCHS Data Brief*, no 355. National Center for Health Statistics. Consultado: enero, 2020. https://www.cdc.gov/nchs/products/databriefs/db355.htm
2. Wang H, Dwyer-Lindgren L, Lofgren KT, Rajaratnam JK, Marcus JR, Levin-Rector A, *et al.* "Age-specific and sex-specific mortality in 187 countries, 1970-2010: a systematic analysis for the Global Burdens of Disease Study 2010". *Lancet.* 2012;380: 2071–2094.
3. Thompson AE, Anisimowicz Y, Miedema B, Wodchis WP, Aubrey-Bassler K. "The influence of gender and other patient characteristics on health care-seeking behaviour: a QUALICOPC study". *BMC Family Practice.* 2016;17: 38.
4. Shmerling RH. "Why men often die earlier than women". *Harvard Health Publishing blog.* Publicado el 19 de febrero, 2016. https://www.health.harvard.edu/blog/why-men-often-die-earlier-than-women-201602199137

Capítulo 1: Salvemos vidas, un hombre a la vez

1. Rappleye, E. "Women make 80 percent of healthcare decisions". *Becker's Hospital Review.* Última actualización: 2015. https://www.beckershospitalreview.com/hospital-management-administration/women-make-80-percent-of-healthcare-decisions.html.
2. Karlberg J, Chong DS, Lai WY. "Do men have a higher case fatality rate of severe acute respiratory syndrome than women do?" *Am J Epidemiol.* 2004;159(3): 229–231.
3. Karlberg J, Chong DS, Lai WY. "Do men have a higher case fatality rate of severe acute respiratory syndrome than women do?" *Am J Epidemiol.* 2004;159(3): 229–231.
4. Centers for Disease Control and Prevention. "Current cigarette smoking among adults in the United States". Última actualización: noviembre, 2019. https://www.cdc.gov/tobacco/data_statistics/fact_sheets/adult_data/cig_smoking/index.htm.
5. Himmelstein MS, Sanchez DT. "Masculinity impediments: internalized masculinity contributes to healthcare avoidance in men and women". *J Health Psychol.* 2016;21(7): 1283–1292.
6. Ramos E, Inés Zamudio M. "In Chicago, 70% of Covid-19 deaths are black". *WBEZ.* Última actualización: abril, 2020. https://www.wbez.org/stories/in-chicago-70-of-covid-19-deaths-are-black/dd3f295f-445e-4e38-b37f-a1503782b507.
7. Macedo AC, Oliveira A, de Faria V. "Boosting the immune system, from science to myth: analysis the infosphere with Google". *Front Med.* 2019;6: 165.

Capítulo 2: Las cinco principales amenazas a la salud masculina

1. Miller AE, MacDougall JD, Tarnopolsky MA, Sale DG. "Gender differences in strength and muscle fiber characteristics". *Eur J Appl Physiol Occup Physiol.* 1993;66(3): 254–262.
2. National Institutes of Health. "Sudden infant death syndrome (SIDS)". *U.S. Department of Health and Human Services.* 2017. Consultado el 20 de mayo, 2020. https://www.nichd.nih.gov/sites/default/files/publications/pubs/Documents/SIDS_QA_HealthCareProviders.pdf.
3. Xu JQ, Murphy SL, Kochanek KD, Bastian BA. "Deaths: final data for 2013". *Natl Vital Stat Rep.* 2016;64(2).
4. The Heart Foundation. "Heart disease: scope and impact". Consultado el 20 de mayo, 2020. https://theheartfoundation.org/heart-disease-facts-2/.
5. American Cancer Society. Key statistics for lung cancer. 2019. Consultado el 20 de mayo, 2020. https://www.cancer.org/cancer/lung-cancer/about/key-statistics.html.
6. Barzi A, Pennell NA. "Targeting angiogenesis in non-small cell lung cancer: agents in practice and clinical development". *European J Clin Med Oncol.* 2010 [citado: 2016, nov 21];2(1): 31–42.
7. World Health Organization. "World Cancer Report 2008". The International Agency for Research on Cancer; 2008. http://www.iarc.fr/en/publications/pdfs-online/wcr/2008/wcr_2008.pdf.
8. National Cancer Institute. "Radon and cancer". 2011.
9. National Cancer Institute, "Surveillance, Epidemiology, and End Results Program. Cancer stat facts—prostate cancer". 2019. Consultado el 20 de mayo, 2020. https://seer.cancer.gov/statfacts/html/prost.html.
10. National Institute of Mental Health. "Men and depression". 2017.
11. SAVE (Suicide Awareness Voices of Education). "Suicide facts. 2018". Consultado el 20 de mayo, 2020. https://save.org/.
12. Centers for Disease Control and Prevention. *National Diabetes Statistics Report 2020: Estimates of Diabetes and Its Burden in the United States.* 2020.

Capítulo 3: Si eres hombre, ¿qué te toca hacer?

1. Gardner B, Lally P, Wardle J. "Making health habitual: the psychology of 'habit formation' and general practice". *Br J Gen Pract.* 2012; 664–666.
2. Mind Tools Content Team. "Smart goals: how to make your goals achievable". *Mind Tools.* Consultado el 20 de mayo, 2020. https://www.mindtools.com/pages/article/smart-goals.htm.

Capítulo 5: Conoce tu próstata

1. IQWiG. "How does the prostate work?" *Informed Health.* Última actualización: 2019. https://www.informedhealth.org/how-does-the-prostate-work.2126.en.html.
2. Lu S, Chen C. "Natural history and epidemiology of benign prostatic hiperplasia". *Formosan Journal of Surgery.* 2014; 207–210.
3. Ajayi A, Abraham K. "Understanding the role of estrogen in the development of benign prostatic hyperplasia". *Afr J Urol.* 2018; 93–97.
4. Carson C, Rittmaster R. "The role of dihydrotestosterone in benign prostatic hyperplasia". *Urology.* 2003; 2–7.
5. Lohsiriwat S, Hirunsai M, Chaiyaprasithi B. "Effect of caffeine on bladder function in patients with overactive bladder symptoms". *Urol Ann.* 2011;3(1): 14–18.

Capítulo 6: La peor pesadilla de cualquier hombre: el cáncer de próstata

1. American Cancer Society. "Survival rates for prostate cancer". Última actualización: 2019. https://www.cancer.org/cancer/prostate-cancer/detection-diagnosis-staging/survival-rates.html.
2. American Cancer Society. "Key statistics for prostate cancer". Última actualización: 2019. https://www.cancer.org/cancer/prostate-cancer/about/key-statistics.html.
3. Memorial Sloan Kettering Cancer Center. "Hereditary cancer and genetics: inherited risk for prostate cancer". Última actualización: 2019. https://www.mskcc.org/cancer-care/risk-assessment-screening/hereditary-genetics/genetic-counseling/inherited-risk-prostate.
4. Chang ET, Boffetta P, Adami HO, Cole P, Mandel JS. "A critical review of the epidemiology of agent orange/TCDD and prostate cancer". *Eur J Epidemiol.* 2014; 667–723.
5. Huncharek M, Haddock KS, Reid R, Kupelnick B. "Smoking as a risk factor for prostate cancer: a meta-analysis of 24 prospective cohort studies". *Am J Public Health.* 2010; 693–701.
6. Demoury C, Karakiewicz P, Parent ME. "Association between lifetime alcohol consumption and prostate cancer risk: a case-control study in Montreal, Canada". *Cancer Epidemiol.* 2016;11–17.
7. Muller RL, Faria EF, Carvalhal GF, Reis RB, Mauad EC, Carvalho AL, Freedland SJ. "Association between family history of prostate cancer and positive biopsies in a Brazilian screening program". *World J Urol.* 2013; 1273–1278.
8. Bratt O, Drevin L, Akre O, Garmo H, Stattin P. "Family history and probability of prostate cancer, differentiated by risk category: a nationwide population-based study". *J Natl Cancer Inst.* 2016;108(10).
9. Bhindi B, Wallis CJD, Navan M, Farrell AM, Trost LW, Hamilton RJ, Kilkarni GS, Finelli A, Fleshner NE, Boorjian SA, Karnes RJ. "The association between vasectomy and prostate cancer: a systematic review and meta-analysis". *JAMA Intern Med.* 2017; 1273–1286.
10. Rider JR, Wilson KM, Sinnott JA, Kelly RS, Mucci LA, Giovannucci EL. "Ejaculation frequency and risk of prostate cancer: updated results with an additional decade of follow-up". *Eur Urol.* 2016; 974–982.
11. Prostate Cancer Foundation. "The PSA test". Última actualización: 2019. https://www.pcf.org/about-prostate-cancer/what-is-prostate-cancer/the-psa-test/.
12. Samadi DB, Sebrow D, Hobbs AR, Bernstein AN, Brajtbord J, Lavery HJ, Jazayeri SB. "Clinicopathological, functional, and immediate oncologic outcome assessment in men aged <50 years with prostate cancer after robotic prostatectomy". *Urol Oncol.* 2017; 17–30. https://doi.org/10.1016/j.urolonc.2016.07.016.
13. American Cancer Society. "Survival rates for prostate cancer". Última actualización: 2020. https://www.cancer.org/cancer/prostate-cancer/detection-diagnosis-staging/survival-rates.html.

Capítulo 7: Cuando tu buen amigo no funciona bien (problemas genitales)

1. Hirsch IH. "Structure of the Male Reproductive System". *Merck Manual Consumer Version.* Última revisión: 2017.
2. American Cancer Society. "Cancer, sex and the male body". Última actualización: 2019. https://www.cancer.org/treatment/treatments-and-side-effects/physical-side-effects/fertility-and-sexual-side-effects/sexuality-for-men-with-cancer/how-male-body-works-sexually.html.

3. Feldman HA, Goldstein I, Hatzichristou DG, Krane RJ, McKinlay JB. "Impotence and its medical and psychosocial correlates: results of the Massachusetts Male Aging Study". *J Urol.* 1994; 54–61.
4. Kouidrat Y, Pizzol D, Cosco T, Thompson T, Carnaghi M, Bertoldo A, Solmi M, Stubbs B, Veronese N. "High prevalence of erectile dysfunction in diabetes: a systematic review and meta-analysis of 145 studies". *Diabet Med.* 2017; 1185–1192.
5. Hillier TA, Pedula KL. "Complications in young adults with early-onset type 2 diabetes". *Diabetes Care.* 2003; 2999–3005.
6. Sondhi M, Kakar A, Gogia A, Gupta M. "Prevalence of erectile dysfunction in diabetic patients". *Curr Med Res Pract.* 2018; 88–91.
7. Nunes KP, Labazi H, Webb RC. "New insights into hypertension-associated erectile dysfunction". *Curr Opin Nephrol Hypertens.* 2012; 163–170.
8. Hadi HA, Carr CS, Al Suwaidi J. "Endothelial dysfunction: cardiovascular risk factors, therapy, and outcome". *Vasc Health Risk Manag.* 2005; 183–198.
9. Chien YL, Pau-Chung C, Shyh-Chvi L, Pao-Ling T. "The association of carotid intimamedia thickness with serum level of perfluorinated chemicals and endothelium-platelet microparticles in adolescents and young adults". *Environ Int.* 2016;292–299.
10. Wu CH, Lu YY, Chai CY, Su YF, Tsai TH, Tsai FJ, Lin CL. "Increased risk of osteoporosis in patients with erectile dysfunction: a nationwide population-based cohort study". *Medicine.* 2016; e4024.
11. Nur-Vaizura M, Ima-Nirwana S, Kok-Yong C. "A concise review of testosterone and bone health". *Clin Interv Aging.* 2016; 1317–1324.
12. Farag YMK, Guallar E, Zhao D, Kalyani RR, Blaha MJ, Feldman DI, Martin SS, Lutsey PL, Billups KL, Michos ED. "Vitamin D deficiency is independently associated with greater prevalence of erectile dysfunction: the National Health and Nutrition Examination Survey (N-HANES) 2001–2004". *Atherosclerosis.* 2016; 61–67.
13. 13. Barassi A, Pezzilli R, Colpi GM, Massimiliano M, Gian Vico M. "Vitamin D and erectile dysfunction". *J Sex Med.* 2014; 2792–2800.
14. 14. Mayo Clinic Laboratories. "Test ID: TTFB testosterone, total, bioavailable, and free, serum". Consultado el 10 de julio, 2020. https://www.mayocliniclabs.com/test-catalog/Clinical+and+Interpretive/83686.
15. Welliver RC, Wiser HJ, Brannigan RE, Feia K, Monga M, Kohler TS. "Validity of midday total testosterone levels in older men with erectile dysfunction". *J Urol.* 2014. doi.org/10.1016/j.juro.2014.01.085
16. Brody S, Weiss P. "Erectile dysfunction and premature ejaculation: interrelationships and psychosexual factors". *J Sex Med.* 2015; 398–404.
17. Parnham A, Can Serefoglu E. "Classification and definition of premature ejaculation". *Transl Androl Urol.* 2016; 416–423.
18. American Cancer Society. "Key statistics for penile cancer". Última actualización: 9 de enero, 2019. https://www.cancer.org/cancer/penile-cancer/about/key-statistics.html
19. Cancer.net. "Testicular cancer: risk factors". 2019. Consultado el 10 de julio, 2020. https://www.cancer.net/cancer-types/testicular-cancer/risk-factors.
20. Akar SZ, Bebis H. "Evaluation of the effectiveness of testicular cancer and testicular selfexamination training for patient care personnel: intervention study". *Health Educ Res.* 2014;29(6): 966–976.

21. Morris BJ, Krieger JN. "Penile inflammatory skin disorders and the preventive role of circumcision". *Int J Prev Med.* 2017;8(1): 32.
22. Fakijan N, Hunter S, Cole GW, Miller J. "An argument for circumcision: prevention of balanitis in the adult". *Arch Dermatol.* 1990; 1046–1047.

Capítulo 8: El poder del sexo en la salud masculina

1. Sack H. "Abraham Maslow and the hierarchy of needs". *SciHi Blog.* Abril, 2015. http://scihi.org/tag/hierarchy-of-needs/.
2. Charnetski CJ, Brennan F. "Sexual frequency and salivary immunoglobulin A (IgA)". *Psychol Rep.* 2004; 839–44.
3. Frappier J, Toupin I, Levy J, Aubertin-Leheudre M, Karelis AD. "Energy expenditure during sexual activity in young healthy couples". *PLoS One.* 2013;8(10): e79342.
4. Hambach A, Evers S, Summ O, Husstedt IW, Frese A. "The impact of sexual activity on idiopathic headaches: an observational study". *Cephalalgia.* 2013; 384–389.
5. Rider JR, Wilson KM, Sinnott JA, Kelly RS, Mucci LA, Giovannucci EL. "Ejaculation frequency and risk of prostate cancer: updated results with an additional decade of follow-up". *Eur Urol.* 2016; 974–982.
6. Hall SA, Shackelton R, Rosen RC, Araujo AB. "Sexual activity, erectile dysfunction, and incident cardiovascular events". *Am J Cardiol.* 2010; 192–197.
7. BBC News. "Sex keeps you young". 10 de marzo, 1999. http://news.bbc.co.uk/2/hi/health/294119.stm.
8. Centers for Disease Control and Prevention. "Hepatitis B questions and answers for health professionals". Última actualización: 25 de octubre, 2019. https://www.cdc.gov/hepatitis/hbv/hbvfaq.htm.
9. Centers for Disease Control and Prevention. "Genital herpes—CDC fact sheet". Última actualización: 28 de agosto, 2017. https://www.cdc.gov/std/herpes/stdfact-herpes-detailed.htm.
10. Resolve: The National Infertility Association. "Fast facts on infertility". Última actualización: 2017. https://resolve.org/infertility-101/what-is-infertility/fast-facts/.
11. Chandra A, Copen CE. "Infertility and impaired fecundity in the United States, 1982–2010: data from the National Survey of Family Growth". *National Health Statistics Reports* Centers for Disease Control and Prevention. 2013;67: 1–18.
12. Kovac JR, Khanna A, Lipshultz LI. "The effects of cigarette smoking on male fertility". *Postgrad Med.* 2015; 338–341.
13. Sheynkin Y, Jung M, Yoo P, Schulsinger D, Komaroff E. "Increase in scrotal temperature in laptop computers users". *Hum Reprod.* 2005; 452–455.
14. Agarwal A, Desai NR, Makker K, Varghese A, Mouradi R, Sabanegh E, Sharma R. Effects of radiofrequency electromagnetic waves (RD-EMW) from cellular phones on human ejaculated semen: an in vitro pilot study". *Fertil Steril.* 2009; 1318–1325.
15. Giahi L, Mohammadmoradi S, Javidan A, Reza Sadeghi M. "Nutritional modifications in male infertility: a systematic review covering 2 decades". *Nutr Rev.* 2016; 118–130.
16. Levy R, Fezeu L, Faure C, Sermondade N, Sebastien C. "Obesity and increased risk for oligozoospermia and azoospermia". *Arch Intern Med.* 2012; 440–442.
17. Close CE, Roberts PL, Berger RE. "Cigarettes, alcohol and marijuana are related to pyospermia in infertile men". *J Urol.* 1990; 900–903.

18. Nassan FL, Arvizu M, Minguez-Alarcon L, Williams PL, *et al.* "Marijuana smoking and markers of testicular function among men from a fertility centre". *Hum Reprod.* 2019; 715–723.

19. Dorey G, Speakman MJ, Feneley RCL, Dunn CDR. "Pelvic floor exercises for erectile dysfunction". *BJU Int.* 2005;96(4): 595–597.

20. Pastore AL, Palleschi G, Fuschi A, Maggioni C, Rago R, Zucchi A, Costantini E, Carbone A. "Pelvic floor muscle rehabilitation for patients with lifelong premature ejaculation: a novel therapeutic approach". *Ther Adv Urol.* 2014; 83–88.

21. Emanuele MA, Emanuele NV. "Alcohol's effects on male reproduction". *Alcohol Health Res World.* 1998; 195–201.

22. Nolen-Hoeksema S. "Gender differences in risk factors and consequences for alcohol use and problems". *Clin Psychol Rev.* 2004; 981–1010.

23. Kovac JR, Labbate C, Ramasamy R, Tang D, Lipshultz LI. "Effects of cigarette smoking on erectile dysfunction". *Andrologia.* 2015; 1087–1092.

24. Pereira Antoniassi M, Intasqui P, Camargo M, Suslik Zylbersztein D, Melechco Carvalho V, Cardoza KHM, Pimenta Bertolla R. "Analysis of the functional aspects and seminal plasma proteomic profile of sperm from smokers". *BJU Int.* 2016;118(5): 814–822.

Capítulo 9: Alimentos saludables, hombres saludables

1. The Food Industry Association. "Supermarket facts". Última actualización: 2018. https://www.fmi.org/our-research/supermarket-facts.

2. Reynolds A, Mann J, Cummings J, Winter N, Mete E, Te Morengo L. "Carbohydrate quality and human health: a series of systematic reviews and meta-analyses". *Lancet.* 2019; 434–445.

3. Valdes AM, Walter J, Segal E, Spector TD. "Role of the gut microbiota in nutrition and health". *BMJ.* 2018;361: k2179.

4. David L, Maurice C, Carmody R, et al. "Diet rapidly and reproducibly alters the human gut microbiome". *Nature.* 2014;505: 559–563.

5. U.S. Department of Health and Human Services. "Appendix 7: Nutrition goals for agesex groups based on dietary reference intakes and dietary guidelines recommendations". Última actualización: 2011. https://health.gov/our-work/food-nutrition/2015-2020-dietary-guidelines/guidelines/appendix-7/.

6. Xie J, de Souza AV, von der Haar T, Coldwell MJ, Wang X, Proud CG. "Regulation of the elongation phase of protein synthesis enhances translation accuracy and modulates lifespan". *Curr Biol.* Febrero, 2019.

7. Paddon-Jones D, Campbell WW, Jacques PF, Kritchevsky SB, Moore LL, Rodriguez NR, van Loon LJC. "Protein and healthy aging". *Am J Clin Nutr.* 2015; 1339S–1345S.

8. U.S. Food and Drug Administration. "Final determination regarding partially hydrogenated oils (removing trans fat)". Última actualización: 2018. https://www.fda.gov/food/food-additives-petitions/final-determination-regarding-partially-hydrogenated-oils-removing-trans-fat.

9. Guasch-Ferre M, Liu X, Malik VS, Sun O, Willett WC, Manson JE, Rexrode KM, Li Y, Hu FB, Bhupathiraiu SN. "Nut consumption and risk of cardiovascular disease". *J Am Coll Cardiol.* 2017;70(20).

10. World Health Organization. "Q&A on the carcinogenicity of the consumption of red meat and processed meat". Última actualización: 2015. https://www.who.int/news-room/q-a-detail/q-a-on-the-carcinogenicity-of-the-consumption-of-red-meat-and-processed-meat.

11. Council for Responsible Nutrition. "Dietary supplement use reaches all time high—available-for-purchase consumer survey reaffirms the vital role supplementation plays in the lives of most Americans". Última actualización: 2019. https://www.crnusa.org/newsroom/dietary-supplement-use-reaches-all-time-high.
12. NPR. "Vitamin D and fish oil supplements mostly disappoint in long-awaited research results". Última actualización: 2018. https://www.npr.org/sections/health-shots/2018/11/10/666545527/vitamin-d-and-fish-oil-supplements-disappoint-in-long-awaited-study-results.
13. Risk and Prevention Study Collaborative Group, Roncaglioni MC, Tombesi M, *et al.* "N-3 fatty acids in patients with multiple cardiovascular risk factors". *N Engl J Med.* 2013;368: 1800–1808.
14. National Cancer Institute. "Selenium and vitamin E cancer prevention trial (SELECT): questions and answers". Última actualización: 2015. https://www.cancer.gov/types/prostate/research/select-trial-results-qa.

Capítulo 10: El movimiento es tu mejor aliado

1. Young SN. "How to increase serotonin in the human brain without drugs". *J Psychiatry Neurosci.* 2007; 394–399.
2. Chowdhury R, Guitart-Masip M, Bunzeck N, Dolan RJ, Duzel E. "Dopamine modulates episodic memory persistence in old age". *J Neurosci.* 2012; 14193–14204.
3. Oppezzo M, Schwartz DL. "Give your ideas some legs: the positive effect of walking on creative thinking". *Journal of Experimental Psychology: Learning, Memory, and Cognition.* 2014; 1142–1152.
4. Colzato LS, Szapora A, Pannekoek JN, Hommel B. "The impact of physical exercise on convergent and divergent thinking". *Front Hum Neurosci.* 2013. doi.org/10.3389/fnhum.2013.00824.
5. Thompson Coon J, Boddy K, Stein K, Whear R, Barton J, Depledge MH. "Does participating in physical activity in outdoor natural environments have a greater effect on physical and mental wellbeing than physical activity indoors? A systematic review". *Environ Sci Technol.* 2011; 1761–1772.
6. Blackwell DL, Clarke TC. "State variation in meeting the 2008 federal guidelines for both aerobic and muscle-strengthening activities through leisure-time physical activity among adults aged 18–64: United States, 2010–2015". *Natl Health Stat Report.* 2018;112: 1–22.
7. U.S. Department of Health and Human Services. "Physical Activity Guidelines". Última actualización: 2019. https://www.hhs.gov/fitness/be-active/physical-activity-guidelines-for-americans/index.html.
8. Piercy KL, Trojano RP, Ballard RM, *et al.* "The physical activity guidelines for Americans". *JAMA Network.* 2018; 2020–2028.
9. Bushman B. "Promoting exercise as medicine for prediabetes and prehypertension". *Curr Sports Med Rep.* 2014;13: 233–239.
10. Sousa N, Mendes R, Abrantes C, Sampaio J, Oliveira J. "A randomized study on lipids response to different exercise programs in overweight older men". *Int J Sports Med.* 2014;35: 1106–1111.
11. Janssen I, Katzmarzyk PT, Ross R, Leon AS, Skinner JS, Rao DC, *et al.* "Fitness alters the associations of BMI and waist circumference with total and abdominal fat". *Obesity.* 2004;12: 523–537.

12. Van Dijk JW, Venema M, van Mechelen W, Stehouwer CD, Hartgen F, van Loon LL. "Effect of moderate-intensity exercise versus activities of daily living on 24-hour blood glucose homeostasis in male patients with type 2 diabetes". *Diabetes Care*. 2013;36: 3448–3453.
13. U.S. Department of Health and Human Services. 2018 "Physical Activity Guidelines for Americans". Última actualización: 2019. https://www.hhs.gov/fitness/be-active/physical-activity-guidelines-for-americans/index.html.
14. Tucker, LA, Strong JE, Lecheminant JD, Bailey BW. "Effect of two jumping programs on hip bone mineral density in premenopausal women: a randomized controlled trial". *Am J Health Promot*. 2015; 158–164.
15. Menicucci D, Piarulli A, Mastorci F, Sebastiani L, *et al.* "Interactions between immune, stress-related hormonal and cardiovascular systems following strenuous physical exercise". *Arch Ital Biol*. 2013; 126–136. U.S. Department of Health and Human Services. 2018 "Physical Activity Guidelines Scientific Report". Última actualización: 2018. https://health.gov/our-work/physical-activity/current-guidelines/scientific-report.
16. Akbari Kamrani AA, Shams A, Shamsipour Dehkordi P, Mohajeri R. "The effect of low and moderate-intensity aerobic exercises on sleep quality in male older adults". *Pak J Med Sci*. 2014; 417–421.

Capítulo 11: El némesis dual de los hombres: falta de sueño y sobrecarga de estrés

1. National Sleep Foundation. "National Sleep Foundation recommends new sleep times". Última actualización: 2015. https://www.sleepfoundation.org/press-release/national-sleep-foundation-recommends-new-sleep-times.
2. Shlisky JD, Hartman TJ, Kris-Etherton PM, Rogers CJ, Sharkey NA, Nickols-Richardson SM. "Partial sleep deprivation and energy balance in adults: an emerging issue for consideration by dietetic practitioners". *J Acad Nutr Diet*. 2012; 1785–1797.
3. American Psychological Association. "2015 Stress in America". Última actualización: 2015. https://www.apa.org/news/press/releases/stress/.
4. Kaiser Family Foundation. "The implications of COVID-19 on mental health and substance abuse". Consultado el 22 de mayo, 2020. https://www.kff.org/coronavirus-covid-19/issue-brief/the-implications-of-covid-19-for-mental-health-and-substance-use/.

ÍNDICE DE TEMAS

Made in United States
North Haven, CT
05 November 2026

21768328R10150